Funktionelle Elektrostimulation in der Neurorehabilitation

SPRINGER NATURE

springernature.com

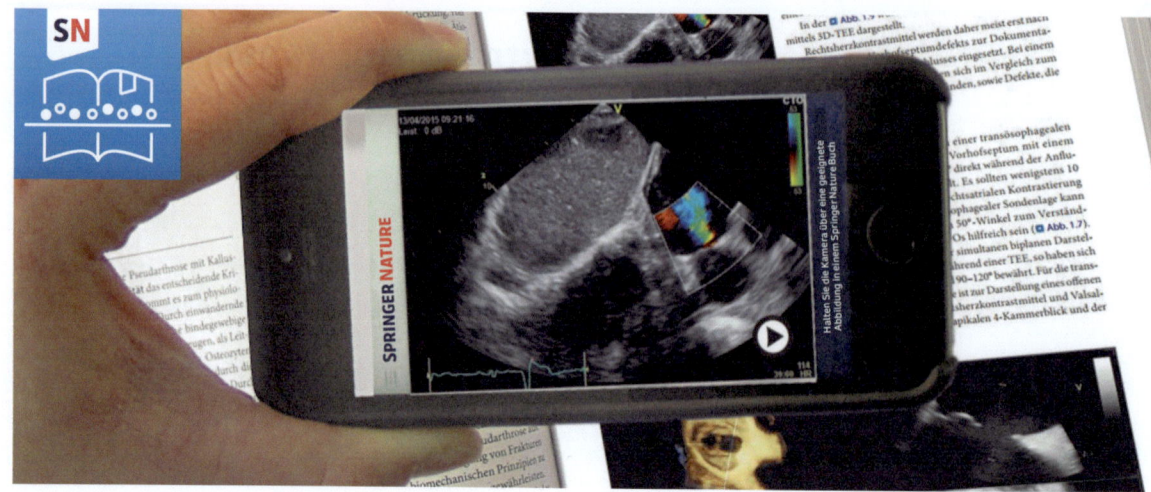

Springer Nature More Media App

Videos und mehr mit einem „Klick" kostenlos aufs Smartphone und Tablet

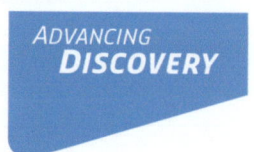

Kostenlos downloaden

- Dieses Buch enthält zusätzliches Onlinematerial, auf welches Sie mit der Springer Nature More Media App zugreifen können.*
- Achten Sie dafür im Buch auf Abbildungen, die mit dem Play Button ⏵ markiert sind.
- Springer Nature More Media App aus einem der App Stores (Apple oder Google) laden und öffnen.
- Mit dem Smartphone die Abbildungen mit dem Play Button ⏵ scannen und los gehts.

*Bei den über die App angebotenen Zusatzmaterialien handelt es sich um digitales Anschauungsmaterial und sonstige Informationen, die die Inhalte dieses Buches ergänzen. Zum Zeitpunkt der Veröffentlichung des Buches waren sämtliche Zusatzmaterialien über die App abrufbar. Da die Zusatzmaterialien jedoch nicht ausschließlich über verlagseigene Server bereitgestellt werden, sondern zum Teil auch Verweise auf von Dritten bereitgestellte Inhalte aufgenommen wurden, kann nicht ausgeschlossen werden, dass einzelne Zusatzmaterialien zu einem späteren Zeitpunkt nicht mehr oder nicht mehr in der ursprünglichen Form abrufbar sind.

Thomas Schick
Hrsg.

Funktionelle Elektrostimulation in der Neurorehabilitation

Synergieeffekte von Therapie und Technologie

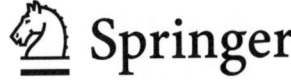

Hrsg.
Thomas Schick, MSc.
Innsbruck, Österreich

Die Online-Version des Buches enthält digitales Zusatzmaterial, das durch ein Play-Symbol gekennzeichnet ist. Die Dateien können von Lesern des gedruckten Buches mittels der kostenlosen Springer Nature „More Media" App angesehen werden. Die App ist in den relevanten App-Stores erhältlich und ermöglicht es, das entsprechend gekennzeichnete Zusatzmaterial mit einem mobilen Endgerät zu öffnen.

ISBN 978-3-662-61704-5   ISBN 978-3-662-61705-2   (eBook)
https://doi.org/10.1007/978-3-662-61705-2

Die Deutsche Nationalbibliothek verzeichnet diese Publikation in der Deutschen Nationalbibliografie; detaillierte bibliografische Daten sind im Internet über http://dnb.d-nb.de abrufbar.

Springer
© Springer-Verlag GmbH Deutschland, ein Teil von Springer Nature 2021, korrigierte Publikation 2021
Das Werk einschließlich aller seiner Teile ist urheberrechtlich geschützt. Jede Verwertung, die nicht ausdrücklich vom Urheberrechtsgesetz zugelassen ist, bedarf der vorherigen Zustimmung des Verlags. Das gilt insbesondere für Vervielfältigungen, Bearbeitungen, Übersetzungen, Mikroverfilmungen und die Einspeicherung und Verarbeitung in elektronischen Systemen.
Die Wiedergabe von allgemein beschreibenden Bezeichnungen, Marken, Unternehmensnamen etc. in diesem Werk bedeutet nicht, dass diese frei durch jedermann benutzt werden dürfen.Die Berechtigung zur Benutzung unterliegt, auch ohne gesonderten Hinweis hierzu, den Regeln des Markenrechts. Die Rechte des jeweiligen Zeicheninhabers sind zu beachten.
Der Verlag, die Autoren und die Herausgeber gehen davon aus, dass die Angaben und Informationen in diesem Werk zum Zeitpunkt der Veröffentlichung vollständig und korrekt sind. Weder der Verlag, noch die Autoren oder die Herausgeber übernehmen, ausdrücklich oder implizit, Gewähr für den Inhalt des Werkes, etwaige Fehler oder Äußerungen. Der Verlag bleibt im Hinblick auf geografische Zuordnungen und Gebietsbezeichnungen in veröffentlichten Karten und Institutionsadressen neutral.

© Fotonachweis Umschlag: © Schick, Fuchs
Umschlaggestaltung: deblik Berlin

Springer ist ein Imprint der eingetragenen Gesellschaft Springer-Verlag GmbH, DE und ist ein Teil von Springer Nature.
Die Anschrift der Gesellschaft ist: Heidelberger Platz 3, 14197 Berlin, Germany

Vorwort des Herausgebers

In der Therapie neurologischer Erkrankungen ist die Neurorehabilitation eine noch junge Spezialdisziplin. In keinem anderen medizinischen Fachgebiet wird eine so enge Kooperation unter den vielfältigen Fachdisziplinen und Akteuren vorausgesetzt und gelebt. Aus diesem Grund spricht dieses Fachbuch große Teile des neurologischen Rehabilitationsteams an.

Die Neurorehabilitation hat sich in den vergangenen 30 Jahren durch stetigen Wissensgewinn im Bereich des motorischen Lernens, der Neuroplastizität und der Wirksamkeit von Therapieverfahren maßgeblich verändert. Erhebliche Forschungsaktivitäten haben im Besonderen in den beiden letzten Jahrzehnten vorhandene Behandlungsansätze infrage gestellt und neue hervorgebracht. Einer dieser modernen Therapieansätze, die Funktionelle Elektrostimulation (FES), wird in diesem Buch mit seinen vielfältigen Einsatzmöglichkeiten bei unterschiedlichsten Schädigungsbildern umfassend dargestellt.

Das vorliegende Buch offenbart dem interessierten Fachpublikum therapeutische Möglichkeiten, wie diverse neurologische Erkrankungen zielgerichtet, evident und leitlinienkonform behandelt werden können. Die Bedeutung der FES wird durch eine stetig wachsende Evidenz unterstrichen.

Diesen faszinierenden therapeutischen Fortschritt hat die globale Forschungsaktivität auf diesem Gebiet ermöglicht. Auch die medizintechnische Weiterentwicklung benutzerfreundlicher und auf die Patientenbedürfnisse zugeschnittener Elektrostimulationsgeräte hat für ein verbessertes Angebot gesorgt. Der Mehrwert dieser Entwicklung zeigt sich im Besonderen in individualisierbaren und adaptierbaren mehrkanaligen Therapiegeräten zur Elektrostimulation, die in vielen Fällen zusätzlich eine patientenintendierte Bewegungstriggerung ermöglichen.

Die Autoren verzichten in ihren Beiträgen ausdrücklich auf die namentliche Nennung und die Beschreibung marktüblicher Medizinprodukte zur Funktionellen Elektrostimulation. Sie beschreiben vielmehr die therapeutischen Erfordernisse am Patienten und somit die Erfordernisse, die an die medizintechnischen Geräte gestellt werden, die adäquat für den jeweiligen Einsatz genutzt werden können.

Ziel des Buches ist es, dem Leser zum einen therapeutische Anleitungen zur Behandlung zu vermitteln, zum anderen ebenfalls relevante Hintergrundinformation zur Wirkungsweise der FES. Es soll kein weiteres Elektrotherapiebuch verfasst werden, sondern ein erstes umfassendes Standardwerk zur

FES und zu ihrer großen Bedeutung im Rahmen der Therapie in der Neurorehabilitation.

Sämtliche an diesem Buch mitwirkenden Autoren sind wissenschaftlich aktiv und klinische Experten im Bereich der Neurorehabilitation, der FES oder der Elektromedizintechnik. Bewusst haben wir den Schwerpunkt auf die Behandlung von Struktur-, Funktions- und Aktivitätsdefiziten bei Schädigung des oberen und unteren Motoneurons, auf die Verbesserung von Mobilität, Sensibilität und Wahrnehmung sowie die mimische Gesichtsmuskulatur gelegt.

Ich wünsche viele inspirierende Einblicke in die FES mit ihren umfangreichen Einsatzmöglichkeiten beim neurologischen Patienten.

Danksagung

Ein solches Buchprojekt benötigt bis zur erfolgreichen Erstellung viele aktive Unterstützer, die den Erfolg des Buches neben den Autoren maßgeblich mit beeinflussen. An dieser Stelle sei diesen Personen ausdrücklich gedankt. Im Besonderen bedanke ich mich bei sämtlichen Beitragsautoren für ihre sehr sorgfältig ausgearbeiteten und durchweg qualitativ hochwertigen Fachbeiträge.

Meine ausdrückliche Anerkennung und mein Dank gilt Frau **Anja Fuchs**, die unermüdlich mit viel Kreativität und großem Können zur gelungenen gestalterischen Erstellung und Umsetzung der unzähligen Grafiken, Tabellen, Fotografien und Videosequenzen sämtlicher Kapitel beigetragen hat.

Auch gilt mein besonderer Dank Frau **Patricia Meier** (MSc.) und Frau **Maria Steinmetz** (BA.) für die intensiven und sehr konstruktiven Diskussionen in der frühen und späten Phase der Erstellung des Buchkonzepts und für das unermüdliche Korrekturlesen meiner Beiträge.

Ferner danke ich Frau Mag. **Vanessa Frey** von der Univ.-Klinik für Neurologie Salzburg für die konstruktiven Diskussionen und Anregungen während der Arbeit am Manuskript von Kap. 9.

Ein herzliches Dankeschön geht an unsere Fotomodelle **Carla Greier**, **Franziska Lauerwald** (BSc.), **Vera Sprenzinger** (BSc.) und **Stefan Ossanna** für ihr großes Engagement und ihre Geduld sowie an die Therapieabteilung der Privatklinik „**Sanatorium Kettenbrücke**" in Innsbruck und im Besonderen an den Therapieleiter **Manuel Krug**. Er hat uns sehr kooperativ und unkompliziert unterstützt, indem er uns offiziell die Therapieräumlichkeiten und Materialien für die beiden Fotoshootings zur Erstellung der unzähligen Fotografien und Videosequenzen zur Verfügung gestellt hat.

Hervorzuheben ist das große Engagement der beiden Mitarbeiterinnen des Springer Verlags, **Eva-Maria Kania** und **Barbara Knüchel**, die bei Fragen und für Anregungen immer erreichbar waren und den Entwicklungsprozess des Buches freundlich und sehr kompetent unterstützt haben.

Im Weiteren bedanke ich mich bei der **Firma MED-EL**, Abteilung STIWELL Neurorehabilitation in Innsbruck, für die uns bereitgestellten Elektrostimulationsgeräte und das notwendige Zubehör. Ohne diese Unterstützung wären die unzähligen Darstellungen der praktischen Anwendungsbeispiele der FES nicht so plastisch und anschaulich möglich gewesen.

Kurz vor Veröffentlichung des Buches ist Herr Universitätsprofessor DI Dr. med. Stefan Golaszewski überraschend verstorben.

Er war ein leidenschaftlicher Verfechter der verschiedensten Formen der Elektrostimulation. Er hat einen sehr großen Beitrag zur Etablierung dieser Therapieformen durch seine intensiven Forschungstätigkeiten und als engagierter Mediziner geleistet. Wir werden ihn vermissen und freuen uns aber, dass wir ganz in seinem Sinne einen Teil seines umfangreiches Wissens und Erfahrungen durch seinen spannenden Buchbeitrag der interessierten Fachwelt erhalten und vermitteln können.

November 2020 Thomas Schick
Innsbruck

Inhaltsverzeichnis

1 Einführung und Geschichte der Funktionellen Elektrostimulation 1
Thomas Schick
1.1 Einführung und Begriffserläuterung 1
1.2 Geschichte der Funktionellen Elektrostimulation 5
Literatur. 7

2 Plastizität und motorisches Lernen 9
Patricia Meier
2.1 Plastizität 10
2.2 Motorisches Lernen 12
    2.2.1 Lernphasen. 12
    2.2.2 Prinzipien des motorischen Lernens 13
    2.2.3 Beeinflussende Faktoren des motorischen Lernprozesses. 14
2.3 Motorisches Lernen mit der FES 15
Literatur. 19

3 Klärungsmodelle und Wirkweise der Funktionellen Elektrostimulation 21
Patricia Meier
3.1 Warum findet Plastizität statt? 21
3.2 Welche plastischen Veränderungen finden statt? 22
    3.2.1 FES-Auswirkungen auf den Kortex. 23
    3.2.2 FES-Auswirkungen auf den kortikospinalen Trakt ... 25
    3.2.3 FES-Auswirkungen auf Rückenmarkebene. 26
    3.2.4 Auswirkungen auf die peripheren Nerven: 28
Literatur. 29

4 Zur Rolle der elektrischen Parameter in der Funktionellen Elektrostimulation 33
Winfried Mayr
4.1 Einleitende Gedanken 33
4.2 Auswahl und Bewertung von Stimulationsgeräten 34
4.3 Monophasische und biphasische Pulse, Gleichstromanteil ... 34
4.4 Monopolare und bipolare Elektrodenanordnung 36
4.5 Stromgesteuerte (CC) und spannungsgesteuerte (CV) Pulsabgabe 37

4.6	Rolle der Parameter Amplitude und Pulsbreite		38
4.7	Rolle des Parameters Frequenz		40
	4.7.1	Anwendung von Einzelstimuli	41
	4.7.2	Anwendung niedriger Frequenzen	41
	4.7.3	Anwendung fusionierender Frequenzen	41
4.8	Sonderfall Muskelstimulation		42
4.9	Elektroden und Parametermanagement für die Testung und Behandlung denervierter oder teildenervierter Muskulatur		44
Literatur			46

5 ICF basierte Zielsetzung in der Funktionellen Elektrostimulation ... 49
Klemens Fheodoroff

5.1	Ziele in der Neurorehabilitation		49
	5.1.1	Zielquellen und Verständlichkeit von Zielen	50
	5.1.2	Selbsteinschätzung, Selbstwirksamkeit, Selbstmanagement und Ziele	50
	5.1.3	Ziele und Feedback	51
5.2	Internationale Klassifikation der Funktionsfähigkeit, Behinderung und Gesundheit (ICF)		52
	5.2.1	Aufbau der ICF	52
	5.2.2	Leistungsfähigkeit und Leistung	52
	5.2.3	Kontextfaktoren	54
	5.2.4	Top-down oder bottom-up?	54
	5.2.5	ICF-basierte Befunde und Ziele	54
	5.2.6	Beispiele ICF-basierter Ziele im Kontext der Funktionellen Elektrostimulation	57
Literatur			57

6 Funktionelle Elektrostimulation bei Störungen der Motorik aufgrund von Schädigung des Zentralen Nervensystems ... 59
Thomas Schick

6.1	Einführung in die symptombezogene Funktionelle Elektrostimulation		61
	6.1.1	Parese und Plegie	67
	6.1.2	Spastische Bewegungsstörung	69
	6.1.3	Ataxie	70
6.2	Symptombezogene funktionelle Parametereinstellung		71
6.3	EMG-MES zur Verbesserung der Arm-/Handfunktion		73
	6.3.1	Objekt zum Mund führen	75
	6.3.2	Objekt greifen und loslassen mit zweiter Kontraktion	75
	6.3.3	Bilaterales Greifen mit Spiegel	75
	6.3.4	Wischen unilateral	78
	6.3.5	Armstütz unilateral	79
	6.3.6	Objekt ergreifen und wegschieben	79
	6.3.7	Schulterstabilisation mit Außenrotation bei Subluxation	82
	6.3.8	Greifen und Anheben des Armes über 90 Grad	83

		6.3.9	Unterarmsupination/-pronation (Schraubendrehen)	83

	6.3.10	Schlüsselgriff	86
	6.3.11	Dreipunktegriff	87
	6.3.12	Sphärengriff	87
	6.3.13	Oppositionsgriff	90
6.4	EMG-MES zur Verbesserung von posturaler Kontrolle und Mobilität		90
	6.4.1	Bridging	91
	6.4.2	Fußheber-Sprunggelenk-Koordination bei Fußheberschwäche	91
	6.4.3	Aufstehen unilateral mit Stimulation der betroffenen Seite	94
	6.4.4	Aufstehen und Schritt auf betroffener Seite mit zweiter Kontraktion	95
	6.4.5	Aufstehen bilateral (Rumpf/Bein)	95
	6.4.6	Einbeinstand	99
	6.4.7	Ausfallschritt aus dem Stand	99
	6.4.8	Gehen am Rollator	100
Literatur			103

7 Funktionelle Elektrostimulation zur Verbesserung der Mobilität 105
Michaela M. Pinter

7.1	Einleitung	105
7.2	Funktionelle elektrische Stimulation des N. peronaeus – Die Methode	106
7.3	Effekt der funktionellen elektrischen Stimulation auf die Mobilität	108
7.4	Ortheseeffekt versus Therapieeffekt der funktionellen elektrischen Stimulation	112
7.5	Diskussion	113
Literatur		114

8 Strukturelle und Funktionelle Elektrostimulation bei Schädigung des unteren motorischen Neurons 117
Ines Bersch-Porada

8.1	Denervation	118
8.2	Differenzierung zwischen unterer und oberer Motoneuronschädigung	120
8.3	Klinisches Erscheinungsbild	121
8.4	Anwendungsgebiete	121
8.5	Abnahme der Querschnittfläche eines Muskels bei Denervationsatrophie	122
8.6	Erhalt von kontraktilen Muskelfasern	124
8.7	Effekt auf die Knochenstruktur	124
8.8	Stimulation denervierter Muskulatur in der neurologischen Erholung als Reinnervationsförderung	125
8.9	Stimulationsparameter und Stimulationsaufbau	127
8.10	Elektroden	129

8.11 Hautirritationen 129
8.12 Praktische Beispiele der Stimulation
denervierter Muskulatur........................... 129
    8.12.1 Stimulation der Glutealmuskulatur 129
    8.12.2 Stimulation der Gluteal- und Ischiokruralmuskulatur .. 131
    8.12.3 Stimulation der Fußheber...................... 131
    8.12.4 Stimulation des M. triceps surae 132
    8.12.5 Stimulation des M. deltoideus 133
    8.12.6 Stimulation der Ellbogenflexoren 135
    8.12.7 Vierkanalstimulation denervierter Armmuskulatur ... 136
    8.12.8 Stimulation des M. triceps brachii in Funktion 137
    8.12.9 Stimulation der intrinsischen Handmuskulatur 138
    8.12.10 Stimulation des ersten dorsalen M. interosseus..... 141
    8.12.11 Stimulation des M. extensor carpi radialis......... 142
    8.12.12 Stimulation des M. extensor digitorum communis .. 142
    8.12.13 Stimulation des M. extensor carpi ulnaris in
Funktion...................................... 144
8.13 Teilinnervierte/teildenervierte Muskulatur 145
Literatur.. 147

9 Sensorisch afferente Stimulation 149
Stefan M. Golaszewski
9.1 Einleitung... 149
9.2 Sensorisch-afferente Stimulation 149
    9.2.1 Neurobiologie der sensorisch-afferenten
Stimulation.................................... 149
    9.2.2 Sensorisch-afferente Elektrostimulation 151
9.3 SAES in der Neurorehabilitation 156
    9.3.1 Sensorimotorische Parese nach Schlaganfall........ 156
    9.3.2 Therapie des Neglekts 157
9.4 Diskussion 159
Literatur.. 159

10 Funktionelle Elektrostimulation bei Fazialisparese........... 163
Christina A. Repitsch und Gerd Fabian Volk
10.1 Einleitung.. 163
10.2 Anatomie 164
10.3 Ursachen 165
10.4 Pathologie 165
10.5 Inkomplette und komplette Fazialisparese................ 165
10.6 Alltagsbeeinträchtigungen (Facial Palsy UK 2019)......... 167
10.7 Folgen im Gewebe................................. 167
10.8 Behandlungsmöglichkeiten mit der FES 168
10.9 Indikationen bzw. Kontraindikationen und Vorteile
der FES... 169
10.10 Weitere Empfehlungen für die Anwendung der FES....... 171
10.11 Geeignete Elektroden zur FES bei FP.................. 171
10.12 EMG-Biofeedback bei inkompletter peripherer FP........ 172
10.13 FES bei vollständig denervierter FP 175

10.14 FES bei zentraler FP 176
10.15 FES nach operativ reanimierter/versorgter FP............ 176
10.16 Anwendungsbeispiel 178
Literatur. 179

11 Kombinationstherapien mit der Funktionellen Elektrostimulation 181
Thomas Schick, Christian Dohle und Klemens Fheodoroff
11.1 Einführung.. 181
11.2 Kombination von Funktioneller Elektrostimulation und Spiegeltherapie (C. Dohle)........................ 182
    11.2.1 Hintergrund 182
    11.2.2 Evidenzlage 183
    11.2.3 Unterschiede der Effektivität der FES-ST-Kombinationstherapie (zweiarmige Studien) gegenüber FES allein....................... 183
    11.2.4 Unterschiede der Effektivität der FES-ST-Kombinationstherapie (zweiarmige Studien) gegenüber ST oder FES allein................. 184
    11.2.5 Unterschiede der Effektivität der FES-ST-Kombinationstherapie verglichen mit ST und FES jeweils allein 185
    11.2.6 Zusammenfassende Beurteilung 185
11.3 Botulinum-Toxin A und (Funktionelle) Elektrostimulation (K. Fheodoroff)........................ 186
    11.3.1 Die spastische Bewegungsstörung.............. 186
    11.3.2 Botulinum-Toxin: Pharmakologie, Wirkmechanismus und Anwendungen...................... 191
    11.3.3 Kombinierte BoNT-A-Behandlung und Elektrostimulation 194
    11.3.4 Praxisbeispiel und Empfehlungen 195
    11.3.5 Zusammenfassung 197
Literatur. 197

12 Funktionelle Elektrostimulation in der Heimtherapie 201
Birgit Tevnan
12.1 Einführung.. 201
    12.1.1 Relevanz von Eigentraining als Heimtherapie in der Neurorehabilitation (Evidenz)............. 202
    12.1.2 Evidenz von FES in der Heimtherapie und zu erwartender Nutzen 203
12.2 Anforderungsprofile................................. 203
    12.2.1 Anforderungsprofil eines Medizinprodukts oder Elektrostimulationsgeräts..................... 203
    12.2.2 Anforderungsprofil an den Therapeuten 204
    12.2.3 Anforderungsprofil des Patienten 204
    12.2.4 Anforderungsprofil der Betreuungsperson......... 205
12.3 Gestaltung eines Heimübungsprogramms 205
12.4 Beobachtungen in der Praxis......................... 205

	12.4.1	Potenzielle Hindernisse 206
	12.4.2	Selbstmanagement und Eigeninitiative 206
	12.4.3	Allgemeine Empfehlungen für die praktische Anwendung 207
12.5	Heimtherapie Patientenbeispiel 207	
Literatur. 212		

13 Evidenz zur Funktionellen Elektrostimulation 213
Thomas Schick
- 13.1 FES in der Schlaganfallrehabilitation auf Struktur- und Funktionsebene 214
- 13.2 FES in der Schlaganfallrehabilitation auf Aktivitätsebene .. 215
- 13.3 FES nach Schlaganfall in der Heimtherapie 216
- 13.4 FES zur Behandlung der multiplen Sklerose (MS) 216
- 13.5 FES im Bereich der Neuropädiatrie. 218
- 13.6 FES bei Tetraplegie nach zervikaler Querschnittläsion..... 218
- 13.7 FES bei Lower Motor Neuron Syndrom (LMNS)......... 219
- Literatur. 220

14 Absolute und relative Kontraindikationen 223
Winfried Mayr
- 14.1 Einführung 223
- 14.2 Hautreaktionen...................................... 224
- 14.3 Passive Implantate 226
- 14.4 Aktive Implantate................................... 226
- 14.5 Fazit 227
- Literatur. 227

Erratum zu: (Hrsg.), Funktionelle Elektrostimulation in der Neurorehabilitation E1

Stichwortverzeichnis. 229

Über die Autoren

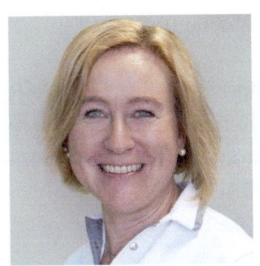

Ines Bersch, MSc., PhD. arbeitet seit 1991 als Physiotherapeutin im Schweizer Paraplegiker-Zentrum in Nottwil und ist seit 2018 Leiterin des International FES Centre®. Der Schwerpunkt ihrer Arbeit liegt in der FES und deren Umsetzung in der Rehabilitation von Menschen mit Querschnittlähmung und neuromuskuloskelettalen Erkrankungen. Sie unterrichtet als Dozentin im Fachbereich Neurologie an den Fachhochschulen Bern und Basel. 2012 erwarb die Autorin den Master of Science in Neurorehabilitationsforschung und 2019 ihren Doktortitel (PhD) in klinischen Wissenschaften mit dem Thema *Upper and Lower Motoneuron Lesions in Tetraplegia – Diagnostic and Therapeutic Implications of Electrical Stimulation* an der Universität Göteborg. Neben ihrer klinischen Arbeit hält sie Vorträge und organisiert Workshops. Als Klinikerin, Wissenschaftlerin, Dozentin und aktives Mitglied der IFESS implementiert sie die FES in den klinischen Alltag, basierend auf dem Transfer von Ergebnissen aus klinischen Studien und unter Einsatz neuer Technologien.

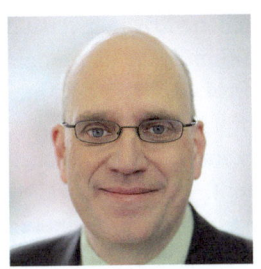

Priv.-Doz. Dr. med. Christian Dohle, M. Phil. Ärztlicher Direktor und Chefarzt der Fachklinik für neurologische Rehabilitation der MEDIAN Klinik Berlin-Kladow. Physiker, Neurologe, Rehabilitationsmediziner. Wissenschaftlicher Schwerpunkt ist die Evidenzbasierung von Verfahren der motorischen Rehabilitation, insbesondere mit visueller Stimulation (Spiegeltherapie, virtuelle Realität).

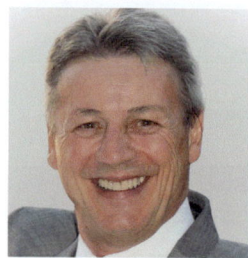

Dr. med. Klemens Fheodoroff Facharzt für Neurologie/Psychiatrie. Diplom Manuelle Medizin und Psychotherapeutische Medizin (ÖÄK). Universitätslehrgang Medizinische Führungskräfte Graz.

Oberarzt Gailtal-Klinik Hermagor – Neurorehabilitation seit 1994. Lehrtätigkeit an der FH Kärnten, Donau-Universität Krems.

Mitglied im Wissenschaftlichen Beirat/Österreichische Gesellschaft für Neurologische Rehabilitation (OeGNR) und im World Forum Neurorehabilitiation (WFNR) – Special Interest Groups MAC und Robotics.

Organisation Neuroreha-Curriculum OeGNR von 2006–2018. BoNT-Zertifizierungs-Komitee der Österreichischen Dystonie- und Botulinum-Toxin-Arbeitsgruppe (ÖDBAG).

Über 40 Publikationen zu Spastik und BoNT, Zielen, ICF und HRQoL.

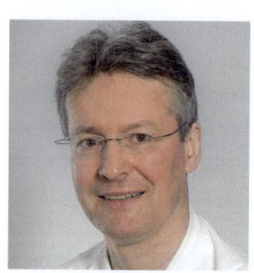

a.o. Univ.- Prof. Dipl.-Ing. Dr. med. Stefan M. Golaszewski wurde 1964 in Wien geboren und studierte dort Technische Physik und Medizin. 1995 bis 2001 war er Assistenzarzt für Neurologie am MR-Institut der Univ.-Klinik Innsbruck und wissenschaftlich in der Entwicklung klinischer Anwendungen der fMRT tätig. Die Facharztausbildung in Neurologie wurde 2001 bis 2002 an der Univ.-Klinik für Neurologie der Medizinischen Universität Graz fortgesetzt und von 2002 bis 2004 am Alfred-Krupp-Krankenhaus in Essen und an der Neurologischen St. Mauritius Therapieklinik bei Düsseldorf abgeschlossen. Seit 2005 arbeitet er an der Univ.-Klinik für Neurologie der Paracelsus Medizinischen Privatuniversität (PMU) Salzburg, wo er 2006 im Fach Neurologie habilitierte. Seit 2010 ist Prof. Golaszewski medizinischer Leiter des Neuroscience-Instituts der PMU, dort wurde er 2019 zum außerordentlichen Universitätsprofessor ernannt. Insgesamt veröffentlichte Prof. Golaszewski bisher 150 Artikel in internationalen peer-reviewten Fachzeitschriften.

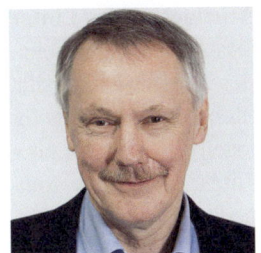

ao. Univ.-Prof. Dr. techn. Dr. hc. Winfried Mayr ist seit dem Abschluss seines Studiums der Elektrotechnik an der Technischen Universität Wien im Jahr 1983 an der Medizinischen Universität Wien tätig. 1992 dissertierte er zum Thema „Reaktivierung gelähmter Muskulatur durch FES mit Implantaten".

In der Folge beschäftigte er sich mit nichtinvasiven FES-Anwendungen in der Querschnittrehabilitation, im Weltraum und für Betagte. Er koordinierte das EU-Projekt RISE mit 20 Partnergruppen, das eine neuartige klinische Methode samt marktreifem Stimulator für denervierte Muskulatur hervorbrachte. Sein aktueller Fokus liegt auf der Rückenmarkstimulation nach Rückenmarkverletzung.

2009–2017 war er Präsident der Österreichischen Gesellschaft für Biomedizinische Technik (ÖGBMT), seither Vizepräsident und Vorstandsmitglied der europäischen Dachorganisation EAMBES (European Alliance for Medical and Biological Engineering & Science). Er ist Gründungs- und Vorstandsmitglied der International FES Society (IFESS) und Bereichseditor für FES bei den Journals *Artificial Organs* und *Frontiers in Neuroscience*.

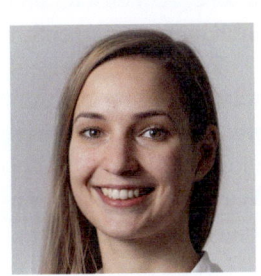

Patricia Meier, MSc., PhD.-Studentin hat ihr Studium zur Physiotherapeutin 2010 an der Fachhochschule für Gesundheit Innsbruck, Österreich, abgeschlossen. Ihre Weiterqualifikation setzte sie an der Donau-Universität Krems, Österreich, fort, wo sie 2018 das Studium für Neurorehabilitation mit dem Master of Science mit Auszeichnung beendet hat. Seit 2019 studiert sie berufsbegleitend an der Medizinischen Universität Innsbruck im PhD-Studiengang Neuroscience. Sie arbeitet seit 2011 an der Universitätsklinik für Neurologie Innsbruck, Österreich, und seit 2018 als wissenschaftliche Mitarbeiterin (MED-EL, Medical Electronics, VASCage GmbH) in der Forschung, wobei sie sich intensiv mit den motorischen Lern- und Rehabilitationsprozessen sowie deren Auswirkungen auf die kortikale Reorganisation auseinandersetzt. Seit mehreren Jahren ist sie in verschiedenen Fächern im Bereich der Neurorehabilitation Lehrende der Fachhochschule für Gesundheit Innsbruck, Österreich. Im Zuge ihres beruflichen Werdegangs war sie an der Planung und Durchführung mehrerer Studien und der Erstellung von Leitfäden (Behandlungspfad Schlaganfall) beteiligt und hielt diverse Fachvorträge auf Kongressen.

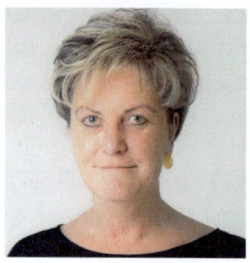

Univ.-Prof. Dr. med. Michaela M. Pinter MAS ist ordentliche Professorin für Neurorehabilitationsforschung an der Donau-Universität Krems, Österreich, und Leiterin des Zentrums für Neurorehabilitation sowie stellvertretende Leiterin des Departments für Klinische Neurowissenschaften und Präventionsmedizin.

Ihr wissenschaftlicher Fokus liegt im Bereich der Neuromodulation sowie der Restauration neuronaler Funktionen. Sie führt aktiv klinische Studien zur Modifikation des Muskeltonus und zur Restauration der motorischen Funktionen durch.

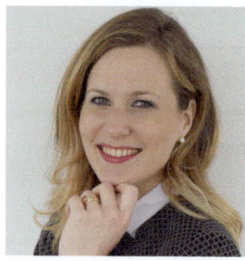

Christina A. Repitsch, BSc., MSc. absolvierte 2012 an der FH Kärnten, Österreich, das Bachelorstudium für Logopädie. Seither arbeitet sie als Logopädin an der Abteilung für Logopädie des Klinikums Klagenfurt, Österreich, sowie in freier Praxis. Von 2015 bis 2018 studierte sie an der Donau-Universität Krems, Österreich, und absolvierte den Lehrgang „Neurorehabilitation". Dabei spezialisierte sie sich auf die Behandlung von Fazialisparesen. 2016 gründete sie in Kooperation mit der Abteilung für Plastische, Ästhetische und Rekonstruktive Chirurgie am Klinikum Klagenfurt die Fazialisambulanz. Der Fokus hierbei liegt auf der therapeutischen Behandlung prä- oder postoprativ versorgter Patienten mit einer Fazialisparese. Zu diesem therapeutischen Behandlungskonzept gehört auch die FES. Des Weiteren hält die Autorin Seminare zum Thema „Fazialisparesen" für therapeutisches Fachpersonal.

Über die Autoren

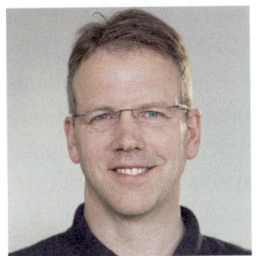

Thomas Schick, MSc. verfügt seit 1993 über umfangreiche Erfahrungen als Physiotherapeut und leitete mehrere Rehabilitationsteams an deutschen Kliniken für Neurorehabilitation. Er absolvierte ferner den Abschluss zum Fachwirt im Sozial- und Gesundheitswesen. Seit mehr als 20 Jahren ist er als Dozent für diverse Rehabilitationsverfahren in der Neurologie tätig. Er lehrt unter anderem regelmäßig in den Masterstudiengängen Neurorehabilitation und Ergotherapie am Zentrum für Neurorehabilitation der Donau-Universität in Krems, Österreich. Der Schwerpunkt liegt hier in der Vermittlung und Vertiefung des Wissens zur FES und im Speziellen zur EMG-getriggerten Mehrkanal-Elektrostimulation. Ferner gibt der Autor und Herausgeber regelmäßig Fortbildungsveranstaltungen an Fachhochschulen, Kliniken bzw. Fortbildungsinstituten und veröffentlicht Fachpublikationen.

Nach Abschluss seines Studiums der Neurorehabilitation mit dem Master of Science im Jahr 2015 wechselte er in den Bereich STIWELL Neurorehabilitation der weltweit tätigen Firma MED-EL mit Sitz in Innsbruck, Österreich. Hier ist er für die Entwicklung von Medizinprodukten aus medizinisch-therapeutischer Sicht, die Durchführung von Schulungsveranstaltungen und wissenschaftliche Arbeiten rund um die FES verantwortlich.

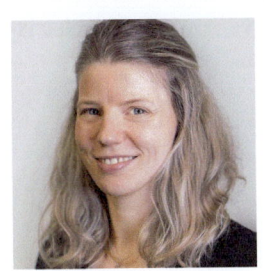

Birgit Tevnan, MSc. ist seit 2012 Ergotherapeutin, Studium an der FH Gesundheitsberufe Oberösterreich und seit 2013 am Neuromed Campus Linz in der neurologischen Akutnachsorge tätig. Masterabschluss im Jahr 2017 an der FH Campus Wien in Health Assisting Engineering. Ihr Forschungsschwerpunkt war die Überprüfung und Evaluierung der Nutzerfreundlichkeit von FES-Medizinprodukten in der Heimtherapie. Seit 2018 ist die Autorin zusätzlich freiberuflich tätig und hat sich auf die neurologische Nachbetreuung von Patienten nach Schlaganfall im häuslichen Setting spezialisiert. Seit 2019 ist sie nebenberuflich beim Start-up Rewellio als Clinical Expert für die Entwicklung einer Therapie-App zur neurologischen Nachbetreuung von Patienten mit neurologischen Störungen nach Schlaganfall zuständig.

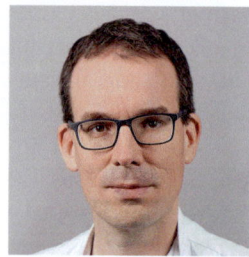

Priv.-Doz Dr. med. habil. Gerd Fabian Volk ist seit 2006 als Arzt in der Abteilung für Hals-Nasen-Ohren-Heilkunde des Universitätsklinikums Jena tätig. Seit 2012 ist er Leiter des interdisziplinären Fazialis-Nerv-Zentrums Jena, einer Kooperation der Abteilungen für Psychologie, Neurologie, Physiotherapie, Radiologie und HNO. Dessen Besonderheit ist neben der Interdisziplinarität das zweiwöchige Biofeedback-Training für Patienten mit chronischer peripherer Fazialisparese mit Defektheilung. Dabei werden neben Oberflächen-EMG für das Biofeedback Constrained-Induced-Movement-Techniken, wie sie aus dem „taubschen Training" bekannt sind, eingesetzt. Volk arbeitete bereits während seines Medizinstudiums in Münster in der Forschungsgruppe von Solon Thanos zur Quantifizierung und Verbesserung der Nervenregeneration. Seine klinischen Interessen sind elektrophysiologische und bildgebende Verfahren zur Beurteilung und Darstellung der Muskeln und Nerven des Gesichts und des Kehlkopfs, die Anwendung von Botulinum-Toxin im Kopf-Hals-Bereich sowie die funktionelle Diagnostik und Therapie peripherer Nervenläsionen. Sein wissenschaftlicher Fokus liegt auf der Entwicklung neuer Methoden zur Rekonstruktion und Rehabilitation bei Läsionen von Fazialis- und Kehlkopfnerv, der Elektrostimulation als diagnostisches und therapeutisches Instrument, auf zentralnervösen Veränderungen nach Hirnnervenläsionen, insbesondere des Gesichts- und Vestibularnervs, sowie auf Mechanismen zu deren Kompensation.

Gestaltung und Design

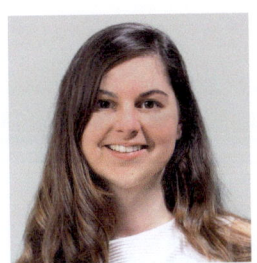

Anja Fuchs machte ihren Abschluss im Fachbereich Grafik und Kommunikationsdesign an der HTL 1 – Bau und Design in Linz und arbeitet seitdem als Multimedia Designerin in Innsbruck, Austria.

In enger Zusammenarbeit mit den Beitragsautoren und dem Herausgeber führte sie die Foto- und Videoshootings sowie die Selektion und Nachbearbeitung dieser umfangreichen Aufnahmen durch.

Durch ihre professionelle und anschauliche grafische Aufbereitung der Abbildungen und Tabellen entstand ein einheitliches und übersichtliches Design, welches sich durch das gesamte Fachbuch zieht.

Autorenverzeichnis

Dr. Ines Bersch, MSc., PhD. Leiterin International FES Centre, Schweizer Paraplegiker Zentrum, Nottwil, Schweiz

Priv.-Doz., Dr. med. Christian Dohle, M. Phil. Ärztlicher Direktor, Median Klinik-BerlinKladow, Berlin, Deutschland

Dr. med. Klemens Fheodoroff EOA Gailtal Klinik, Hermagor, Österreich

a.o. Univ. Prof. Dipl.-Ing. Dr. med. Stefan M. Golaszewski Salzburger Landeskliniken Betriebsgesellschaft mbH, Salzburg, Österreich, OA

ao. Univ.-Prof. Dr. techn. Dr. hc. Winfried Mayr Medizinische Universität Wien, Wien, Österreich

Patricia Meier, MSc., PhD.-Studentin Medizinische Universität Innsbruck, Universitätsklinik für Neurologie, VASCage GmbH, Innsbruck, Österreich

Univ.-Prof. Dr. med. Michaela Pinter, MAS Zentrum für Neurorehabilitation, Donau-Universität Krems, Krems, Österreich

Christina A. Repitsch, BSc., MSc. Fazialis-Ambulanz am Klinikum Klagenfurt, Klagenfurt, Österreich

Thomas Schick, MSc. MED-EL, BU STIWELL Neurorehabilitation, Innsbruck, Österreich

Birgit Tevnan, MSc. Kepler Universitätsklinikum Neuromed Campus Linz, Österreich

Priv. Doz. Dr. med. habil. Gerd Fabian Volk Leiter des Fazialis-Nerv-Zentrums, Universitätsklinikum der Friedrich-Schiller-Universität, Jena, Deutschland

Einführung und Geschichte der Funktionellen Elektrostimulation

Thomas Schick

Inhaltsverzeichnis

1.1 Einführung und Begriffserläuterung 1
1.2 Geschichte der Funktionellen Elektrostimulation 5
Literatur 7

1.1 Einführung und Begriffserläuterung

Interessierte Personen sehen sich in der Neurorehabilitation mit einer Fülle fachlicher Informationen und wissenschaftlicher Erkenntnisse konfrontiert. Aus dieser Informationsfülle die für das eigene Berufsfeld wichtigen und aktuellen Informationen herauszufiltern würde ein regelmäßiges Studium der Literatur erfordern. Auch die Entscheidung für das – abhängig von der Problemkonstellation des Patienten – jeweils geeignete Therapieverfahren, wie zum Beispiel die Funktionelle Elektrostimulation (FES), kann eine Herausforderung sein. Das vorliegende Buch soll bei der Suche nach spezifischen und therapierelevanten Lösungsansätzen wertvolle Hilfen geben. Das Ziel einer patientenzentrierten und fachlich hochwertigen Therapie wird hierdurch leichter erreicht. Schwerpunkt dieses Buches ist die FES und ihre umfangreichen Einsatzmöglichkeiten beim neurologischen Patienten mit seinen unterschiedlichsten Symptomkomplexen. Die Besonderheit der modernen FES mit ihrem Stellenwert im Rahmen des motorischen Lernens und ihrem stark aufgabenorientierten Ansatz gegenüber klassischen Verfahren wird intensiv thematisiert.

Nicht selten treten bereits bei der Suche nach aktueller Literatur erste Schwierigkeiten durch die international sehr variable Verwendung von Bezeichnungen der FES auf. In diesem Kapitel bekommt der Leser eine grundlegende Übersicht über die zahlreichen Fachtermini und deren Bedeutung. Die am häufigsten verwendeten Begriffe werden beschrieben. Zur Verbesserung der Übersichtlichkeit werden überwiegend die deutschsprachigen Fachtermini verwendet. Abb. 1.1 veranschaulicht die verwendeten Begriffe in ihrem

T. Schick (✉)
MED-EL, BU STIWELL Neurorehabilitation
Innsbruck, Österreich
e-mail: schick@neuro-reha.info

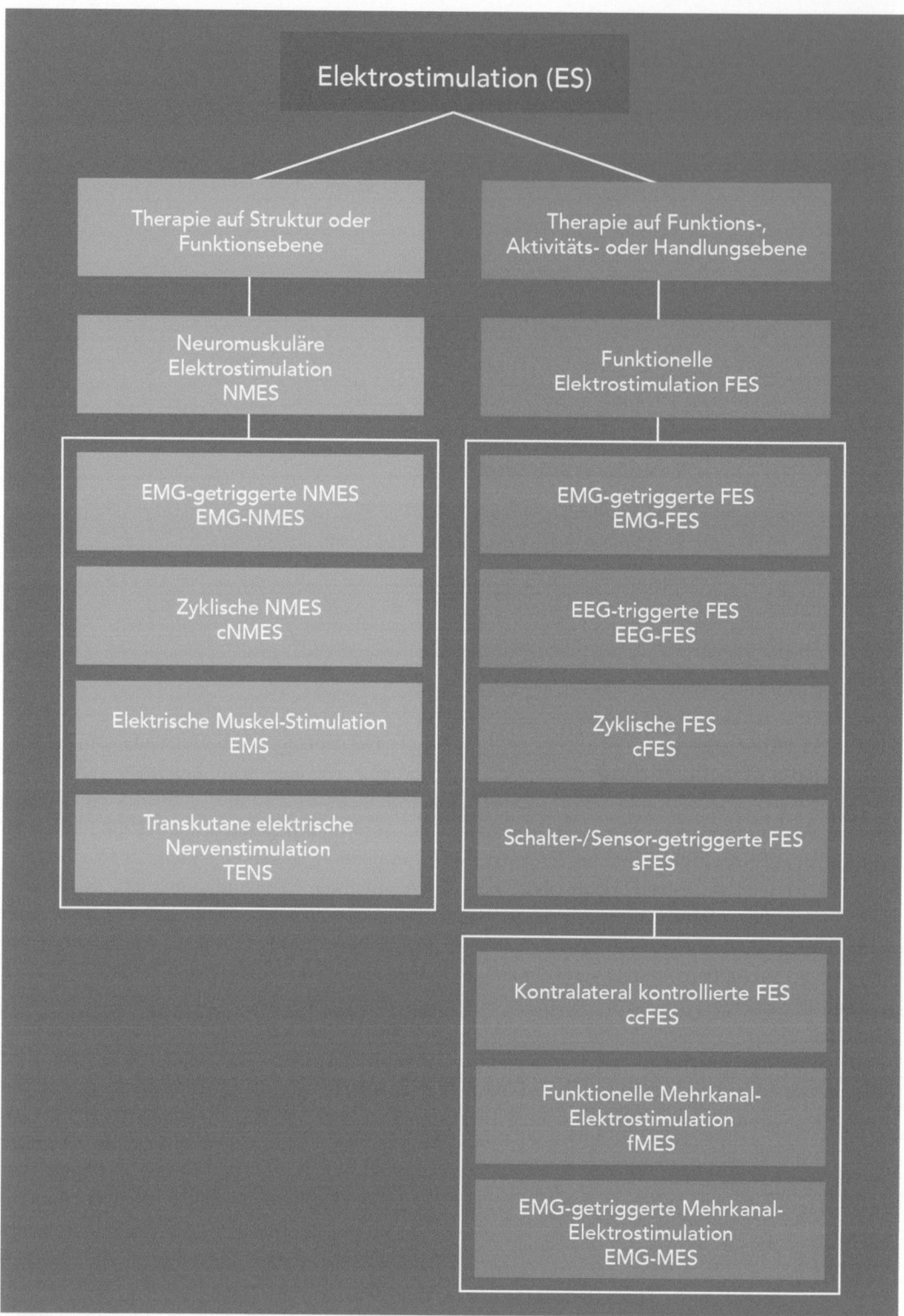

Abb. 1.1 Vergleich von Funktioneller (FES) und Neuromuskulärer Elektrostimulation (NMES) sowie deren Weiterentwicklungen

therapeutischen Kontext im Rahmen der Elektrostimulation (ES). Sie soll die sinnvolle Einordnung der uneinheitlichen Begrifflichkeit ermöglichen und spiegelt die Meinung des Autors wieder. Abb. 1.1 entstand aufgrund umfangreicher Literaturrecherchen und Erfahrungen zum häufigsten Gebrauch und erhebt nicht den Anspruch, die Sprachwahl aller Akteure in der Elektrostimulation allgemeingültig abzubilden. Diese Auflistung ist als Beitrag zur verbesserten Vergleichbarkeit von Studien und klinischen Anwendungen zu verstehen. Die Einteilung und Gliederung der Therapieformen orientiert sich dabei an der Struktur- und Funktionsebene sowie der Aktivitätsebene der ICF (International Classification of Functioning, Disability and Health; deutsche Fassung: „Internationale Klassifikation der Funktionsfähigkeit, Behinderung und Gesundheit").

In diesem Buch verwenden die Autoren den übergeordneten Begriff *FES*. Dieser wurde vom Wissenschaftler Moe im Jahr 1962 (Moe und Post 1962) geprägt. Die ältere Bezeichnung *Funktionelle Elektrotherapie (FET)* (Liberson et al. 1961) hat sich in der Fachwelt nicht durchgesetzt (Abb. 1.2) und wird nur noch vereinzelt verwendet (Popovic et al. 2016). Die Bezeichnung FES wird in der Literatur wahrscheinlich am häufigsten genutzt (Doucet et al. 2012).

Man bezeichnet die Elektrostimulation als funktionell, wenn die durch die Stimulation ausgelösten Kontraktionen derart koordiniert werden, dass sie eine eingeschränkte oder fehlende Funktion unterstützen. Somit bezeichnet die FES im eigentlichen Sinn **nicht** die Muskelstimulation zur Auslösung der Kontraktionen von Muskelgruppen oder eines einzelnen Muskels mithilfe eines elektrischen Reizes (van Kerkhof 2013). Gemäß einer weiteren plausiblen Definition ist die FES eine elektrische Stimulation während der Durchführung einer Willkürbewegung.

Das bedeutet: Jedes Mal, wenn eine Person eine Bewegung durchführen möchte, bekommt sie elektrische Unterstützung durch das Elektrostimulationsgerät (Popovic et al. 2016). Dies unterscheidet die FES von der passiven *Neuromuskulären Elektrostimulation* (*NMES*), welche nicht auf aktive bzw. funktions- oder aufgabenorientierte Patientenmitarbeit ausgelegt ist.

Manche Autoren sehen die FES als einen Teilbereich der NMES (Eraifej et al. 2017). Dieser Klassifizierung stimmt der Verfasser des vorliegenden Beitrags nicht zu. Die NMES hat in der Durchführung einen eher passiven Behandlungsansatz, bei dem überwiegend Struktur- und Funktionsdefizite im Vordergrund stehen. Sie wird eingesetzt zur Atrophieprophylaxe, zur Muskelkräftigung, zur Tonisierung oder Detonisierung von Muskulatur, für bestimmte Formen der Spastikbehandlung, zur Durchblutungsförderung oder zur Verbesserung der sensorischen Wahrnehmung. Dies stellt einen wesentlichen Unterschied zu den oben genannten Definitionen dar.

Werden die Stimulationen durch ein Elektrostimulationsgerät in definierten, zeitlich sich wieder-

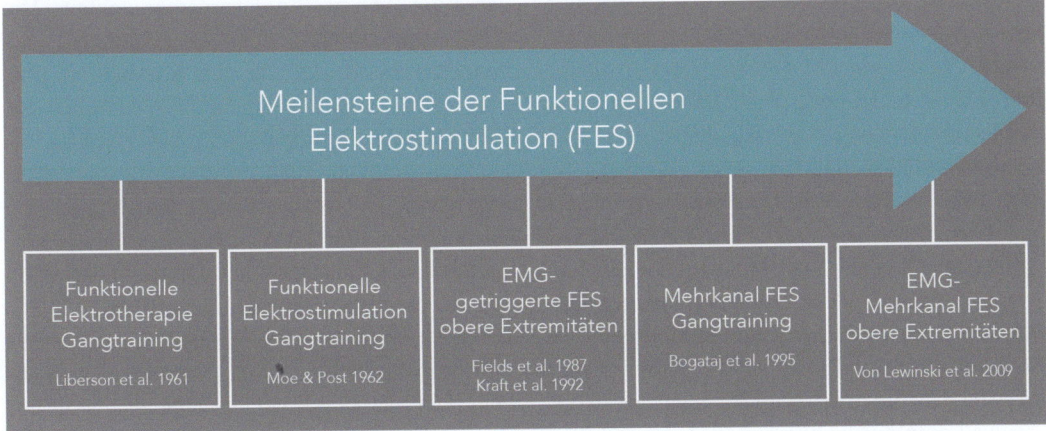

Abb. 1.2 Meilensteine der Funktionellen Elektrostimulation

holenden Abständen vorgegeben, spricht man von einer zyklischen *Neuromuskulären Elektrostimulation (cNMES)*. Frühe Arbeiten spezifizieren die FES weiter als sogenannte *EMG-getriggerte FES (EMG-FES)*, bei der die Impulsauslösung mittels EMG-Messung und Erreichen eines Schwellenwertes erfolgt (Fields et al. 1987; Kraft et al. 1992).

EMG-getriggerte Stimulationen werden in der (meist englischsprachigen) Literatur als *EMG-getriggerte Neuromuskuläre Elektrostimulation (EMG-NMES)* bezeichnet (Iruthayarajah et al. 2018). Die Betonung der Therapie liegt bei der EMG-NMES meist auf einer durch das Stimulationsgerät elektrisch unterstützten zyklischen Bewegung, die der Patient aktiv initiiert. Es steht Die bewusste Initiierung der Bewegung und muskuläre Aktivität eines Schlaganfallpatienten steht bei der EMG-NMES im Vordergrund. Zur Anwendung kommen in diesen Fällen in der Regel EMG-getriggerte Stimulationsgeräte mit nur einem Stimulationskanal (Monte-Silva et al. 2019). Bei dieser Therapieform steht der repetitive Aspekt ähnlich der zyklischen Stimulation im Vordergrund. Dies unterscheidet die EMG-NMES von der *EMG-getriggerten Mehrkanal-Elektrostimulation (EMG-MES; siehe weiter unten)*, bei der der aufgabenorientierte, aktive Therapieansatz explizit gefordert wird.

Eine Variante stellt die *Schalter- bzw. Switch-getriggerte Neuromuskuläre Elektrostimulation (sNMES)* (Coscia et al. 2019) dar. Diese Technik dient der Unterstützung von Schlaganfallpatienten oder Querschnittpatienten beim Gehen, wobei auch hier hauptsächlich der Begriff FES verwendet wird (Popovic et al. 2016).

Die *Transkutane Elektrische Nervenstimulation (TENS)* findet neben ihrer Bedeutung in der Schmerzbehandlung Anwendung bei der Elektromyostimulation (EMS), zum Beispiel bei postoperativen funktionellen Paresen, im Sport, aber auch vereinzelt in der Schlaganfalltherapie (Iruthayarajah et al. 2018). Bei der ebenfalls passiv ausgelegten TENS steht außerhalb der Schmerzbehandlung meist die Minimierung der Muskelatrophie und weniger die Funktionalität an erster Stelle. Muskelkontraktionen sind in diesem Fall amplitudenabhängig, da man nicht nur im sensibel schwelligen, sondern im motorisch schwelligen Bereich über die neuromuskuläre Erregung an der motorischen Endplatte stimuliert (Bossert und Vogedes 2014).

Auch der Begriff EMS ist irreführend, da man nicht den Muskel selbst direkt stimuliert, sondern aufgrund der Stimulationsparameter immer den vorgelagerten Nerven. Nur wenige Arbeiten zur Muskelstimulation nach Nervenschädigung in Tierversuchen nutzen EMS in der Studienbeschreibung (Willand et al. 2016). In der Sporttherapie findet die EMS zur zusätzlichen unspezifischen Rekrutierung von Muskulatur unter forcierter sportlicher Aktivität Einsatz. Dieser Ansatz unterscheidet sich allerdings erheblich von den funktionellen Ansätzen, die in der Neurorehabilitation erforderlich sind und genutzt werden.

In der Neurorehabilitation hat sich in den vergangenen Jahren die *Periphere* bzw. *Sensorisch-Afferente Elektrische Stimulation PES/SAES* als Unterform der TENS weiterentwickelt, die durch Stimulation der sensiblen Nervenfasern eine Veränderung der sensomotorischen Funktionen anstrebt (Golaszewski und Frey 2019). Sowohl TENS und PES/SAES als auch EMS können als Teilbereiche der NMES angesehen werden. Die SAES kann jedoch auch aktiv aufgabenorientiert in der Therapie eingesetzt werden und wäre mit dem Ziel der Verbesserung von Funktionalität somit der FES zuzuordnen (Kap. 9).

Bei der Elektrostimulation denervierter Muskulatur bei Lower-Motor-Neuron-Syndrom (LMNS) ist die FES zur Unterstützung der Reinnervation auch bei Teildenervation etabliert. Die elektrische Stimulation erfolgt unmittelbar am denervierten Muskel, da die Stimulation über vorgeschaltete Nerven nicht mehr möglich ist. Hier wäre der Begriff EMS in der Frühphase eigentlich sinnvoll, dies entspricht jedoch nicht dem gängigen Gebrauch und der Indikation der EMS. Auch sind EMS-Stimulationsgeräte aufgrund ihrer technischen Ausstattung nicht regelhaft für die Behandlung der denervierten Muskulatur ausgelegt.

Beispiele der Behandlung neurologischer Patienten mit LMNS werden im Weiteren ausführlich dargestellt (Kap. 8). Der therapeutische Behandlungsansatz der FES unterscheidet sich hier durch die Auswahl der notwendigen Stromparameter, wie z. B. Impulsbreiten, Frequenzen und Stromformen, erheblich von den Stimulationsformen bei Schädigungen des 1. Motoneurons bzw. Upper-Motor-Neuron-Syndrom (UMNS). Das therapeutische Ziel der Verbesserung der Funktionalität steht auch bei diesem Behandlungsansatz im Vordergrund, erfordert die aktive Mitarbeit des Patienten entsprechend dessen Möglichkeiten und rechtfertigt somit die Bezeichnung FES.

Eine klinisch relevante Form der FES im Rahmen des motorischen Lernens bei Patienten mit UMN-Schädigung ist die patientenintendierte FES oder auch EMG-FES. Viele verfügbare Elektrostimulationsgeräte verfügen jedoch nur über einen Stimulationskanal, was die Möglichkeiten zur funktionellen und handlungsnahen Therapie erheblich reduziert. Bei modernen Produkten mit vier und mehr Stimulationskanälen findet sich in der Literatur zur Behandlung von UMNS eine weitere Spezifikation der Multichannel FES (MFES), die weiter oben bereits kurz erwähnte EMG-getriggerte Mehrkanal-Elektrostimulation *EMG-MES* (von Lewinski et al. 2009; Kapadia et al. 2011; Schick et al. 2017). Die speziellen Möglichkeiten des Einsatzes dieser modernen Methode werden in Kap. 6 ausführlich beschrieben und mit praktischen Beispielen dargestellt.

Wie man im vorangegangenen Abschnitt feststellen konnte, ist es meist schwierig, eine einheitliche Nomenklatur der Elektrostimulation zu identifizieren. Folgendes Beispiel soll dies verdeutlichen. In der Leitlinie der American Stroke Association (ASA) zur Schlaganfall-Nachbehandlung (Winstein et al. 2016) wird unter anderem die Anwendung der NMES bei Schlaganfallpatienten mit minimalen Funktionen und Schultersubluxationen empfohlen. Diese Empfehlungen beruhen laut den Verfassern auf mehreren randomisierten Kontrollstudien (RCT) vor allem zur FES bei Schlaganfallpatienten (Alon et al. 2008; Hara et al. 2008). Auch findet keine einheitliche Begriffsnutzung statt. Dies zeigt die dringende Notwendigkeit, sich auf international einheitliche Definitionen der unterschiedlichsten Stimulationsformen zu verständigen.

Zur Vereinfachung und Verbesserung der Übersichtlichkeit sowie aus Gründen der Plausibilität verwenden die Autoren dieses Buches überwiegend die Bezeichnungen FES, EMG-Elektrostimulation (EMG-ES) und EMG-Mehrkanalelektrostimulation (EMG-MES). Der Grund hierfür ist vor allem die Betonung der vielfältigen Möglichkeiten insbesondere der EMG-FES im Rahmen des aufgabenorientierten Übens und der damit zu erwartenden positiven Effekte auf die plastischen Veränderungen und die synaptische Reorganisation im Rahmen des motorischen Lernens.

Die klassischen Elektrotherapieverfahren werden in diesem Buch nicht beschrieben, da die aktivitätsfördernden FES-Therapien in der Neurorehabilitation zu bevorzugen sind.

Fazit

Man bezeichnet eine Elektrostimulation als funktionell, wenn die durch die Stimulation ausgelösten Kontraktionen derart koordiniert werden, dass sie eine eingeschränkte oder fehlende Funktion unterstützen.

1.2 Geschichte der Funktionellen Elektrostimulation

Bis zu der FES in ihrer differenzierten Form, wie sie heute dem Anwender in der Neurorehabilitation zur Verfügung steht, war es ein langer Weg des Wissens- und Erfahrungserwerbs im Bereich der Elektrotechnik wie auch der Physiologie und Pathophysiologie des Menschen. Aufzeichnungen der Nutzung elektrischer Schocks durch Zitterrochen oder Zitteraale reichen bis ins 4. Jahrtausend v. Chr. zurück (Moller 1991). In der Antike beschrieb der griechische Naturphilosoph Thales erstmals die elektrostatische Auflading von Bernstein (gr.: ἤλεκτρον/Elektron), die bis heute den Namen der Elektrotherapie prägt (Hackmann 1998).

Zielgerichtete Versuche der elektrischen Stimulation beim Menschen wurden erst durch die Entdeckung und Erfindung der *„Leiden Flasche"* durch von Kleist im Jahr 1745 publik. Eine Art

Kondensator ermöglichte die Applikation der Elektrizität (Lommel 1882). Frühe schriftliche Dokumentationen zu Experimenten und Wirkungshypothesen am Menschen finden sich im Buch des französischen Mathematikers und Philosophen Louis Jallabert, der als Experimentalphysiker in Genf in der Mitte des 18. Jahrhunderts erste Beobachtungen zur Wirkung der Elektrizität auf den Menschen beschrieb (Jallabert 1750). Im selben Buch finden sich interessante Versuchsbeobachtungen an Schlaganfallpatienten von Professor de Sauvages aus Montpellier in Form eines Sendschreibens an seinen Kollegen Doktor Bruhier. Darin berichtet er von systematischen, täglichen elektrischen Stimulationen der Patienten, die im Anschluss an die Behandlungsserien Funktionen der Hand und des Armes wiedererlangten und deren Gehen und Treppensteigen sich verbesserten.

Der Deutsche Johann Friedrich Hartmann brachte im Jahre 1770 ein umfangreiches Werk mit einem detaillierten Regelwerk zur elektrischen Stimulation bei verschiedensten Krankheitsbildern heraus. Einer seiner Darstellungsschwerpunkte war die Behandlung neurologischer Patienten mit Lähmungen unter Nutzung der Elektrizität (Hartmann 1770). Nur 6 Jahre später erschien das Fachbuch des deutschen Arztes Gottlieb Schäffer über die Wirkung von Elektrizität bei gelähmten Gliedern (Schäffer 1766).

Den nächsten Meilenstein setzte der italienische Anatom Luigi Galvani und wurde dadurch zum Begründer der Elektrophysiologie. Er entdeckte im Jahr 1780 durch Zufall das zeitgleiche Zucken eines präparierten Froschschenkels während des Überspringens eines Funkens an einer in der Nähe befindlichen „Elektrisiermaschine". Galvani vermutete elektrische Energie unmittelbar im Muskel. Diese Beobachtungen und unzählige Folgeversuche mit unterschiedlichsten elektrischen Leitern sowie umfassenden Aufzeichnungen waren Anfang des 19. Jahrhunderts die Grundlage für den italienischen Physiker Alessandro Volta zur Entwicklung einer eigenen Energiequelle in Form einer Batterie. Er war der Begründer der Elektrizitätslehre (von Oettingen et al. 1996).

Im gleichen Jahrhundert entwickelte der französische Physiologe und Neurologe Guillaume-Benjamin Duchenne die Muskelstimulation und gilt bis heute als Vater der Elektrotherapie. Er machte unter anderem zahlreiche Versuche zur Stimulation von Gesichtsmuskulatur (Duchenne 1876). In dieser Zeit beschrieb der Berliner Neurologe Robert Remark die ersten spezifischen Lähmungsbehandlungen der Hand. Er definierte die Muskelreizpunkte (Bossert und Vogedes 2014).

Michael Faraday entwickelte 1831 die sogenannte elektromagnetische Maschine, einen Vorläufer heutiger Elektrotherapiegeräte, die durch eine rotierende Metallspule Wechselstrom erzeugte. Der Begriff „faradischer Strom" wurde in dieser Zeit geprägt (Baker et al. 1983). Seit dieser Zeit wurde das Applizieren von Strom im Körper auch zur Diagnostik verwendet. Es wurde klinisch beobachtet, dass gelähmte Muskulatur nur auf galvanischen (Gleichstrom), nicht aber auf faradayschen Strom (Wechselstrom) reagiert.

Der französische Neurowissenschaftler Louis Lapicque prägte zu Beginn des 20. Jahrhunderts den Begriff *Rheobase* als Maß des Membranpotenzials. Damit konnte die Reizerregungsschwelle ermittelt werden. Die Rheobase beschreibt also die Stromstärke, bei der bei unendlich langer Reizzeit gerade noch eine Erregung erreicht wurde (Lapicque 1909). Ein weiterer Parameter war die Ermittlung der *Chronaxie,* welche die kürzeste Stromflussdauer für eine Gewebeerregung bei doppelter Rheobase beschrieb. Die ermittelten Parameter dienten nun auch zur diagnostischen Beurteilung von Nervenschädigungen. Adrian (1919) fertigte erste Kurven zur Beurteilung gesunder und geschädigter Muskulatur des Menschen an.

Ab den 1950er-Jahren waren tragbare, batteriebetriebene Elektrostimulationsgeräte verfügbar. Die Erfindung des Transistors 1948 ermöglichte die Entwicklung solcher handlicher Elektrostimulationsgeräte. Wenige Jahre später prägte Wladimir Liberson erstmals den Begriff *Funktionelle Elektrotherapie (FET)* bei Schlaganfallpatienten mit Fußheberschwäche als stromunterstützte funktionelle Alternative zu herkömmlichen Orthesen. Er dokumentierte verbesserte funktionelle Ergebnisse nach Elektrostimulation (Liberson et al. 1961). Kurze Zeit später wurde der Begriff in *Funktionelle Elektrostimulation (FES)* (Moe und Post 1962) abgewandelt, der bis heute Bestand hat.

1 Einführung und Geschichte der Funktionellen Elektrostimulation

Trotz der ermutigenden Berichte über mehr als zweieinhalb Jahrhunderte etablierte sich die Funktionelle Elektrostimulation in der Rehabilitation neurologischer Patienten erst im 21. Jahrhundert. Noch bis zur Jahrtausendwende wurde sie bei Patienten mit zentralen Lähmungen nur selten verwendet, obwohl bereits in den 1980er und 1990er Jahren aussagekräftige Studien zur EMG-getriggerten FES bei Schlaganfallpatienten (Fields et al. 1987; Kraft et al. 1992) und erste Arbeiten zur Mehrkanal-Elektrostimulation zur Verbesserung des Gehens (Bogataj et al. 1995) publiziert waren. So schrieb noch Vogedes im Jahr 2000 „… *nach wie vor wird die Behandlung zentraler Lähmungen mit der Elektrotherapie in Deutschland nur selten durchgeführt. Für viele Ärzte und Therapeuten ist die Behandlung einer zentralen Schädigung immer noch eine absolute Kontraindikation für das gesamte Spektrum der Elektrotherapie"* (Vogedes 2000). Allerdings verwies derselbe Autor auf neue therapeutische Möglichkeiten der EMG-getriggerten Elektrostimulation. 2004 schreibt Wenk rechtfertigend „… *die Behandlung zentraler Paresen wird auch heute noch mit Skepsis betrachtet. (…) Kritikern muss mit aller Deutlichkeit gesagt werden, dass diese elektrotherapeutische Methode immer nur in Kombination mit anerkannten Methoden wie Bobath, Vojta oder PNF angewendet wird. Die Elektrotherapie kann nur eine positive Basis im Sinne einer Hemmung und Bahnung vorrangig auf Rückenmarksebene liefern"* (Wenk 2004). Diese erwähnte Skepsis und Kritik ist nun veraltet und überwunden.

Kap. 3 liefert moderne Klärungsansätze zur tatsächlichen Wirkungsweise der FES. Bossert schreibt im Jahr 2014 zur EMG-ES: „*…auch bei zentralen Paresen soll das 1. motorische Neuron aktiviert werden und somit die Bewegung wieder angebahnt werden*" (Bossert und Vogedes 2014). Erfreulicherweise etabliert sich die FES in der Neurorehabilitation zunehmend, was unter anderem durch eine Zunahme der Forschungsaktivitäten auf dem Gebiet der FES, aber auch durch das motorische Lernen (Hardwick et al. 2013) und die Neuroplastizität (Taub et al. 1993) begründet ist (Kap. 2). Unterstützt wurde dieser Prozess durch die Entwicklung moderner Elektrostimulationsgeräte, welche die Impulsauslösung nicht mehr nur rein gerätegesteuert steuern, sondern z. B. durch EMG-Triggerung patientenintendiert.

In den letzten Jahren hatte der technologische Fortschritt zusätzliche Impulse gesetzt: Benutzerfreundliche moderne Elektrostimulationsgeräte mit mehr als einem Stimulationskanal wurden entwickelt, beschrieben und untersucht (Bogataj et al. 1995; Teasell et al. 2003; von Lewinski et al. 2009; Kapadia et al. 2011; Tan et al. 2014). Mit diesen lassen sich nicht nur einzelne Muskelgruppen, sondern ganze Bewegungsabfolgen bei Patienten mit UMNS gezielt stimulieren (Doucet et al. 2012).

Die funktionelle, aktivitätsfördernde und handlungsnahe Elektrostimulation ist also in der modernen Neurorehabilitation angekommen und etabliert sich zunehmend. Die vielfältigen Therapieoptionen der FES zur Steigerung der Funktion und Aktivität eines neurologischen Patienten werden detailreich in diesem Buch zusammengefasst. Fundiertes, aktuelles Wissen aus der Wissenschaft und der umfangreichen klinischen Empirie sollen den Nutzern, aber auch den Kritikern die aktuelle Datenlage und die rehabilitativen Einsatzmöglichkeiten näherbringen. Abb. 1.2 zeigt die bedeutenden Publikationen von der frühen FET und FES in der Einkanalanwendung bis hin zur ersten FES mit EMG-Triggerung, MFES und später der EMG-MES bei Schlaganfallpatienten.

Fazit

Der Begriff FES wurde 1962 in der Literatur das erste Mal erwähnt und wird bis heute vorwiegend verwendet.

Literatur

Adrian E (1919) The response of human sensory nerves to currents of short duration. J Physiol 53:70–85

Alon G, Levitt A, McCarthy P (2008) Functional electrical stimulation (FES) may modify the poor prognosis of stroke survivors with severe motor loss of the upper extremity: a preliminary study. Am J Phys Med Rehabil 87(8):627–636

Baker L, Bowman B, Waters R, Benton L (1983) Funktionelle Elektrostimulation. Geschichte der Elektrostimulation. Dr. Dietrich Steinkopff Verlag Gmbh & Co KG, Darmstadt

Bogataj U et al (1995) The rehabilitation of gait in patients with hemiplegia: a comparison between conventional therapy and multichannel functional electrical stimulation therapy. Phys Ther 75(6):490–502

Bossert F-P, Vogedes K (2014) Elektrotherapie, Licht- und Strahlentherapie, 3. Aufl. Elsevier GmbH, Urban & Fischer, München

Coscia M et al (2019) Neurotechnology-aided interventions for upper limb motor rehabilitation in servere chronic stroke. Brain 142:2182–2197

Doucet B, Lam A, Griffin L (2012) Neuromuscular electrical stimulation for skeletal muscle function. Yale J Biol Med 85:201–215

Duchenne G-B (1876) Mécanisme de la physionomie humaine ou analyse électro-physiologique de l'expression des passions. Deuxième édition ed. Librairie J.-B. Bailliere et Fils, Paris

Eraifej J et al (2017) Effectiveness of upper limb functional electrical stimulation after stroke for the improvement of activities of daily living and motor function: a systematic review and meta-analysis. Syst Rev 6(1):40

Fields R et al (1987) Electromyographically triggered electric muscle stimulation for chronic hemiplegia. Arch Phys Med Rehabil 68:407–414

Golaszewski S, Frey V (2019) Neuromodulation in der Neurorehabilitation nach Schlaganfall. Jatros Neurol Psychiartrie 3:12–18

Hackmann W (1998) Electrostatic machine. In: Bud R (Hrsg) An historical encyclopedia. Instruments of science. S 221–224 Garland, New York u.a.

Hara Y, Ogawa S, Tsujiuchi K, Muraoka Y (2008) A home-based rehabilitation program for the hemiplegic upper extremity by power-assisted functional electrical stimulation. Disabil Rehabil 30(4):296–304

Hardwick R, Rottschy C, Miall R, Eickhoff S (2013) A quantitative meta-analysis and review of motor learning in the human brain. J Neuroimage 67:283–297

Hartmann JF (1770) Die angewandte Electricität bei Krankheiten des menschlichen Körpers. s.n., Hannover

Iruthayarajah J et al (2018) Evidence-based review of stroke rehabilitation. Evidence-Based Review of Stroke Rehabilitation, London

Jallabert L (1750) Experimenta electrica usibus medicis applicata. J. R. im Hof, 312 S. Pappband der Zeit, Basel

Kapadia N et al (2011) Functional electrical stimulation therapy for grasping in traumatic incomplete spinal cord injury: randomized control trial. Artif Organs 35:212–216

van Kerkhof P (2013) Das Elektrotherapieskript. Muskelstimulation. www.Physiosupport.org. 12 Oktober, S 1–260

Kraft G, Fitts S, Hammond M (1992) Techniques to improve function of the arm and hand in chronic hemiplegia. Arch Phys Med Rehabil 73(3):220–227

Lapicque L (1909) Définition experimentale de l'excitabilité. 24 Juillet. Comptes Rendus Acad Sci (67):S 280

von Lewinski F et al (2009) Efficacy of EMG-triggered electrical arm stimulation in chronic hemiparetic stroke patients. Restor Neurol Neurosci 27(3):189–197

Liberson W, Holmquest H, Scot D, Dow M (1961) Functional electrotherapy: stimulation of the peroneal nerve synchronized with the swing phase of the gait of hemiplegic patients. Arch Phys Med Rehabil 42:101–105

Lommel E (1882) Ewald Georg von Kleist, Allgemeine Deutsche Biographie. Allgemeine Deutsche Biographie 16:112–113

Moe J, Post H (1962) Functional electrical stimulation for ambulation in hemiplegia. J Lancet 82:285–288

Moller P (1991) Review: electric fish. Bioscience 41(11):794–796

Monte-Silva K et al (2019) Electromyogram-related neuromuscular electrical stimulation for restoring wrist and hand movement in poststroke hemiplegia: a systematic review and meta-analysis. Neurorehabil Neural Repair 33(2):96–111

von Oettingen A, Galvani A, Volta A (Hrsg) (1996) Abhandlung über die Kräfte der Electricität bei der Muskelbewegung: (Comm. Bonon. Sc. et Art. Inst. et Acad. T. 7); (1791)/von Aloisius Galvani. Untersuchungen über den Galvanismus: (1796–1800)/von Alessandro Volta, 2. Aufl. Bolognia (Hrsg), Thun/Frankfurt am Main

Popovic M, Masani K, Micera S (2016) Neurorehabilitation technology, 2. Aufl. Springer Science, s.l.

Schäffer JG (1766) Die Electrische Medicin oder die Kraft und Wirkung der Electricität in dem menschlichen Körper und dessen Krankheiten besonders bei gelähmten Gliedern aus Vernunftgründen erläutert und durch Erfahrungen bestätigt, 2. Aufl. Johann Leopold Montag, s.l.

Schick T et al (2017) Synergy effects of combined multichannel EMG-triggered electrical stimulation and mirror therapy in subacute stroke patients with severe or very severe arm/hand paresis. Restor Neurol Neurosci 35(3):319–332

Tan Z et al (2014) The effectiveness of functional electrical stimulation based on a normal gait pattern on subjects with early stroke: RCT. Biomed Res Int. 2014;2014:545408. doi:10.1155/2014/545408

Taub E et al (1993) Technique to improve chronic motor deficit after stroke. Arch Phys Med Rehabil 74(4):347–354

Teasell R, Bhogal S, Foley N, Speechley M (2003) Gait retraining post stroke. Top Stroke Rehabil 10(2):34–65

Vogedes K (2000) Treatment of central paralysis with electrotherapy. Z Elektrostim Elektrother 2:24–28

Wenk W (2004) Elektrotherapie. Springer, Berlin/Heidelberg

Willand M et al (2016) Electrical muscle stimulation elevates intramuscular BDNF and GDNF mRNA following peripheral nerve injury and repair in rats. Neuroscience 15(334):93–104

Winstein C et al (2016) Guidelines for adult stroke rehabilitation and recovery: a guideline for healthcare professionals from the American Heart Association/American Stroke Association. Stroke 47(6):e98–e169

Plastizität und motorisches Lernen

Patricia Meier

Inhaltsverzeichnis

2.1 **Plastizität** 10
2.2 **Motorisches Lernen** 12
    2.2.1 Lernphasen 12
    2.2.2 Prinzipien des motorischen Lernens 13
    2.2.3 Beeinflussende Faktoren des motorischen Lernprozesses ... 14
2.3 **Motorisches Lernen mit der FES** 15
Literatur 19

Lange Zeit basierten die Behandlungskonzepte der Neurorehabilitation auf der Annahme, dass die Wiederherstellung der Motorik ausschließlich durch den sensiblen Input bestimmt wird. Diese Ansicht war die Grundlage vieler traditioneller Behandlungsmethoden, wie zum Beispiel des Bobath- oder des Vojta-Konzepts. Doch keines dieser Therapieverfahren konnte in wissenschaftlichen Untersuchungen zufriedenstellende Ergebnisse erreichen (Freivogel 2011).

Die technische Weiterentwicklung vor allem im Bereich der diagnostischen Bildgebung und das wachsende Wissen über die Funktionsweise des Gehirns halfen dabei, diese Annahme zu überprüfen und zu überdenken. Der Nachweis von Veränderungen auf struktureller und funktioneller Ebene sowie das Wissen über die neuronale Plastizität führten zu einem Umdenken hinsichtlich der therapeutischen Interventionen in der Neurorehabilitation.

Moderne Behandlungsansätze haben sich weiterentwickelt – von den eher restriktiven hin zu übungsdominanten Behandlungsmethoden, die den Prinzipien des motorischen Lernens folgen (Shepherd und Carr 2005). Der Vergleich dieser „Motor-Relearning-Programme" mit den traditionellen Konzepten bestätigt die Sinnhaftigkeit dieses Umdenkens im Sinne einer besseren Wirksamkeit der modernen Konzepte, vor allem in Bezug auf die Qualität der Bewegung (Langhammer und Stanghelle 2011).

P. Meier (✉)
Medizinische Universität Innsbruck, Universitätsklinik für Neurologie, VASCage GmbH, Innsbruck, Österreich
e-mail: physio.meier@gmx.net

© Springer-Verlag GmbH Deutschland, ein Teil von Springer Nature 2021
T. Schick (Hrsg.), *Funktionelle Elektrostimulation in der Neurorehabilitation*,
https://doi.org/10.1007/978-3-662-61705-2_2

2.1 Plastizität

Plastizität oder auch Neuroplastizität beschreibt die Fähigkeit des Nervensystems, sich an veränderte Bedingungen strukturell und funktionell anzupassen. Dies kann sich zum Beispiel in einer Umgestaltung kortikaler Areale oder in einer Steigerung der synaptischen Effizienz äußern (Sterr und Conforto 2012).

Der neuronalen Plastizität können verschiedenste neuroanatomische und neurophysiologische Vorgänge zugrunde liegen, sodass jeweils von anatomischer oder chemischer Plastizität gesprochen wird:

- Die *anatomische Plastizität* beschreibt hierbei Veränderungen auf struktureller Ebene, weshalb auch häufig von *struktureller Plastizität* gesprochen wird. Strukturelle Anpassungen sind z. B. eine Vermehrung von dendritischen Verzweigungen und Synapsen oder das Aussprossen von Axonen.
- Die *chemische Plastizität* umfasst alle Veränderungen auf funktioneller Ebene und wird dadurch auch als *funktionelle Plastizität* bezeichnet. Als funktionelle Veränderungen werden prä- oder postsynaptische Anpassungen, wie z. B. eine vermehrte Neurotransmitterausschüttung oder eine erhöhte Rezeptordichte an der postsynaptischen Membran, angesehen (Ende-Henningsen und Henningsen 2010).

> Abhängig von den auftretenden Veränderungen unterscheiden wir:
> - anatomische bzw. strukturelle Plastizität
> - chemische bzw. funktionelle Plastizität

Das Nervensystem ist somit kein starres Gebilde, sondern kann sich durch Einflüsse, wie z. B. den vermehrten Gebrauch einer Extremität, oder durch bestimmte Geschehnisse, wie z.B. ein Schlaganfall oder ein Schädel-Hirn-Traum, umstrukturieren.

Die Reorganisation des Gehirns, wie z.B. ein Schlaganfall oder ein Schädel-Hirn-Traum, umstrukturieren. neurologischer Schädigung erfolgt auf der Basis dieser neuronalen Plastizität und wird als schädigungsinduzierte neuronale Plastizität bezeichnet. Schädigungsinduzierte plastische Veränderungen finden vor allem in den ersten Wochen und Monaten nach einem Akutereignis statt (Krakauer 2006).

Die Schädigung leitet das „Sprouting", das Aussprossen von Axonen, und eine Demaskierung ein. Demaskierung bedeutet, dass gewöhnlich nicht genutzte, inaktive synaptische Verbindungen zur Aktivität angeregt werden (Ende-Henningsen und Henningsen 2010). Bei Schlaganfällen führt das Abschwellen des Hirnödems um das Infarktareal zusätzlich zu einer funktionellen Verbesserung, da nichtzerstörte Bereiche wieder aktiv werden können.

Neuronale Plastizität findet, wie beschrieben, jedoch nicht nur eingeleitet durch Schädigung, sondern auch durch vermehrten Gebrauch der betroffenen Extremitäten im Sinne eines motorischen Lernprozesses statt. Diese Art der Plastizität spielt in der Rehabilitation eine wichtige Rolle und wird als trainingsinduzierte neuronale Plastizität bezeichnet (Scheidtmann 2010). Auch bei Gesunden wird eine Veränderung kortikaler Strukturen im Zuge eines vermehrten Gebrauchs festgestellt. So kann z. B. das häufige Üben mit einer Gitarre die Repräsentationsfelder der Finger im Kortex vergrößern. Durch verschiedenste bildgebende Verfahren konnten mittlerweile auch bei diversen physiotherapeutischen Interventionen ausgeprägte plastische Veränderungen des Gehirns beobachtet werden. Diese Restrukturierung des neuronalen Systems führt im Weiteren zu einer Funktionsverbesserung, wobei verschiedene Mechanismen auf neuroanatomischer, neurochemischer und neurophysiologischer Ebene für das Wiedererlangen der Funktion verantwortlich sein können (Sterr und Conforto 2012).

> Abhängig von der Ursache neuroplastischer Veränderungen unterscheiden wir:
> - schädigungsinduzierte neuronale Plastizität
> - trainingsinduzierte neuronale Plastizität

2 Plastizität und motorisches Lernen

Als Grundmechanismus dieser plastischen Vorgänge gilt die Langzeitpotenzierung oder „Long-term potentiation" (LTP). LTP bedeutet, dass durch wiederholte Aktivierung in schneller Folge die synaptische Effizienz und somit die Erregungsübertragung verbessert werden (Bliss und Lomo 1973). In der Folge kann es durch die fortbestehende erhöhte synaptische Verschaltung zu strukturellen Veränderungen wie z. B. zum Aufbau oder Umbau von Synapsen kommen.

▶ „Long-term potentiation" (LTP) ist der Grundmechanismus plastischer Vorgänge des motorischen Lernprozesses.

Auf der Basis der LTP werden Zellen, die gemeinsam aktiv sind, miteinander verknüpft. Dieser für die trainingsspezifische Plastizität wichtige Vorgang wird häufig mit den Worten „what fires together - wires together" umschrieben und ist als hebbsche Plastizität bekannt (Hebb 1955). Diese Synchronisation neuronaler Aktivität fördert nicht nur die synaptische Effizienz, sondern auch das axonale Wachstum (Carmichael und Chesselet 2002) bzw. das Aussprossen dendritischer Verzweigungen mit dem Ziel, neue Synapsen für die entsprechende Verbindung zu bilden.

Der Therapeut ist in der Übungssituation dafür verantwortlich, die Aufgaben so zu gestalten, dass sie funktionell relevant sind und die Zellen effizient miteinander verknüpfen. Im Therapiebereich ist dieses Prinzip als „practise makes perfect" bekannt.

Ein weiterer Aspekt der neuronalen Plastizität ist die kortikale Umstrukturierung. Durch die Schädigung sowie im Rahmen des Trainings motorischer Funktionen kommt es zu einer erhöhten neuronalen Aktivität in läsionsnahen oder läsionsfernen kortikalen Gebieten (Scheidtmann 2010) beziehungsweise zu einer vermehrten Aktivierung in Assoziationsarealen sowie in Gebieten, in denen die zu trainierende Extremität repräsentiert ist. Das Wiedererlangen von Funktionen, besonders nach einer zentralen Läsion oder einem Tumor, ist somit maßgeblich von Kompensationsmechanismen des Gehirns abhängig (Cramer 2008).

Verschiedene Mechanismen des Gehirns können dabei zu einer funktionellen Verbesserung führen:

- Einerseits können umliegende Kortexareale wenigstens zum Teil die Funktion des betreffenden Areals übernehmen oder unterstützen. Dabei spricht man von interarealer Plastizität.
- Andererseits finden intraareale Veränderungen statt, d. h. Veränderungen innerhalb des betreffenden Areals im (motorischen) Kortex.
- Auch die Aktivierung gleicher Areale der kontraläsionalen (nichtbetroffenen) Hemisphere (ipsilaterale Strukturen) unterstützen die Reorganisation (Scheidtmann 2010) und die Wiederherstellung motorischer Funktionen. (Freivogel und Fries 2010).

Umgekehrt kann es bei fehlendem Stimulus, also wenn einzelne Funktionen nicht mehr gebraucht werden (können), zu einer Verkleinerung der entsprechenden kortikalen Repräsentation kommen. Dies folgt dem in der Therapie bekannten Prinzip „use it or lose it" (vgl. Nudo und Milliken 1996; Elbert und Rockstroh 2004).

> Abhängig vom Ort des Auftretens neuroplastischer Veränderungen unterscheiden wir:
> - interareale Plastizität
> - intraareale Plastizität
> - Aktivierung ipsilateraler Strukturen

Wir wissen, dass eine funktionelle Verbesserung nach kortikalen Läsionen auch später noch erreicht werden kann. Dies beschreibt das Prinzip der motorischen Äquivalenz. Es bedeutet, dass der Patient trotz motorischer und neurologischer Ausfälle durch kompensatorische Mechanismen der Willkürmotorik zum Ziel gelangen kann (Lashley 1917).

Die neuronale Plastizität ist somit ein kontinuierlicher und dynamischer Prozess, der nicht nur auf die Spontanheilung des Nervensystems zurückzuführen ist, sondern auch zu einem späteren Zeitpunkt im Rahmen des motorischen Lernprozesses durch konsequentes Training erreicht werden kann.

2.2 Motorisches Lernen

Motorisches Lernen ist eine spezifische Form des Lernens und beschreibt den Prozess des Erlangens motorischer Fertigkeiten sowie die Aneignung komplexer Handlungen. Dieser Lernprozess basiert sowohl bei Patienten mit Schädigungen im (zentralen) Nervensystem als auch bei Gesunden auf den gleichen Prinzipien, wobei sich die neuroplastischen Veränderungen, die durch den Lernprozess stattfinden, unterscheiden können.

2.2.1 Lernphasen

Jeder motorische Lernprozess gliedert sich in verschiedene Phasen (Fitts und Posner 1967). Übergänge verlaufen hierbei fließend, und dadurch ist es nicht immer eindeutig, in welcher Phase sich der Lernende gerade befindet. Im Groben lassen sich jedoch drei Phasen unterscheiden:

- Die erste Lernphase wird als *kognitive Phase* bezeichnet. In ihr werden oft noch verschiedene Strategien versucht, um die motorische Aufgabe zu bewältigen, und die Unterstützung des Therapeuten, entweder in Form manueller Hilfestellungen oder durch Feedback, wird am meisten benötigt. Verbales Feedback soll auf Wesentliches reduziert sowie vom Wortlaut her ähnlich oder sogar gleich sein; es kann auch während der Durchführung erfolgen (Freivogel und Fries 2010). Der Patient muss fokussiert und bewusst bei der Aufgabe sein, um sie bewältigen zu können, trotzdem finden hier noch einige Fehler statt (Wulf 2010).
- Die *assoziative Phase* ist die zweite Phase eines Lernprozesses. Motorische Bahnen der zu erlernenden Aufgabe sind zu diesem Zeitpunkt schon besser konsolidiert. Die Durchführung erfolgt mit immer weniger Variabilität, bis die optimale Strategie schließlich gefestigt ist (Wulf 2010). Ab diesem Zeitpunkt sollte der Therapeut auf manuelle Unterstützung verzichten, gezieltes Feedback bleibt jedoch noch wichtig. Dieses sollte in dieser Phase allerdings mit Latenz erfolgen, um eine Überschneidung mit dem intrinsischen Feedback zur Bewegungskontrolle zu vermeiden (Majsak 1996). Ist die Bewegungsstrategie gefestigt, können Übungen schon geringfügig variiert werden.
- In der dritten, *autonomen Phase* des Lernprozesses ist das Bewegungsprogramm der zu erlernenden Aktivität bereits automatisiert. Das bedeutet, dass die Bewegung ohne größere Aufmerksamkeit oder Konzentration nahezu optimal durchgeführt werden kann (Wulf 2010). Somit ist es zu diesem Zeitpunkt möglich, auf einzelne Komponenten der Bewegung genauer einzugehen, um diese zu ökonomisieren. Regelmäßiges Variieren der Übungen sowie das Einbauen von Schwierigkeiten ist jetzt erforderlich, um die Motivation des Patienten aufrechtzuerhalten (Freivogel und Fries 2010).

Zusammenfassung

Phasen motorischen Lernens:
1. *Kognitive Phase:* Die Handlung braucht große Aufmerksamkeit und Konzentration. Fehler in der Bewegungsdurchführung sind zu erwarten.
2. *Assoziative Phase:* Die Handlung ist am Ende dieser Phase gefestigt und kann nahezu fehlerfrei durchgeführt werden.
3. *Autonome Phase:* Die Handlung ist automatisiert, variieren der Übungen ist möglich und erwünscht.

2.2.2 Prinzipien des motorischen Lernens

Damit motorisches Lernen stattfinden und es zu einem Lernerfolg kommen kann, müssen gewisse Prinzipien eingehalten werden.

Eine zentrale Voraussetzung ist die häufige Repetition (vgl. Lang et al. 2007; Lang et al. 2009; Hauptmann und Müller 2011). Dies ist besonders plausibel, da, wie bereits in Abschn. 2.1. beschrieben, die kortikale Reorganisation nur bei wiederholter Stimulation (LTP) stattfindet. Eine genaue Angabe zur Anzahl der Wiederholungen kann man aufgrund der zahlreichen Einflussfaktoren in den Lernmechanismus nicht geben. Sicher ist jedoch, dass es eine immense Anzahl an Wiederholungen in regelmäßigem Abstand erfordert, um plastische Veränderungen stimulieren zu können (Mehrholz 2008).

Gerade in den späteren Lernphasen dürfen die Bewegungen jedoch nicht immer ident wiederholt werden, sondern sollen variabel sein (Mulder 2007). Die Variation der Bewegung darf lediglich durch kleine Veränderungen gegeben sein und muss systematisch erfolgen. Beispielsweise könnte man bei Greifübungen den zu ergreifenden Gegenstand austauschen, an einem anderen Ort platzieren oder die Ausgangsposition des Patienten verändern. Dieses Leitprinzip des motorischen Lernens ist bekannt als „Repetition ohne Repetition" (Wulf 2010).

Grundsätzlich sollen die zu erlernenden Übungen an die Leistungsgrenze des Patienten angepasst werden, was in der Therapie als „Shaping" bezeichnet wird. Sie sollen vom Einfachen zum Komplexen gesteigert werden (Freivogel und Fries 2010). Das „Anpassen an die Leistungsgrenze" kann auf unterschiedlichste Weise erfolgen:

- von eingelenkigen zu mehrgelenkigen Bewegungen
- isoliertes Üben mit einer Extremität bis hin zu komplexen Handlungen (bei denen der ganze Körper einbezogen ist)
- von langsamer zu schneller Bewegung
- vom Statischen zum Dynamischen (beim Beüben des Rumpfes bzw. Gleichgewichts)
- von geschlossenen zu offenen kinematischen Ketten
- von einfachen zu schwierigen Ausgangsstellungen (Liegen, Sitzen, Stehen, usw.)
- von ungeteilter zu geteilter Aufmerksamkeit
- keine, ein, mehrere Gegenstände (beim Beüben der oberen Extremität)
- keine, ein, mehrere Hindernisse (beim Beüben der unteren Extremität)

Die gleichzeitige Anwendung des „Shapings" der betroffenen Extremität und der Restriktion (Einschränkung) der nichtbetroffenen Seite dienen der Förderung der betroffenen Extremität und deren Einbeziehung in alltägliche Handlungen. Bei Nichtbeachtung dieses Prinzips kann sich sonst aus der negativen Bewegungserfahrung mit der betroffenen Seite und der positiven Erfahrung mit der gesunden Seite ein „learned non-use" entwickeln, also ein erlernter Nichtgebrauch der betroffenen Extremität (Taub et al. 1994).

Übungen in der Therapie sollen zudem alltagsnahe und handlungsorientiert sein (Hauptmann und Müller 2011), da biomechanische und neuromotorische Mechanismen während der Aktivität organisiert werden. Je mehr die Übungssituation also der Realität entspricht, desto einfacher ist der Transfer des Erlernten in den Alltag (Mehrholz 2008). Es reicht jedoch nicht aus, allgemein alltagsnahe Standardübungen mit dem Patienten abzuarbeiten, sondern der Übungsinhalt soll individuell und dadurch für den Patienten relevant sein. Die Therapie muss eine Bedeutung haben, damit der Lernende die notwendige Aufmerksamkeit und Motivation aufbringen kann. Dafür sind eine ausführliche Befunderhebung sowie eine gemeinsame Zielformulierung sehr hilfreich (Wulf 2010).

▶ Denken Sie beim alltagsnahen Üben mit dem Patienten auch an äußere Faktoren des Alltags (Mitmenschen, Straßenlärm, etc.), und versuchen Sie diese in die Therapie einzubeziehen.

Fehlen dem Patienten die physischen Voraussetzungen dafür, eine Übung zu meistern, beispielsweise Kraft oder Bewegungsausmaß, kann auch ein Teilkomponententraining sinnvoll sein. Hierbei muss dem Lernenden das komplexe motorische Endziel vor Augen geführt werden, sodass er den Sinn der Übung versteht (Horst 2005).

Ein aufgaben- und problemspezifisches Training sollte 5-mal pro Woche für jeweils 30 bis 45 Minuten durchgeführt werden, damit eine Verbesserung der motorischen Fähigkeiten eintritt (Freivogel und Hummelsheim 2003). Ein zusätzliches eigenständiges Training zu Hause sowie das Besuchen einer Gruppentherapie werden empfohlen, um das Erlernte zu festigen (Wulf 2010). Für die Betroffenen ist es aus eben diesem Grund von Vorteil, wenn sie sich im häuslichen oder Rehabilitationsumfeld in einer handlungsfördernden Umgebung („enriched environment") wiederfinden (Mehrholz 2008). Die Möglichkeit zu körperlicher Aktivität und sozialer Interaktion wirkt sich positiv auf die Reorganisation des Gehirns und somit auf den Rehabilitationsprozess aus.

> **Zusammenfassung**
> Prinzipien des motorischen Lernens:
> - Repetition
> - Variation
> - Shaping
> - Restriktion (der nichtbetroffenen Seite)
> - Alltagsnähe sowie Handlungs- und Zielorientierung
> - regelmäßiges Training
> - handlungsfördernde Umgebung („enriched environment")

2.2.3 Beeinflussende Faktoren des motorischen Lernprozesses

Jeder Lernprozess kann durch verschiedenste Faktoren positiv oder negativ gelenkt werden. Beim motorischen Lernen spielen vor allem Motivation, aber auch der richtige Einsatz von manueller Unterstützung und Feedback in den verschiedenen Lernphasen eine wichtige Rolle.

Motivation ist der zentrale Aspekt des motorischen Lernens (Wulf 2010). Sie kann intrinsisch, von innen heraus, oder extrinsisch, also durch äußere Faktoren beeinflusst sein:

- Die *intrinsische* Motivation des Patienten hängt stark von der bereits gemachten Bewegungserfahrung und von Übungserfolgen ab und kann daher vom Therapeuten durch eine adäquate Übungsgestaltung (Abschn. 2.2.2) gefördert werden.
- Für die *extrinsische* Motivation ist vor allem eine adäquate Zielformulierung von großer Bedeutung.

Zur Förderung der internen und externen Motivation spielt die *positive Verstärkung* eine zentrale Rolle. Diese erfolgt im Rahmen der Therapie häufig durch das Feedback des Therapeuten (externes Feedback). Das Prinzip der positiven Rückmeldung einer „gelungenen" Bewegung ist bereits aus den Grundsätzen der psychologischen Lerntheorie (Taub et al. 1993) bekannt und findet auch beim motorischen Lernen seine Anwendung.

Die *Rückmeldung* (*Feedback*) sollte hierbei angepasst an die Lernphasen entweder während der Übung (kognitive Phase) oder mit Latenz (assoziative und autonome Phase) erfolgen (Freivogel 2011). Um eine positive Rückmeldung auf die Bewegungsausführung geben zu können, muss der Schweregrad der Übungen immer auf das Leistungsniveau des Patienten, im Sinne des Shaping (Abschn. 2.2.2), angepasst werden. Anforderungen sollen gerade noch bewältigbar sein und erst bei Verbesserung gesteigert werden. Umgekehrt sollten sie bei mehrmaligem Misserfolg verringert werden (Freivogel und Fries 2010). Befindet sich der Patient immer in einer Situation, in der er eine Aktivität ausführen bzw. eine motorische Strategie erarbeiten kann, schafft dies wiederum eine positive Bewegungserfahrung, wodurch seine intrinsische Motivation gefördert wird.

Sind die Anforderungen zu hoch, können Stress, Überlastung und Angst auftreten und den Lernprozess negativ beeinflussen (Singer 1980). Man sollte daraufhin die Übungen anpassen, eine Pause machen oder gegebenenfalls ein Gespräch zur Ursachenfindung suchen, falls andere Faktoren Stress und Überlastung auslösen sollten (Wulf 2010).

Bewegungslernen wird nicht nur durch das externe Feedback durch den Therapeuten, sondern auch durch das intrinsische Feedback der Bewegungswahrnehmung beeinflusst (Freivogel und Fries 2010). Moderne Behandlungsansätze rücken jedoch den *internen Fokus*, z. B. „Strecken Sie den Ellbogen!", in der Übungssituation in den Hintergrund, da sich die Überlegenheit des Übens mit externem Fokus in Studien gezeigt hat (Wulf 2011). Ein *externer Fokus* kann bei Greifübungen z. B. ein Glas sein. Somit kann der Therapeut die Anweisung „Ergreifen Sie das Glas!" geben. Diese Ergebnisse sind eigentlich nicht verwunderlich, da sich wahrscheinlich keiner beim Umrühren seines Tees überlegt, in welcher Stellung seine Gelenke sind, sondern nur, ob Tee und Zucker sich gut vermischen. Ein externer Fokus kann nicht nur durch *visuelles*, sondern auch durch *taktiles* oder *auditives Cueing* im Sinne einer Rhythmusvorgabe erfolgen.

Ein weiterer beeinflussender Faktor ist die *manuelle Unterstützung durch den Therapeuten*. In der ersten Lernphase kann zur Entwicklung einer effektiven Bewegungsstrategie die manuelle Führung („hands on") für den Lernprozess förderlich sein (Wulf 2010). In den späteren Lernphasen, in denen der Transfer einer Bewegung in verschiedene Situationen im Vordergrund steht, ist das Arbeiten ohne manuelle Unterstützung („hands off") wirksamer. Somit kann man sagen, dass „hands on" und „hands off" positiv und negativ beeinflussen können, je nachdem in welcher Lernphase sie eingesetzt werden (Freivogel 2011).

Zusammenfassung
Der motorische Lernprozess wird beeinflusst durch:
- intrinsische/extrinsische Motivation
- positive/negative Verstärkung
- intrinsisches/externes Feedback
- interner/externer Fokus
- manuelle Unterstützung: „hands-on"/ „hands-off"

2.3 Motorisches Lernen mit der FES

Bei der Therapie mit der FES nach neurologischer Schädigung steht die Wiederherstellung von Bewegungskompetenzen im Vordergrund. Es gibt kein Konzept, das befolgt werden muss, doch sollte man sich an die Prinzipien des motorischen Lernens halten und die beeinflussenden Faktoren beachten. Tatsächlich lassen sich diese Prinzipien ausgezeichnet in der Therapie berücksichtigen, da die FES sich in vielerlei Hinsicht mit den Ansätzen des motorischen Lernprozesses deckt.

Folgende Aspekte im Lernprozess sind von großer Relevanz und können in der Therapie mit FES ideal umgesetzt werden:
- Repetition
- aktives Üben
- Motivation
- ziel- und alltagsorientiertes Handeln
- Variabilität der Übungssituation
- Shaping
- externer Fokus
- Feedback
- regelmäßiges Training

Allem voran sollten gezielte, reproduzierbare Funktionen bei häufiger Wiederholung *(Repetition)* geübt werden. Die Aufforderung des Gerätes zur Impulsauslösung (bei EMG-getriggerter Stimulation) motiviert besonders zu einer erhöhten Repetition. Die Triggerung funktioniert wie eine wiederkehrende Aufforderung zur Bewegung (extrinsische Motivation).

Anzustreben ist, auch bei schwer betroffenen Patienten, die EMG-getriggerte FES, da ein *aktives Training* bevorzugt werden soll (Hauptmann und Müller 2011). Bei der Triggerung muss der Patient mit einem der zu stimulierenden Muskeln eine gewisse Aktivitätsschwelle überschreiten, also die Bewegung beginnen, und dieser schwache Impuls wird dann durch das Elektrostimulationsgerät verstärkt.

Die FES ermöglicht jedoch nicht nur eine erhöhte Repetition, sondern auch die konstante *Reproduzierbarkeit einer Bewegung* durch die Unterstützung und Führung der Bewegung, was dem Lernenden vor allem in der kognitiven Phase Erleichterung verschafft. Die Ermöglichung einer reproduzierbaren Bewegung verhilft zu einer regelmäßigen *positiven Bewegungserfahrung*, die die *intrinsische Motivation* des Patienten fördert. Des Weiteren verleiht die Unterstützung durch die elektrische Stimulation das Gefühl einer gewissen Leichtigkeit der Übung (positive Rückmeldung), obwohl bei der FES genauso an der Leistungsgrenze gearbeitet wird.

▶ Beobachten Sie die Zufriedenheit und Emotionen der Patienten, wenn die FES sie das erste Mal bei einer Bewegung unterstützt.

Bei einigen Patienten mit stärkeren Paresen, kann die FES *funktionelle Bewegungsabläufe* überhaupt erst ermöglichen. Ohne diese Unterstützung der Stimulation ist es durch eine geringe Restfunktion oft schwierig ein adäquates funktionelles Training durchzuführen, und es können nur Teilkomponenten trainiert werden.

Mit einer mehrkanaligen Anlagetechnik ermöglicht die FES auch komplexe Bewegungen und somit eine *alltagsbezogene Handlung*. Da der Alltagsbezug einer Übung für den motorischen Lernprozess besonders wichtig ist, sollte in jedem Fall eine mehrkanalige Anlage bevorzugt werden. Ein aufgabenorientiertes Training ist durch die individuell einstellbaren Kanäle einfach umzusetzen. Phasen der Stimulation (Plateau) und Pausen, also Phasen der Kontraktion und der Entspannung, können wie das An- und Abschwellen des Stroms (An- und Abstiegszeiten) für jeden Muskel, der an einer Bewegung beteiligt ist, angepasst werden, um eine physiologische Bewegung so gut wie möglich nachzuahmen. Die FES kann somit zum Erlernen jeglicher Alltagsaktivität eingesetzt werden.

▶ Für komplexe Handlungen muss der Therapeut im Umgang mit der FES geübter sein, um die Aktivierungsmuster der eigentlichen Bewegung zu erkennen und die verschiedenen Parameter sowie die Plateau-Pause-Zeiten adäquat einstellen zu können.

Auch beim Training mit der FES ist es wichtig, die Übungen an das Leistungsniveau des Patienten anzupassen. Das *Shaping* kann durch die Veränderung der unterschiedlichen Zeitparameter erfolgen.

▶ Wenn Sie eine Übung schwieriger gestalten wollen, verändern Sie nicht alle Kanäle zugleich, sondern erst einmal einen Kanal, also ein Gelenk bzw. eine Bewegungskomponente, dann zwei usw.

Beim Shaping im fortgeschrittenen Stadium, wenn die Extremität in eine Handlung eingebaut werden soll, also mehrere Körperteile involviert werden, kann die FES den Einstieg erleichtern. Die FES unterstützt den Patienten in der kognitiven Phase, weil die betroffene Extremität durch die Stimulation im gewohnten Bewegungsablauf gehalten wird und dadurch mehr Konzentration für den Handlungsablauf „übrig" ist.

▶ Gelingt das Greifen im Sitzen schon problemlos und sogar mit Variation (Gegenstandsgröße und -position), kann das Stimulationsprotokoll beibehalten und der Kontext verändert werden, z. B. indem die Gläser von der Arbeitsfläche in einen Schrank gestellt werden.

Variabilität in der Übungssituation kann mit der FES von zwei Seiten aus erlangt werden:

- Einerseits können Sie, wie gewohnt, die Gegenstände oder die Umgebung, mit denen oder in der Sie arbeiten, variieren. Hierzu ist an der Anlage und den Plateau-Pause-Zeiten meist nicht allzu viel zu verändern, da die Bewegung lediglich in einem anderen Kontext erfolgt.
- Andererseits können Sie aber auch die Ausgangsstellung (ASTE) des Patienten verändern, wodurch die Bewegung leicht verändert wird. Hier empfiehlt es sich, auch die Plateau-Pause-Zeiten an die neue Bewegung anzupassen.

▶ Geben Sie nicht auf, wenn es ihnen anfangs schwierig erscheint bzw. etwas länger dauert, Programme zu verändern. Nach häufigeren Wiederholungen werden sie schneller sein, als sie glauben!

In der Praxis erweist sich die Vorgabe des Rhythmus durch die Voreinstellung der Plateau-Pause-Zeiten als besonders gewinnbringend für das motorische Lernen, da dieses Vorgehen einem taktilen Cueing (Hilfestellung zur Bewegungsanbahnung) entspricht. Das *Cueing des Bewegungsrhythmus* erfolgt dabei durch das Anschwellen des Stroms (externer Stimulus) zu einem bestimmten Zeitpunkt, das abhängig von den eingestellten Plateau-Pause-Zeiten stattfindet. Die zeitliche Vorgabe vereinfacht die Bewegung für die Patienten, weil sie im Aufgabenlösungsprozess weniger auf die Koordination der Bewegungsabfolge fokussiert sind. Demnach kommt es zu einer Erleichterung in der kognitiven Phase und somit zu einer Beschleunigung des Eintritts der assoziativen Phase.

Auch *auditives Cueing* findet in der FES statt. Ein akustisches Signal des Gerätes meldet dem Patienten zurück, wann die Pause vorüber ist und die Bewegung wieder begonnen werden soll.

Das Training mit einem *externen Fokus*, z. B. im Sinne eines *visuellen Cueings,* wird durch die Führung der Bewegung mit voreingestellten Plateau-Pause-Zeiten erleichtert, da sich der Lernende vermehrt auf das Ziel konzentrieren kann.

Cueing-Strategien dienen nicht nur der Anbahnung von Bewegung, sondern erleichtern auch das Feedback einer Bewegung und die Rückmeldung über Bewegungserfolg und Misserfolg.

Ein *regelmäßiges individuelles Training* ist nach der Akutversorgung oder bei chronischen Erkrankungen oftmals problematisch. Die empfohlene Therapiefrequenz von 5-mal pro Woche à 30–45 Minuten (Freivogel und Hummelsheim 2003), kann mithilfe der FES jedoch problemlos erreicht werden, da die meisten Geräte im deutschsprachigen Raum auch beim entsprechenden Anbieter ausgeliehen werden können. Gerade also in einem ambulanten Setting, in dem die Therapie oft nur mehr 2-mal pro Woche stattfindet, ist das besonders günstig zur Unterstützung des eigenständigen Übens (Kap. 12).

▶ Erwägen Sie den Einsatz der FES für ihren Patienten zu Hause, wenn er ihrer Einschätzung nach hiervon profitieren kann (Tab. 2.1).

Tab. 2.1 FES-Förderfaktoren im motorischen Lernprozess

Motorisches Lernen	FES-Förderfaktor	Relevante Rehabilitations- (R) & Lernphase (L)
Repetition	- Wiederkehrendes Triggern - Unterstützung der Kraft/ Kontraktion - Akustisches Signal zu Beginn der Bewegung	R: alle Phasen L: alle Phasen
aktives Üben	- EMG-Triggerung - Unterstützung der Kraft/ Kontraktion - Anpassung der Frequenz und Impulsbreiten	R: alle Phasen: Vorteil in früher Phase, in der durch die schwere der Parese oft noch nicht aktiv geübt werden kann. L: alle Phasen
Motivation	- Wiederkehrendes Triggern - Unterstützung der Kraft/ Kontraktion - Konstant reproduzierbare Bewegung	R: alle Phasen L: alle Phasen
ziel- und alltagsorientiertes Handeln	- Mehrkanalige Anlage - Individuelle Plateau-/ Pause Zeiten - variable An-/ Abstiegszeiten	R: vor allem in späteren Phasen, wenn die Wiedereingliederung in den Alltag im Vordergrund steht L: alle Phasen
Shaping	- Mehrkanalige Anlage - Individuelle Plateau-/ Pause Zeiten - Variable An-/ Abstiegszeiten - Anpassung der Frequenz und Impulsbreiten	R: alle Phasen L: besonders in der kognitiven Phase hilfreich, wenn das Übungsniveau gerade gesteigert wurde
Variabilität in der Übungssituation	- Mehrkanalige Anlage - Wechsel der Stimulationskanäle (Muskel) - Individuelle Plateau-/ Pause Zeiten - An-/ Abstiegszeiten	R: alle Phasen L: besonders hilfreich in später Lernphasen, da die Kombination der Therapie und der FES mehr Abstufungen der Variation zulässt.
Externer Fokus	- Taktiles Cueing: Einleitung der Bewegung durch Anstieg des Stroms - Auditives Cueing durch Signal zu Beginn der Bewegung - Die Vorgabe des Bewegungsrhythmus durch Plateau-/ Pause Zeiten, erleichtert es dem Patienten sich auf einen externen visuellen Fokus zu konzentrieren	R: alle Phasen L: das Cueing durch die FES erleichtert besonders die kognitive Phase; wirkt aber in allen Phasen als positiv beeinflussender Faktor
Feedback	- Propriozeptive Rückmeldung durch das Stromgefühl - Visuelle Rückmeldung der erfolgreichen Bewegung durch die Unterstützung der FES	R: alle Phasen L: alle Phasen
Regelmäßiges Training	- Heim- oder Eigentraining möglich - steigert die notwendige Therapiedichte - Auch in der Heimtherapie ist eine individuelle Therapie durch individuelle Programme (vom Therapeuten eingestellt) möglich	R: vor allem in späteren Phasen von Bedeutung, wenn betreute Therapien seltener (z.B. nur 2-mal pro Woche) stattfinden L: alle Phasen

Literatur

Bliss TV, Lomo T (1973) Long-lasting potentiation of synaptic transmission in the dentate area of the anaesthetized rabbit following stimulation of the perforant path. J Physiol 232(2):331–356

Carmichael TS, Chesselet M-F (2002) Synchronous neuronal activity is a signal for axonal sprouting after cortical lesions in the adult. J Neurosci 22(14):6062–6070

Cramer SC (2008) Repairing the human brain after stroke: 1. Mechanisms of spontaneous recovery. Ann Neurol 63:272–287

Elbert T, Rockstroh B (2004) Reorganization of human cerebral cortex: the range of changes following use and injury. Neuroscientist 10(2):129–141

Ende-Henningsen B, Henningsen H (2010) Neurobiologische Grundlagen der Plastizität des Nervensystems. In: Frommelt P, Lösslein H (Hrsg) Neuro-rehabilitation, 1. Aufl. Springer, Berlin/Heidelberg, S 67–79

Fitts PM, Posner MI (1967) Human performance. Brooks/Cole Publishing Company, Belmont

Freivogel S (2011) Grundkonzepte der Physiotherapie. In: Dettmers C, Stephan KM (Hrsg) Motorische Therapie nach Schlaganfall, 1 Aufl. Hippocampus, Bad Honnef, S 106–118

Freivogel S, Fries W (2010) Motorische Rehabilitation. In: Frommelt P, Lösslein H (Hrsg) Neuro-rehabilitation, 1. Aufl. Springer, Berlin/Heidelberg, S 225–266

Freivogel S, Hummelsheim H (2003) Qualitätskriterien und Leitlinie für die motorische Rehabilitation von Patienten mit Hemiparesen. Aktuelle Neurol 30(8):401–406

Hauptmann B, Müller C (2011) Motorisches Lernen und repetitives Training. In: Nowak D (Hrsg) Handfunktionsstörungen in der Neurologie. Springer, Berlin/Heidelberg, S 214–223

Hebb DO (1955) Drives and the C.N.S. (conceptual nervous system). Psychol Rev 62(4):243–254

Horst R (2005) Motorisches Strategietraining und PNF, 1. Aufl. Aufl. Georg Thieme, Stuttgart

Krakauer JW (2006) Motor learning: its relevance to stroke recovery and neurorehabilitation. Curr Opin Neurol 19:84–90

Lang CE, MacDonald JR, Gnip C (2007) Counting repetitions: an observational study of outpatient therapy for people with hemiparesis post-stroke. J Neurol Phys Ther 31(1):3–10

Lang CE, MacDonald JR, Reisman DS, Boyd L, Kimberley TJ, Schindler-Ivens SM, … Scheets PL (2009) Observation of amounts of movement practice provided during stroke rehabilitation. Arch Phys Med Rehabil 90(10):1692–1698

Langhammer B, Stanghelle JK (2011) Can Physiotherapy after stroke based on the Bobath concept result in improved quality of movement compared to the motor relearning programme. Physiother Res Int 16(2):69–80

Lashley KS (1917) The accuracy of movement in the absence of excitation from the moving organ. Am J Physiol 43:169–194

Majsak MJ (1996) Application of motor learning principles to the stroke population. Top Stroke Rehabil 3(2):37–59

Mehrholz J (2008) Frühphase Schlaganfall, 1. Aufl. Georg Thieme, Stuttgart

Mulder T (2007) Das adaptive Gehirn. Georg Thieme, Stuttgart

Nudo RJ, Milliken GW (1996) Reorganization of movement representations in primary motor cortex following focal ischemic infarcts in adult squirrel monkeys. J Neurophysiol 75(5):2144–2149

Scheidtmann K (2010) Nutzen der neuronalen Plastizität. In: Hüter-Becker A, Dölken M (Hrsg) Physiotherapie in der Neurologie, 3. Aufl. Georg Thieme, Stuttgart, S 7–8

Shepherd R, Carr J (2005) Scientific basis of neurological physiotherapy: bridging the gap between science and practice. In: Dettmers C, Weiler C (Hrsg) Update neurologische Rehabilitation, 1. Aufl. Hippocampus, Bad Honnef, S 61–71

Singer RN (1980) Motor learning and human performance: an application to motor skills and movement behaviors. Macmillan, New York

Sterr A, Conforto AB (2012) Plasticity of adult sensorimotor system in severe brain infarcts: challenges and opportunities. Neural Plast 2012:970136, 1–10

Taub E, Miller NE, Novack TA, Cook EW 3rd, Fleming WC, Nepomuceno CS (1993) Technique to improve chronic motor deficit after stroke. Arch Phys Med Rehabil 74(4):347–354

Taub E, Crago JE, Burgio LD, Groomes TE, Cook EW III, DeLuca SC, Miller NE (1994) An operant approach to rehabilitation medicine: overcoming learned nonuse by shaping. J Exp Anal Behav 61(2):281–293

Wulf D (2010) Motorisches Lernen. In: Hüter-Becker A, Dölken M (Hrsg) Physiotherapie in der Neurologie, 3. Aufl. Aufl. Georg Thieme, Stuttgart, S 41–72

Wulf G (2011) Bewegungen erlernen und automatisieren: Worauf ist die Aufmerksamkeit zu richten? neuroreha 3(01):18–23

Klärungsmodelle und Wirkweise der Funktionellen Elektrostimulation

Patricia Meier

Inhaltsverzeichnis

3.1 Warum findet Plastizität statt? ... 21
3.2 Welche plastischen Veränderungen finden statt? ... 22
    3.2.1 FES-Auswirkungen auf den Kortex ... 23
    3.2.2 FES-Auswirkungen auf den kortikospinalen Trakt ... 25
    3.2.3 FES-Auswirkungen auf Rückenmarkebene ... 26
    3.2.4 Auswirkungen auf die peripheren Nerven: ... 28
Literatur ... 29

> Eine klinische Verbesserung geht zumeist mit einer Reorganisation auf kortikaler Ebene einher (Carey et al. 2002; Liepert et al. 2000; Platz et al. 2005), da der motorische Lernprozess eine Veränderung neuronaler Strukturen hervorruft. Für die alltägliche Praxis reicht diese Erkenntnis oft aus, für Interessierte kann es jedoch spannend sein, die verschiedenen Mechanismen, die durch die FES eingeleitet werden, genauer zu verstehen.

3.1 Warum findet Plastizität statt?

Bei der FES kommt es auf unterschiedlichen Ebenen und durch verschiedenste Aspekte zu Veränderungen auf neuronaler Ebene. Da die FES einen handlungs- und übungsbasierten Ansatz verfolgt, kommt es hierbei, wie bei jeder anderen therapeutischen Intervention, durch das aktive Üben der Patienten zu einer *trainingsinduzierten neuronalen Plastizität*.

▶ Trainingsinduzierte Plastizität beschreibt Veränderungen auf molekularer und struktureller Ebene etwa durch den vermehrten Gebrauch einer Extremität. Die Langzeitpotenzierung („long-term potentiation", LTP, Abschn. 2.1), also die wiederholte, lang andauernde neuronale Verstärkung, führt dazu, dass sich Synapsen in stabilere strukturelle Verschaltungen umwandeln können. Dies geschieht durch vermehrte Bildung von Synapsen und Dendriten sowie vermehrten Einbau von Rezeptoren oder vermehrte Ausschüttung von Neurotransmittern (Steigerung der synaptischen Effizienz) (Frommelt und Lösslein 2010).

P. Meier (✉)
Medizinische Universität Innsbruck, Universitätsklinik für Neurologie, VASCage GmbH, Innsbruck, Österreich
e-mail: physio.meier@gmx.net

Die FES nutzt durch ihren Übungsaufbau mit einer erhöhten Repetition durch wiederholte Stimulation bzw. wiederholten motorischer Input und durch die neuronale Verstärkung das Prinzip der Langzeitpotenzierung, das grundlegend für Plastizität ist. Durch diese wiederholte Stimulation im funktionellen Kontext wird die kortikale Reorganisation verstärkt (Zheng et al. 2018).

Im Sinne des Satzes „what fires together – wires together" (Hebb 1955; Abschn. 2.1) werden auch bei Bewegungen, die durch die FES unterstützt werden, Areale, die gemeinsam aktiv sind, z. B. im Kontext eines bestimmten Bewegungsablaufs, miteinander verknüpft. Dies gilt für alle Verbindungen, die an dieser bestimmten Bewegung beteiligt sind.

Die elektrischen Impulse stimulieren von der Peripherie aus die motorischen Nervenfasern antidrom, also entgegen ihrer physiologischen „Feuerrichtung". Die retrograden Impulse depolarisieren die Vorderhornzelle. Gemeinsam mit der willkürlich initiierten Aktivität, also einer Aktivierung der kortikospinalen Bahnen, kann man davon ausgehen, dass die Kopplung der Synapsen im Sinne der hebbschen Plastizität gefördert wird (Rushton 2003).

Wenn bei der FES im motorisch schwelligen Bereich gearbeitet wird, werden nicht nur motorische, sondern auch sensorische Nervenfasern stimuliert. Die Stimulation afferenter Fasern durch die FES entsteht dabei nicht nur durch den taktilen Input durch das Stromgefühl, sondern auch durch vermehrte propriozeptive Informationen aus Gelenksrezeptoren, Golgi-Sehnenorganen und Muskelspindeln. Er führt ebenfalls zu plastischen Veränderungen im Kortex (vgl. Lo et al. 2018; Sasaki et al. 2012; Wardman et al. 2014) und zu einer erhöhten Erregbarkeit im sensomotorischen Kortex (SMC) bzw. zu Veränderungen des motorischen Netzwerkes im Kortex (vgl. Blickenstorfer et al. 2009; Ridding et al. 2000). So entsteht auch durch diesen Mechanismus, in Kombination mit dem aufgabenorientierten Fokus der FES, eine erhöhte Konnektivität. Der vermehrte Input durch die periphere elektrische Stimulation führt also, vor allem im funktionellen Kontext, zu einer vermehrten intrakortikalen Erregbarkeit des motorischen Kortex (Liu und Au-Yeung 2017).

Ein weiterer Vorteil der FES besteht darin, dass die Betroffenen Bewegungen mit der Unterstützung durch die elektrische Stimulation und somit mit der Verstärkung der Muskelkraft, aktiv und zielführend (Lotze et al. 2003) und zumeist ohne Kompensationsmechanismen, Massenbewegungen oder Mitbewegungen ausführen können. Somit können von Beginn des Lernprozesses bzw. der Rehabilitation an effektive Verknüpfungen entstehen. Diese Unterstützung der muskulären Rekrutierung resultiert im Weiteren darin, dass die Bewegung größer ist, als sie eigentlich wäre (Hara et al. 2013).

Da das Training mit der FES einige den motorischen Lernprozess positiv beeinflussende Faktoren beinhaltet, die zu einer Verstärkung bzw. Beschleunigung des Lernens führt, kommt es auch zu einer beschleunigten strukturellen Reorganisation auf neuronaler Ebene. Zusätzlich verstärkt die visuelle Wahrnehmung der vergrößerten Bewegung, die Motivation, die Freude und somit das motorische Lernen (Rizzolatti und Craighero 2004).

3.2 Welche plastischen Veränderungen finden statt?

Durch die elektrischen Stimulationen erfolgen plastische Veränderungen im Kortex, im Sinne einer erhöhten Aktivierung einzelner vornehmlich sensibler und motorischer Areale (Carson und Buick 2019) sowie ein beschleunigtes axonales Wachstum und die Myelinisierung peripherer Nerven wird durch Veränderung auf neuromolekularer Ebene beeinflusst (Hara 2015). Diese Erkenntnisse sowie erste Hypothesen zu Veränderungen auf Rückenmarksebene durch die FES werden in den folgenden Abschnitten beschrieben.

Für die meisten Studien zur Untersuchung der FES wurde ein sehr einfaches Setting gewählt. Das heißt, dass in den meisten Fällen lediglich ein bis zwei Muskelgruppen funktionell stimuliert wurden. Am häufigsten wurden die Handgelenksextensoren bei Untersuchungen der oberen Extremität und die

Plantarflexoren bzw. Dorsalextensoren bei Studien, die die untere Extremität betrafen, stimuliert.

3.2.1 FES-Auswirkungen auf den Kortex

Die Auswirkungen der FES auf den Kortex wurden, so wie es meistens der Fall ist, zuerst bei Gesunden untersucht. Hier zeigte sich in der funktionellen Magnetresonanztomografie (fMRT) eine erhöhte Aktivität des kontralateralen sensomotorischen Kortex („sensory motor cortex", SMC) und der supplementär-motorischen Rinde („supplementary motor area", SMA) durch die elektrische Stimulation (Han et al. 2003). Eine weitere fMRT-Studie konnte ebenfalls Veränderungen der Aktivierung bewegungsrelevanter Rindenareale nachweisen. Durch die funktionelle Stimulation kam es zu einer vermehrten Aktivität im primären motorischen Kortex (M1), in der SMA und im prämotorischen Kortex (PMC) sowie im primären somatosensorischen Kortex (S1) und bilateral in sekundären sensorischen Arealen (S2) (Blickenstorfer et al. 2009) (Abb. 3.1).

Diese Erkenntnis konnte auch bei hemiplegischen Patienten gewonnen werden. Mittels fMRT wurde durch die funktionelle Stimulation eine erhöhte bilaterale Aktivierung des somatosensorischen Kortex, die über die Zeit beständig blieb, nachgewiesen (Sasaki et al. 2012). Je mehr der Übungsaufbau einem funktionellen Training (EMG-getriggerte Stimulation) entsprach, desto mehr zeigte sich die Veränderung der kortikalen Aktivität im fMRT im Sinne eines Shift vom ipsilateralen (kontraläsionalen) zum kontralateralen (ipsiläsionalen) SMC (Shin et al. 2008).

▶ Eine klinische Verbesserung kann verschiedenen kortikalen Mechanismen zugrunde liegen. In den meisten Studien wird bei verstärkter Aktivierung kontraläsionaler Strukturen von einer Kompensation gesprochen, beim Shift zur ipsiläsionalen Seite von einer echten klinischen Verbesserung.

Auch in der Studie von Shin et al. (2008) ging eine signifikante Verbesserung aller klinischen Tests mit dieser Beobachtung des kortikalen Shift einher. Wie wir aber aus der Rehabilitation wissen, ist dieser Shift bei motorisch schwer betroffenen Patienten, die häufig große Läsionen haben, eher selten der Fall (Rehme et al. 2012). Dies bestätigte sich auch für das Training mit der FES. Bei schwerer Betroffenen kam es eher zur vermehrten Aktivierung der kontraläsionalen Seite, wobei die Aktivierung ipsiläsionaler Areale nur bei motorisch weniger stark Betroffenen gezeigt werden konnte (Quandt und Hummel 2014).

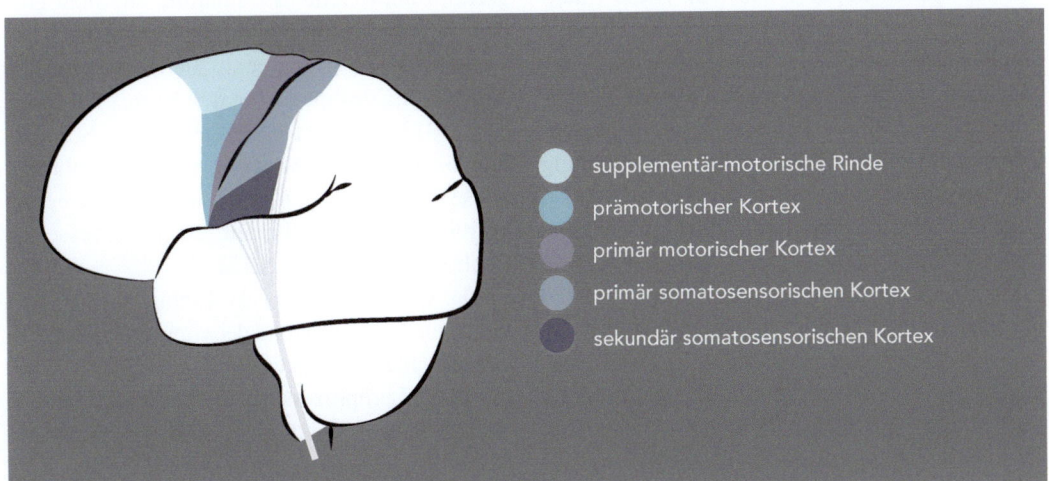

Abb. 3.1 Motorische (SMA, PMC, M1) und sensorische (S1, S2) Kortexareale werden durch die FES aktiviert

Um plastische Veränderungen im Kortex darzustellen, können verschiedene bildgebende (oder Imaging-)Verfahren eingesetzt werden. Neben dem fMRT und dem BOLD-fMRT (Blood Oxygenation Level Dependent, BOLD), das besonderen Fokus auf die Durchblutung einzelner Areale legt, wird auch die Single-Photon-Emissions-Computertomografie (SPECT) oder Positronenemissionstomografie (PET) durchgeführt. Diese beiden Verfahren gehen mit einer (wenn auch geringen) Strahlenbelastung für den Patienten einher und werden daher eher selten in Studien durchgeführt, wenn sie nicht zwingend notwendig sind. Bei all diesen Verfahren scheint es Schwierigkeiten zu geben, die Bildgebung *während* der elektrischen Stimulation durchzuführen, vermutlich weil es z. B. wegen des Magnetfeldes schwierig ist, das Stimulationsgerät in den Bereich des Tomografen mitzunehmen, weil das Stromgefühl verfälscht werden könnte und weil es fraglich ist, ob durch die Stimulation Artefakte produziert werden, welche die Bildgebung bzw. die Ergebnisse verfälschen können (Hara 2015). Auch wenn es bereits Studien gibt, in denen versucht wurde nachzuweisen, dass die Stimulation während solch einer Bildgebung problemlos funktioniert (Blickenstorfer et al. 2009), werden in den meisten Studien mit diesen bildgebenden Verfahren nur Resultate vor und nach der FES-Behandlung gezeigt.

Eine gute Alternative stellt jedoch die Nah-Infrarot-Spektroskopie (NIRS) dar. Diese Untersuchung kann problemlos während der Stimulation erfolgen, da es keine Interaktionen mit dem Stimulationsgerät gibt. Hierbei können Unterschiede von oxygeniertem und desoxygeniertem Hämoglobin erfasst werden. Diese Veränderung der Oxygenierung korreliert mit der zerebralen Durchblutung (Toronov et al. 2001), die wiederum Auskunft über die kortikale Aktivierung gibt.

So konnte mittels NIRS von Hara et al. (2013) bei moderat betroffenen Patienten gezeigt werden, dass die kortikale Durchblutung im ipsiläsionalen SMC während der EMG-getriggerten FES erhöht ist. Weitere NIRS-Studien zeigten eine erhöhte Aktivität in S2 bilateral (Lo et al. 2018). Diese Untersuchungsergebnisse korrelieren mit den mittels fMRT erzielten Ergebnissen.

Die Verbesserung der motorischen Funktion durch die FES ist nicht nur mit einer kortikalen Stimulation assoziiert, sondern auch mit Veränderungen der synaptischen Aktivität, der Genexpression sowie einem Anstieg von Neurotransmittern, Rezeptoren und der Neurotrophin-Spiegel (Dimyan und Cohen 2011).

Dies scheint äußerst plausibel, da ein durch die FES maximierter sensibler Input und motorischer Output sowie ein erhöhtes propriozeptives Feedback bei häufiger Wiederholungszahl die prä- und postsynaptische Verschaltung entlang der motorischen und sensiblen Bahnen stimuliert. Dieser dem Prinzip der hebbschen Plastizität folgende Mechanismus unterliegt der trainingsinduzierten Plastizität im Allgemeinen und ist bekannt dafür, die synaptische und neuronale Funktionstüchtigkeit zu verbessern (vgl. Cecatto et al. 2014; Hara 2015).

Es ist auch eine gute Erklärung dafür, dass Studienergebnisse, welche die EMG-getriggerte FES betreffen, besser ausfallen. Hierbei ist nämlich die Verbindung von zentraler Aktivierung, also der Intention, eine Bewegung auszuführen, gekoppelt mit peripherer Aktivierung durch die elektrische Stimulation, intensiver. Dadurch entspricht diese Form der FES eher der Komplexität motorischer Lernprozesse. Diese Hypothese konnte bereits durch Studien unterstützt werden, in denen gezeigt wurde, dass die willentlich initiierte (EMG-getriggerte) funktionelle Stimulation deutlich größere Effekte auf die motorisch evozierten Potenziale (MEP) (Barsi et al. 2008) sowie auf die Aktivierung des ipsiläsionalen Kortex hat (Hara et al. 2013) als nicht-EMG-getriggerte Stimulation bzw. aktive Bewegung ohne Stimulation. Diese Veränderungen der kortikalen Erregung korrelierten ebenfalls mit einer verbesserten Funktion (Hara et al. 2013).

Da, wie beschrieben, die Einbindung der willentlichen Initiierung und der vorausgehenden Bewegungsplanung eine wesentliche Rolle beim motorischen Lernprozess spielt, wird verständlich, warum die EMG-getriggerte FES kombiniert mit Mental Imagery, verglichen mit FES allein, eine deutliche Veränderung metabolischer Prozesse im Kortex (kontraläsionalen SMC), einhergehend mit einer signifikanten Verbesserung im Fugl-Meyer-Test, zeigte (Hong et al. 2012).

Weil das optimale Timing der beiden Inputs (kortikal und peripher) kritisch ist (Mrachacz-Kersting et al. 2012), wurden Untersuchungen mit Motor Imagery als Trigger über eine EEG-Ableitung (Elektroenzephalografie) in Form einer „Motor Imagery-based Brain-Computer interface (MI-BCI) controlling" FES, durchgeführt, um eine optimale zeitliche Übereinstimmung, im Sinne einer „physiologischen" Erregung anzubahnen (vgl. Reynolds et al. 2015; Wang et al. 2018).

Diese physiologischen Erregungsmuster zu erreichen, ist natürlich nicht nur im Zentralnervensystem wichtig, sondern auch im peripheren Nervensystem. Somit sollte die Bewegung, die durch die FES „nachgeahmt" und unterstützt wird, der realen Bewegung möglichst entsprechen. Um dies zu erreichen, sollte die Möglichkeit, mehrere Stimulationskanäle zu nutzen, in Anspruch genommen werden. Studien, die den Einsatz unterschiedlich vieler Kanäle untersucht haben, konnten zeigen, dass die 4-kanalige Stimulation verglichen mit der 2-kanaligen bei Schlaganfallpatienten die motorische Funktion und die kortikale Plastizität deutlich verbesserte (Zheng et al. 2018).

Fazit

Abhängig von der Stimulation sind Effekte auf den Kortex unterschiedlich. Je näher die Stimulation der realen Bewegungsplanung und -ausführung kommt, desto eher findet eine kortikale Reorganisation statt. Somit ist die mehrkanalige EMG-getriggerte FES mit funktionellem Bezug in jedem Fall zu bevorzugen, sofern sie für das motorische Niveau des Patienten adäquat ist.

Auswirkungen der FES auf:
- primäre und sekundäre sensorische Areale (S1, S2)
- den prämotorischen Kortex (PMC)
- den primären motorischen Kortex (M1)
- die supplementär-motorische Rinde (SMA)

3.2.2 FES-Auswirkungen auf den kortikospinalen Trakt

Bei gesunden Probanden zeigte sich eine erhöhte Aktivierung des kortikospinalen Traktes (CST) durch die FES bereits nach 2-wöchiger Stimulation der Fingerextensoren. Dies korrelierte mit einer Verbesserung der Funktion im Perdue-Pegboard-Test (PPT) (Jang und Seo 2018). Neben den fokalen Effekten am Zielmuskel konnte bei gesunden Probanden ebenfalls ein globaler Einfluss auf die kortikospinale Erregbarkeit gefunden werden, der durch MEP (motorisch evozierten Potenziale) mittels transkranieller Magnetstimulation (TMS) nachgewiesen wurde (Mang et al. 2011). Obwohl hier keine Bildgebung durchgeführt wurde, kann mithilfe der TMS zumindest eine sinnvolle Aussage über das funktionelle Outcome getroffen werden (Koski et al. 2004).

Wei et al. (2013) untersuchten die Effekte der muskulären Stimulation bei subakuten Schlaganfallpatienten und zeigten ebenfalls eine Verbesserung der motorischen Funktion sowie eine Veränderung der FA-Werte (fraktionelle Anisotropie) des CST im Bereich der Capsula interna in der Diffusions-Tensor-Bildgebung (DTI). Dieser Effekt konnte auch in anderen Studien, die die Auswirkungen der FES auf den CST untersuchten, nachgewiesen werden (Chen et al. 2014).

Auch im Hinblick auf plastische Veränderungen des CST präsentiert sich die 4-Kanal-Stimulation überlegen. Es zeigte sich eine Vermehrung der Fasern des ipsilateralen CST (Abb. 3.2.) in der Traktografie mittels DTI im MRT (Zheng et al., 2018).

Auswirkungen der FES auf:
- Aktivierung des CST
- Anzahl der Fasern des CST

Nachdem sich also Auswirkungen der FES auf kortikaler Ebene und im CST zeigen, stellt sich die Frage, welche Auswirkungen die FES auf Rückenmarkebene hat. Diese Fragestellung wird in Abschn. 3.2.3 behandelt.

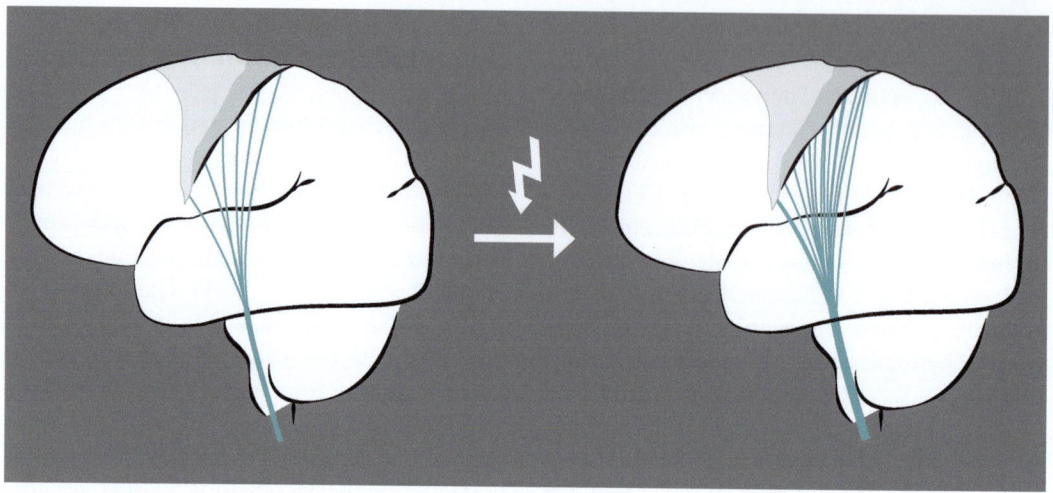

Abb. 3.2 Durch regelmäßigen Einsatz der FES zeigen sich eine erhöhte Aktivierung sowie eine Vermehrung der Fasern des CST.

3.2.3 FES-Auswirkungen auf Rückenmarkebene

In der klinischen Praxis sehen wir, dass sich die FES positiv auf die Spastik auswirkt. Die Stimulation führt zu einer Reduktion des Muskeltonus sowie zu einer besseren Beweglichkeit und Funktion (vgl. Sabut et al. 2011; Yang et al. 2018). Auch hierbei stellt sich die Überlegenheit der funktionellen Stimulation (FES) gegenüber der reinen Muskelstimulation (NMES) deutlich heraus (Sharif et al. 2017). Somit muss vermutet werden, dass die FES in den „Spastikkreislauf" eingreift und Veränderungen neuronaler Verschaltungen hervorruft. Hierzu wurden unterschiedliche Hypothesen aufgestellt.

Geht man davon aus, dass die Spastik sowie die gesteigerten Reflexe und der erhöhte Muskeltonus durch den verringerten kortikalen Input bei gleichzeitiger vermehrter Besetzung der nun freien Verbindungen der Vorderhornzelle durch sensibel afferente Fasern (insbesondere Ia-Fasern) des gleichen Segments entsteht (Benecke et al. 1983), scheint Rushton (2003) eine gute Hypothese aufgestellt zu haben: Kommt es durch die Therapie mit der FES zu einer vermehrten kortikalen Aktivierung (Abschn. 3.2.1. und 3.2.2) wird das Alpha-Motoneuron wieder zunehmend von den efferenten Bahnen „benötigt", die die vermehrten segmentalen Verbindungen im Sinne ei-

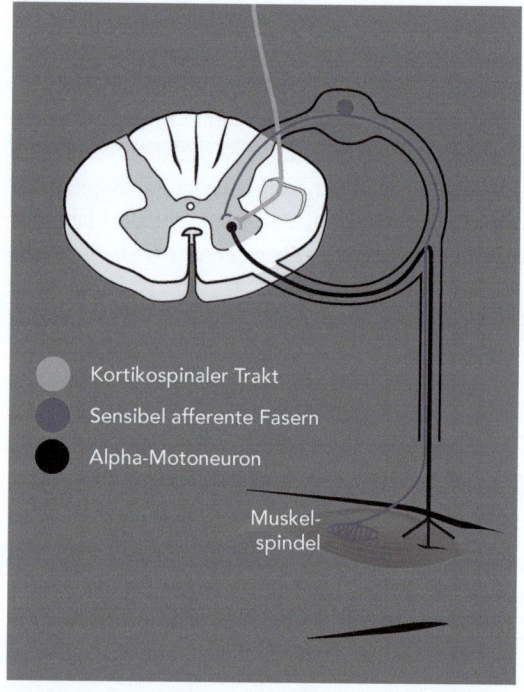

Abb. 3.3 Hypothese zu neuronalen Einflüssen der FES auf Rückenmarkebene: Die FES fördert die Wiederherstellung der physiologischen Verschaltung kortikaler Bahnen mit dem Alpha-Motoneuron (Rushton 2003)

ner physiologischen Umstrukturierung wieder ersetzen. Gemeinsam mit der antidromen Erregung des Alpha-Motoneurons durch die elektrische Stimulation (Abschn. 3.1) können motorische Efferenzen wieder funktionell verschaltet werden

(Abb. 3.3). Bedenkt man, dass die Vorderhornzelle wie eine „Hebb-Synapse" auf LTP reagiert (Pockett und Figurov 1993), scheint diese Theorie durchaus plausibel.

Eine klinische Veränderung der Spastik könnte jedoch auch durch andere Mechanismen hervorgerufen werden, da die FES auf mehrere Ebenen der Verschaltung im Rückenmark und auf dessen zuleitende Bahnen neuronal Einfluss nimmt. Sie könnte abhängig von der Frequenz und dem Stimulationsprotokoll (noch zu untersuchen) durch den vermehrten sensibel-afferenten Input (Muskelspindel, Golgi-Sehnenorgan) zu einer Förderung der reziproken Hemmung (Ia-Afferenz) und/oder der autogenen Hemmung (Ib-Afferenz) bzw. durch die antidrome Erregung des Alpha-Motoneurons zu einer Wiederherstellung der rekurrenten Hemmung (Renshaw-Zelle) führen (Abb. 3.4) und so eine Reduktion der Spastik hervorrufen (Motta-Oishi et al. 2013).

Da die Entstehung der Spastik ein sehr komplexer Prozess ist und periphere Messungen nicht nur komplizierter, sondern auch weniger eindeutig als eine kortikale Bildgebung sind, könnte das der Grund dafür sein, warum es in diesem Bereich weniger Studien gibt. Die meisten Studien befinden sich noch im Tierversuchsstadium, und es gibt nur wenige Arbeiten mit Untersuchungen am Menschen (Gordon et al. 2010).

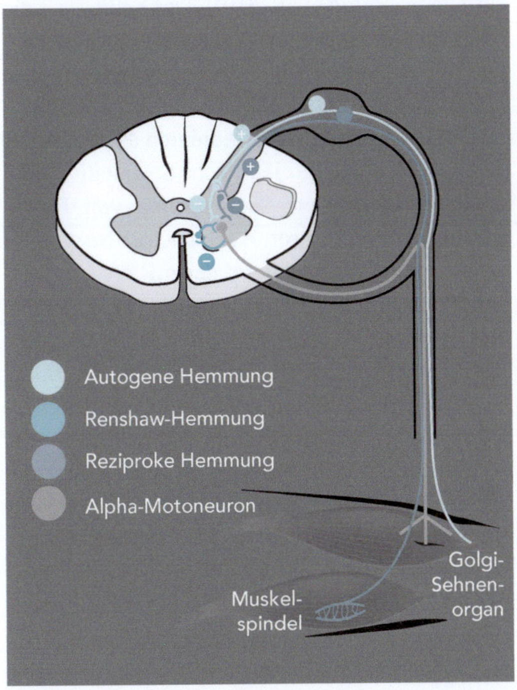

Stowe et al. (2013) konnten allerdings bereits eine Veränderung des H-Reflexes, korrelierend mit einer verbesserten Motorik der oberen Extremität im Box-and-Block-Test (BBT), durch die FES zeigen. Die Messung erfolgte hierbei über ein EMG-Signal, wobei sich eine Erhöhung des H-Reflexes in den paretischen Extensoren, und keine Erhöhung des H-Reflexes in den spastischen Flexoren darstellte, wohingegen in der Kontrollgruppe die Werte der Extensoren weniger und die der Flexoren mehr anstiegen (Stowe et al. 2013).

Wegen der kleinen Patientenpopulation muss die Interpretation zwar mit Bedacht erfolgen, doch ist es eine erste Bestätigung der aufgestellten Hypothesen (Motta-Oishi et al. 2013).

▶ Der (nach dem Physiologen Paul Hoffmann benannten) H-Reflex entspricht den Muskeleigenreflexen. Wird ein motorischer oder gemischt-motorischer Nerv transkutan stimuliert, kommt es zur Erregung der Spindelafferenzen und zur muskulären Antwort (Bischoff et al. 2008). Die Erregung der Ia-Fasern (Spindelafferenzen) führt zur Aktivierung der Alpha-Motoneuronen des gleichen Muskels und der Synergisten sowie zur Hemmung der Alpha-Motoneuronen antagonistischer Muskeln über Ia-inhibitorische Interneuronen.

Auch wenn der Prozess der neuronalen Umstrukturierung und damit der Modulation der Spastik durch die FES noch nicht eindeutig geklärt ist, erscheint, nachdem plastische Veränderungen im Gehirn und im CST sowie funktionelle Änderungen in der Peripherie (Spastik/Muskel) nachgewiesen wurden, die Plastizität auf Rückenmarkebene im Bereich des Alpha-Motoneurons und seiner synaptische Verbindungen auf jeden Fall plausibel (Motta-Oishi et al. 2013).

Abb. 3.4 Hypothese zu neuronalen Einflüssen der FES auf Rückenmarkebene: Die FES beeinflusst die Spastik durch eine Modulation der segmentalen Hemmung im Bereich des Alpha-Motoneurons (Motta-Oishi et al. 2013)

Doch obwohl neuronale Auswirkungen auf die Spastik durch die FES wahrscheinlich sind, können nicht alle Studien eine funktionelle Veränderung der Spastik zeigen (Mangold et al. 2009). Vermutlich, weil die Entwicklung und der Verlauf der Spastik multifaktoriell ist und die Spastik auf verschiedenen Ebenen Einfluss nimmt. Ist eine Spastik vorhanden, verändern sich nicht nur die Muskeleigenschaften und die spinale Ebene, sondern es treten ebenfalls adaptive Phänomene des Bindegewebes sowie Kontrakturen auf (Quandt und Hummel 2014), die, wenn sie lange bestehen, therapeutisch oft schwieriger zu beeinflussen sind.

> Untersucht werden sollen die Auswirkungen der FES auf:
> - Alpha-Motoneuron
> - Ia-Fasern
> - Ib-Fasern
> - Renshaw-Zellen

3.2.4 Auswirkungen auf die peripheren Nerven:

In Bezug auf die peripheren Nerven spielt die FES vor allem vor und nach Operationen bzw. nach einer Nervenschädigung eine wichtige Rolle. Die meisten Studien werden derzeit noch an Tieren, vornehmlich Ratten, durchgeführt. Nach der chirurgischen Durchtrennung des Nervs zeigte sich vor allem durch niederfrequente Stimulation ein beschleunigtes axonales Wachstum. Beim Menschen zeigten sich ähnliche Ergebnisse durch die elektrische Stimulation nach einer Schädigung sensorischer und gemischter Nerven, aber auch nach operativen Eingriffen. Das beschleunigte und vermehrte axonale Wachstum resultierte sowohl beim Menschen als auch beim Tier in einer früheren Innervation der Zielmuskulatur (Ahlborn et al. 2007; Gordon et al. 2010; Wong et al. 2015).

Der Einsatz der elektrischen Stimulation des N. medianus nach operativer Versorgung des Karpaltunnelsyndroms war bereits bezüglich einer früheren Reinnervation erfolgreich. Die Stimulation hatte keinen funktionellen Kontext und wurde direkt am Nerven, einmalig, unmittelbar nach der Operation durchgeführt (Gordon et al. 2010).

Wong et al. (2015) demonstrierten ein vermehrtes axonales Wachstum und eine beschleunigte Innervation sensorischer Nerven sowie eine beschleunigte funktionelle Erholung durch die elektrische Stimulation unmittelbar nach operativer Rekonstruktion der durchtrennten Nerven der Hände. Auch die tägliche Stimulation nach operativer Versorgung durchtrennter Nerven ging mit einer beschleunigten Reinnervation einher, bisher allerdings nur im Tierversuch (Willand et al. 2014).

Es wird angenommen, dass die elektrische Stimulation am Zellkörper wirkt. Durch die Stimulation kommt es zu einem vermehrten Kalziumionen-(Ca^{2+}-)Einstrom, wodurch es zum Anstieg von zyklischem Adenosinmonophosphat (cAMP) kommt, das die Regeneration durch eine Erhöhung der Menge neurotropher Faktoren fördern kann (Balog et al. 2019). Das heißt, dass die Nervenregeneration abhängig von einer retrograden Weiterleitung von Aktionspotenzialen zum Zellkörper stattfindet (Al-Majed et al. 2000b).

Die Ursache der beschleunigten axonalen Regeneration durch die elektrische Stimulation wird in einer vermehrten Ausschüttung von BDNF (Brain-Derived Neurotrophic Factor) bzw. in einer vermehrten Expression der mRNA (messenger RNA/Boten-Ribonukleinsäure) von BDNF und seinem Rezeptor TrkB (Tropomyosin-Rezeptor-Kinase) (vgl. Al-Majed et al. 2000a; Geremia et al. 2007) in sensorischen und motorischen Nerven vermutet (Abb. 3.5).

Die elektrische Stimulation von Schwann-Zellen bewirkte ebenfalls einen Anstieg von BDNF sowie von NGF (Nerve Growth Factor, Nervenwachstumsfaktor), GDNF (Glial cell line-Derived Neurotrophic Factor) und Myelin-Protein 22. Durch den Anstieg neurotropher Faktoren in der durch die Stimulation aktiven Zelle kommt es somit zu vermehrtem axonalem Wachstum, das in vivo, an Ratten, nachgewiesen werden konnte (Kim et al. 2011). Ähnliche Stimulationsprotokolle konnten auch in weiteren

3 Klärungsmodelle und Wirkweise der Funktionellen Elektrostimulation

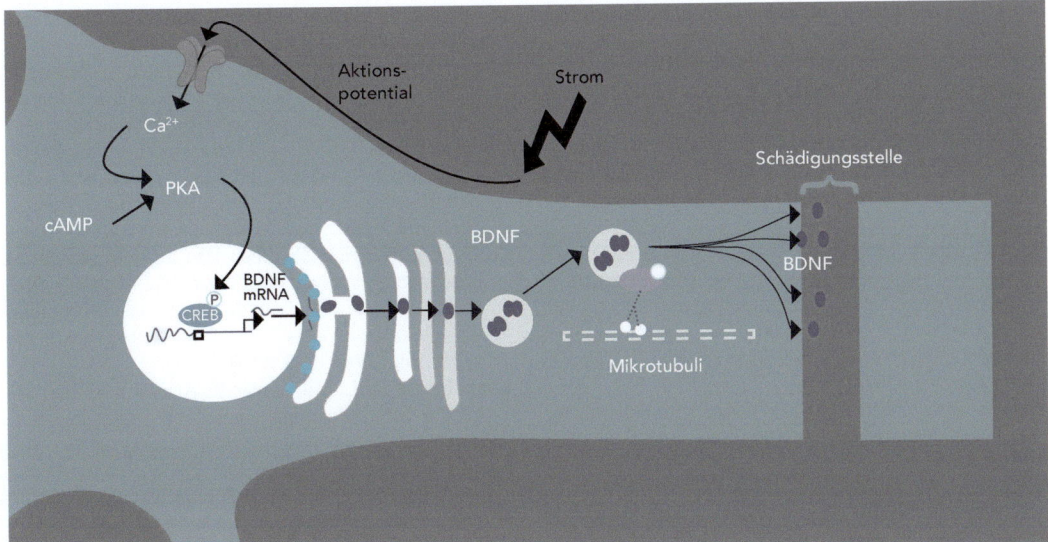

Abb. 3.5 Erklärungsmodell für das beschleunigte axonale Wachstum durch die elektrische Stimulation: Durch die retrograde Weiterleitung von Aktionspotenzialen zum Zellkörper kommt es zur Öffnung von spannungsabhängigen Kalziumkanälen. Der Einstrom von Kalziumionen (Ca^{2+}) leitet durch einen cAMP-Anstieg und somit durch eine Aktivierung der Proteinkinase A (PKA), die Phosphorylierung (P) des Transkriptionsfaktors CREB (cAMP Response Element-Binding protein) ein, wodurch der Prozess zur Produktion neurotropher Faktoren (z. B. Brain-Derived Neurotrophic Factor, BDNF) gestartet wird

Studien an Ratten zeigen, dass eine beschleunigte Remyelinisierung durch die Stimulation stattfindet (Wan et al. 2010).

In jedem Fall sind weitere Studien notwendig, um die der FES zugrunde liegenden Prozesse im Detail erklären zu können.

> Auswirkungen der FES auf:
> - neurotrophe Faktoren und deren Rezeptoren
> - axonales Wachstum
> - Myelinisierung von Nervenzellen
> - Reinnervation

Literatur

Ahlborn P, Schachner M, Irintchev A (2007) One hour electrical stimulation accelerates functional recovery after femoral nerve repair. Exp Neurol 208(1):137–144

Al-Majed AA, Brushart TM, Gordon T (2000a) Electrical stimulation accelerates and increases expression of BDNF and trkB mRNA in regenerating rat femoral motoneurons. Eur J Neurosci 12(12):4381–4390

Al-Majed AA, Neumann CM, Brushart TM, Gordon T (2000b) Brief electrical stimulation promotes the speed and accuracy of motor axonal regeneration. J Neurosci 20(7):2602–2608

Balog BM, Deng K, Labhasetwar V, Jones KJ, Damaser MS (2019) Electrical stimulation for neuroregeneration in urology: a new therapeutic paradigm. Curr Opin Urol 29(4):458–465

Barsi GI, Popovic DB, Tarkka IM, Sinkjær T, Grey MJ (2008) Cortical excitability changes following grasping exercise augmented with electrical stimulation. Exp Brain Res 191(1):57

Benecke R, Berthold A, Conrad B (1983) Denervation activity in the EMG of patients with upper motor neuron lesions: time course, local distribution and pathogenetic aspects. J Neurol 230(3):143–151

Bischoff C, Dengler R, Hopf HC (2008) EMG, NLG: Elektromyographie, Nervenleitungsuntersuchungen, 2. Aufl. Georg Thieme, Stuttgart

Blickenstorfer A, Kleiser R, Keller T, Keisker B, Meyer M, Riener R, Kollias S (2009) Cortical and subcortical correlates of functional electrical stimulation of wrist extensor and flexor muscles revealed by fMRI. Hum Brain Mapp 30(3):963–975

Carey JR, Kimberley TJ, Lewis SM, Auerbach EJ, Dorsey L, Rundquist P, Ugurbil K (2002) Analysis of fMRI and finger tracking training in subjects with chronic stroke. Brain 125(4):773–788

Carson RG, Buick AR (2019) Neuromuscular electrical stimulation-promoted plasticity of the human brain. J Physiol. https://doi.org/10.1113/JP278298

Cecatto RB, Maximino JR, Chadi G (2014) Motor recovery and cortical plasticity after functional electrical stimulation in a rat model of focal stroke. Am J Phys Med Rehabil 93(9):791–800

Chen D, Yan T, Li G, Li F, Liang Q (2014) Functional electrical stimulation based on a working pattern influences function of lower extremity in subjects with early stroke and effects on diffusion tensor imaging: a randomized controlled trial. Zhonghua Yi Xue Za Zhi 94(37):2886–2892

Dimyan MA, Cohen LG (2011) Neuroplasticity in the context of motor rehabilitation after stroke. Nat Rev Neurol 7(2):76

Frommelt P, Lösslein H (Hrsg) (2010) Neuro-Rehabilitation, 1. Aufl. Springer, Berlin/Heidelberg

Geremia NM, Gordon T, Brushart TM, Al-Majed AA, Verge VM (2007) Electrical stimulation promotes sensory neuron regeneration and growth-associated gene expression. Exp Neurol 205(2):347–359

Gordon T, Amirjani N, Edwards DC, Chan KM (2010) Brief post-surgical electrical stimulation accelerates axon regeneration and muscle reinnervation without affecting the functional measures in carpal tunnel syndrome patients. Exp Neurol 223(1):192–202

Han BS, Jang SH, Chang Y, Byun WM, Lim SK, Kang DS (2003) Functional magnetic resonance image finding of cortical activation by neuromuscular electrical stimulation on wrist extensor muscles. Am J Phys Med Rehabil 82(1):17–20

Hara Y (2015) Brain plasticity and rehabilitation in stroke patients. J Nippon Med School 82(1):4–13

Hara Y, Obayashi S, Tsujiuchi K, Muraoka Y (2013) The effects of electromyography-controlled functional electrical stimulation on upper extremity function and cortical perfusion in stroke patients. Clin Neurophysiol 124(10):2008–2015

Hebb DO (1955) Drives and the C.N.S. (conceptual nervous system). Psychol Rev 62(4):243–254

Hong IK, Choi JB, Lee JH (2012) Cortical changes after mental imagery training combined with electromyography-triggered electrical stimulation in patients with chronic stroke. Stroke 43(9):2506–2509

Jang SH, Seo YS (2018) Effect of neuromuscular electrical stimulation training on the finger extensor muscles for the contralateral corticospinal tract in normal subjects: a diffusion tensor tractography study. Front Hum Neurosci 12:432

Kim IS, Song YM, Cho TH, Pan H, Lee TH, Kim SJ, Hwang SJ (2011) Biphasic electrical targeting plays a significant role in Schwann cell activation. Tissue Eng A 17(9-10):1327–1340

Koski L, Mernar TJ, Dobkin BH (2004) Immediate and long-term changes in corticomotor output in response to rehabilitation: correlation with functional improvements in chronic stroke. Neurorehabil Neural Repair 18(4):230–249

Liepert J, Bauder H, Miltner WH, Taub E, Weiller C (2000) Treatment-induced cortical reorganization after stroke in humans. Stroke 31(6):1210–1216

Liu H, Au-Yeung SS (2017) Corticomotor excitability effects of peripheral nerve electrical stimulation to the paretic arm in stroke. Am J Phys Med Rehabil 96(10):687–693

Lo CC, Lin PY, Hoe ZY, Chen JJJ (2018) Near infrared spectroscopy study of cortical excitability during electrical stimulation-assisted cycling for neurorehabilitation of stroke patients. IEEE Trans Neural Syst Rehabilitat Eng 26(6):1292–1300

Lotze M, Braun C, Birbaumer N, Anders S, Cohen LG (2003) Motor learning elicited by voluntary drive. Brain 126(4):866–872

Mang CS, Clair JM, Collins DF (2011) Neuromuscular electrical stimulation has a global effect on corticospinal excitability for leg muscles and a focused effect for hand muscles. Exp Brain Res 209:355–363

Mangold S, Schuster C, Keller T, Zimmermann-Schlatter A, Ettlin T (2009) Motor training of upper extremity with functional electrical stimulation in early stroke rehabilitation. Neurorehabil Neural Repair 23(2):184–190

Motta-Oishi AAP, Magalhães FH, de Azevedo FM (2013) Neuromuscular electrical stimulation for stroke rehabilitation: is spinal plasticity a possible mechanism associated with diminished spasticity? Med Hypotheses 81(5):784–788

Mrachacz-Kersting N, Kristensen SR, Niazi IK, Farina D (2012) Precise temporal association between cortical potentials evoked by motor imagination and afference induces cortical plasticity. J Physiol 590(7):1669–1682

Platz T, Van Kaick S, Möller L, Freund S, Winter T, Kim IH (2005) Impairment – oriented training and adaptive motor cortex reorganisation after stroke: a fTMS study. J Neurol 252(11):1363–1371

Pockett S, Figurov A (1993) Long-term potentiation and depression in the ventral horn of rat spinal cord in vitro. Neuroreport 4(1):97–99

Quandt F, Hummel FC (2014) The influence of functional electrical stimulation on hand motor recovery in stroke patients: a review. Exp Translat Stroke Med 6(1):9

Rehme AK, Eickhoff SB, Rottschy C, Fink GR, Grefkes C (2012) Activation likelihood estimation meta-analysis of motor-related neural activity after stroke. NeuroImage 59(3):2771–2782

Reynolds C, Osuagwu BA, Vuckovic A (2015) Influence of motor imagination on cortical activation during functional electrical stimulation. Clin Neurophysiol 126(7):1360–1369

Ridding MC, Brouwer B, Miles TS, Pitcher JB, Thompson PD (2000) Changes in muscle responses to stimulation of the motor cortex induced by peripheral nerve stimulation in human subjects. Exp Brain Res 131(1):135–143

Rizzolatti, G., & Craighero, L. (2004). The mirror-neuron system. Annu. Rev. Neurosci., 27, 169-192.

Rushton DN (2003) Functional electrical stimulation and rehabilitation – an hypothesis. Med Eng Phys 25(1):75–78

Sabut SK, Sikdar C, Kumar R, Mahadevappa M (2011) Functional electrical stimulation of dorsiflexor muscle: effects on dorsiflexor strength, plantarflexor spasticity, and motor recovery in stroke patients. NeuroRehabilitation 29(4):393–400

Sasaki K, Matsunaga T, Tomite T, Yoshikawa T, Shimada Y (2012) Effect of electrical stimulation therapy on upper extremity functional recovery and cerebral cortical changes in patients with chronic hemiplegia. Biomed Res 33(2):89–96

Sharif F, Ghulam S, Malik AN, Saeed Q (2017) Effectiveness of functional electrical stimulation (FES) versus conventional electrical stimulation in gait rehabilitation of patients with stroke. J Coll Physicians Surg Pak 27(11):703–706

Shin HK, Cho SH, Jeon HS, Lee YH, Song JC, Jang SH, , Kwon YH (2008) Cortical effect and functional recovery by the electromyography-triggered neuromuscular stimulation in chronic stroke patients. Neurosci Lett 442(3):174–179

Stowe AM, Hughes-Zahner L, Barnes VK, Herbelin LL, Schindler-Ivens SM, Quaney BM (2013) A pilot study to measure upper extremity H-reflexes following neuromuscular electrical stimulation therapy after stroke. Neurosci Lett 535:1–6

Toronov V, Webb A, Choi JH, Wolf M, Michalos A, Gratton E, Hueber D (2001) Investigation of human brain hemodynamics by simultaneous near-infrared spectroscopy and functional magnetic resonance imaging. Med Phys 28(4):521–527

Wan L, Zhang S, Xia R, Ding W (2010) Short-term low-frequency electrical stimulation enhanced remyelination of injured peripheral nerves by inducing the promyelination effect of brain-derived neurotrophic factor on Schwann cell polarization. J Neurosci Res 88(12):2578–2587

Wang Z, Chen L, Yi W, Gu B, Liu S, An X, ..., Ming D (2018) Enhancement of cortical activation for motor imagery during BCI-FES training. In: 2018 40th annual international conference of the IEEE engineering in medicine and biology society (EMBC), S 2527–2530

Wardman DL, Gandevia SC, Colebatch JG (2014) Cerebral, subcortical, and cerebellar activation evoked by selective stimulation of muscle and cutaneous afferents: an f MRI study. Phys Rep 2(4):e00270

Wei W, Bai L, Wang J, Dai R, Tong RKY, Zhang Y, ..., Ai L (2013) A longitudinal study of hand motor recovery after sub-acute stroke: a study combined FMRI with diffusion tensor imaging. PLoS One 8(5):e64154

Willand MP, Holmes M, Bain JR, de Bruin H, Fahnestock M (2014) Sensory nerve cross-anastomosis and electrical muscle stimulation synergistically enhance functional recovery of chronically denervated muscle. Plast Reconstr Surg 134(5):736e–745e

Wong JN, Olson JL, Morhart MJ, Chan KM (2015) Electrical stimulation enhances sensory recovery: a randomized controlled trial. Ann Neurol 77(6): 996–1006

Yang YR, Mi PL, Huang SF, Chiu SL, Liu YC, Wang RY (2018) Effects of neuromuscular electrical stimulation on gait performance in chronic stroke with inadequate ankle control-A randomized controlled trial. PLoS One 13(12):e0208609

Zheng X, Chen D, Yan T, Jin D, Zhuang Z, Tan Z, Wu W (2018) A randomized clinical trial of a functional electrical stimulation mimic to gait promotes motor recovery and brain remodeling in acute stroke. Behav Neurol 2018:1–10

4

Zur Rolle der elektrischen Parameter in der Funktionellen Elektrostimulation

Winfried Mayr

Inhaltsverzeichnis

4.1 Einleitende Gedanken 33
4.2 Auswahl und Bewertung von Stimulationsgeräten 34
4.3 Monophasische und biphasische Pulse, Gleichstromanteil 34
4.4 Monopolare und bipolare Elektrodenanordnung 36
4.5 Stromgesteuerte (CC) und spannungsgesteuerte (CV) Pulsabgabe 37
4.6 Rolle der Parameter Amplitude und Pulsbreite 38
4.7 Rolle des Parameters Frequenz 40
    4.7.1 Anwendung von Einzelstimuli 41
    4.7.2 Anwendung niedriger Frequenzen 41
    4.7.3 Anwendung fusionierender Frequenzen 41
4.8 Sonderfall Muskelstimulation 42
4.9 Elektroden und Parametermanagement für die Testung und Behandlung denervierter oder teildenervierter Muskulatur 44
Literatur 46

4.1 Einleitende Gedanken

Funktionelle Elektrostimulation (FES) ist ein leistungsfähiges Werkzeug in der Hand kundiger Personen und bei Weitem nicht in dem Maß klinisch genutzt, um die wertvollen Möglichkeiten auch nur annähernd auszuschöpfen. Einerseits scheinen die erforderlichen technischen und physiologischen Grundkenntnisse nicht ausreichend in den Ausbildungscurricula bei verschiedenen Berufsgruppen in der Neurorehabilitation berücksichtigt zu sein. Dies wäre als Basis einer erfolgreichen und sicheren Anwendung nötig. Andererseits gibt es eine unüberschaubare Vielfalt positiver, negativer und manches Mal widersprüchlicher Anwendungsberichte in der Literatur, in verschiedensten Medien und auch in Dokumenten von Herstellern. Dies mag die Ursache einer gewissen Verunsicherung und von Einschränkungen des Vertrauens in verfügbare Therapieoptionen oder aber überzogener Erwartungen an die erzielbaren Ergebnisse sein. Als wichtigste Zielsetzung möchte dieses Kapitel daher einen niederschwelligen Einstieg in den Umgang mit der Gerätetechnik ermöglichen und vermitteln, welche Möglichkeiten die Auswahl und Anpas-

W. Mayr (✉)
Medizinische Universität Wien, Wien, Österreich
e-mail: winfried.mayr@meduniwien.ac.at

sung der elektrischen Parameter in der praktischen Anwendung bieten.

▶ Die Funktionelle Elektrostimulation (FES) ist ein leistungsfähiges und vielseitiges Werkzeug für die Rehabilitation, setzt aber ein gewisses Grundverständnis ihrer physiologischen Wirkmechanismen, Möglichkeiten und Grenzen und der Anwendungssicherheit voraus.

4.2 Auswahl und Bewertung von Stimulationsgeräten

Stimulationsgeräte sind in vielfältigsten Varianten und zu unterschiedlichsten Kosten auf dem Markt verfügbar. Als Medizinprodukte angebotene Stimulatoren sind im Allgemeinen deutlich teurer, da für sie strenge und aufwendige Produktzulassungsverfahren und qualitätsgesicherte Produktions- und Vertriebsabläufe vorgeschrieben sind, die von den Gesundheitsbehörden kostenpflichtig überwacht werden. Diese Geräte sind auch die Werkzeuge in der klinischen Praxis, um höchstmögliche Patientensicherheit und wissenschaftlich validierte Wirksamkeit zu gewährleisten. Leider stellen die Kosten häufig ein Hindernis für die Verfügbarkeit solcher Therapien für den einzelnen Patienten dar, wenn Kostenträger nicht zur Kostenübernahme bereit sind und eine Eigenfinanzierung nicht leistbar ist.

Im Marktsegment „Sport und Fitness" werden teilweise sehr ähnliche Geräte zu erheblich geringeren Preisen angeboten, die technisch durchaus vergleichbare Eigenschaften aufweisen, aber die kostentreibenden Auflagen für Medizinprodukte nicht erfüllen müssen. Anwendungsseitig ist die Abgrenzung argumentativ oft schwierig, beispielsweise bei neuromuskulärem Aufbautraining in der neurologischen Rehabilitation oder aber im Sport, wo letztlich therapeutische Verantwortung und juristische Rahmenbedingungen die entscheidenden Faktoren für die Geräteauswahl sind. Dazu gibt es ein kaum kontrollierbares und oft problematisches drittes Feld, das sich in der jüngeren Vergangenheit über Verfügbarkeiten in der Internetvermarktung aufgetan hat. Vielfältigste Versprechungen und niedrige Preise sind mit fragwürdigen Produkten und mangelnder Dokumentationsqualität bis hin zu durchaus gesundheitsschädlichen Empfehlungen und Eigenschaften verbunden, vor allem aber fehlt die kundige Anleitung und Begleitung für eine effektive und sichere Anwendung.

Worauf kommt es wirklich an?
Bei aller Vielfalt im Angebot sind Stimulationsgeräte grundsätzlich Impulsgeneratoren, die über verschiedenste Elektrodenkonfigurationen mit dem Organismus in Wechselwirkung treten, in der Regel nichtinvasiv, also über Elektrodenkontakt an der unverletzten Hautoberfläche oder in besonderen Fällen auch invasiv, über implantierte Elektroden.

4.3 Monophasische und biphasische Pulse, Gleichstromanteil

Auch wenn bei den auf dem Markt verfügbaren Stimulationsgeräten immer wieder alternative elektrische Strom- oder Spannungsverläufe ins Spiel kommen, handelt es sich doch deutlich überwiegend um monophasische oder biphasische Rechteckpulse, die in verschiedenen Abfolgen über Elektrodenpaare abgegeben werden. Im Folgenden werden wir uns daher auf den Umgang mit diesen Pulsformen konzentrieren und betrachten, wie sie mit dem Organismus in Wechselwirkung treten. Weiters wird darauf eingegangen, wie wir diese Wechselwirkung beeinflussen können, wo die Grenzen unserer Möglichkeiten liegen und inwieweit sicherheitsrelevante Aspekte mitberücksichtigt werden müssen.

▶ Ausgewogene Ladungsbilanz !

Beim klassischen monophasischen Rechteckimpuls gibt es grundsätzlich drei Parameter, die in der Anwendung variiert werden können: Pulsamplitude, Pulsbreite und Pulsfrequenz bzw. der die Frequenz bestimmende Abstand zwischen aufeinanderfolgenden Pulsen. Bei den inzwischen in hochwertigen, moderneren Geräten überwiegenden biphasischen Rechteckimpulsen folgt einem monophasischen Puls der einen Polung (erste Phase) unmittelbar ein zweiter gleicher Puls entgegengesetzter Polung (zweite Phase). Die variablen Parameter sind bei biphasischen Formen grundsätzlich die gleichen, nur wird die Pulsdauer pro Pulsphase (positiv bzw. negativ gepolter Pulsanteil) angegeben (Abb. 4.1).

▶ Vorsicht: Gleichstrom oder „versteckter" Gleichstromanteil im Pulsmuster!

Es ist von entscheidender Bedeutung, dass – abgesehen von wenigen mit besonderer Vorsicht zu handhabenden Spezialanwendungen – Gleichstromanteile in Stimulationsströmen aus Sicherheitsgründen unbedingt vermieden werden sollten. Dies lässt sich über die Gerätetechnik gewährleisten und wird auch in aller Regel von den Herstellern sichergestellt. Vereinzelt sind jedoch sogar zertifizierte Medizinprodukte auf dem Markt, deren Stimulationsmuster ein Gleichstromanteil überlagert ist! Daher muss diese ganz wichtige Geräteeigenschaft bei einer Produktauswahl, etwa bei Anschaffungen, Empfehlungen oder Verordnungen, prioritär geklärt und kritisch bewertet werden.

Gleichstromfreiheit wird dadurch gewährleistet, dass für jeden einzelnen Stimulus die elektrische Ladungsmenge, die während einer ersten Pulsphase über die Elektrodenkontaktflächen in den Organismus oder aus diesem heraus übertragen wird, in einer zweiten Pulsphase durch einen Strom in der Gegenrichtung exakt ausgeglichen wird. Einfach, sicher und kostengünstig lässt sich das gewährleisten, indem die abgegebenen Stimulationsströme über Kondensatoren geleitet

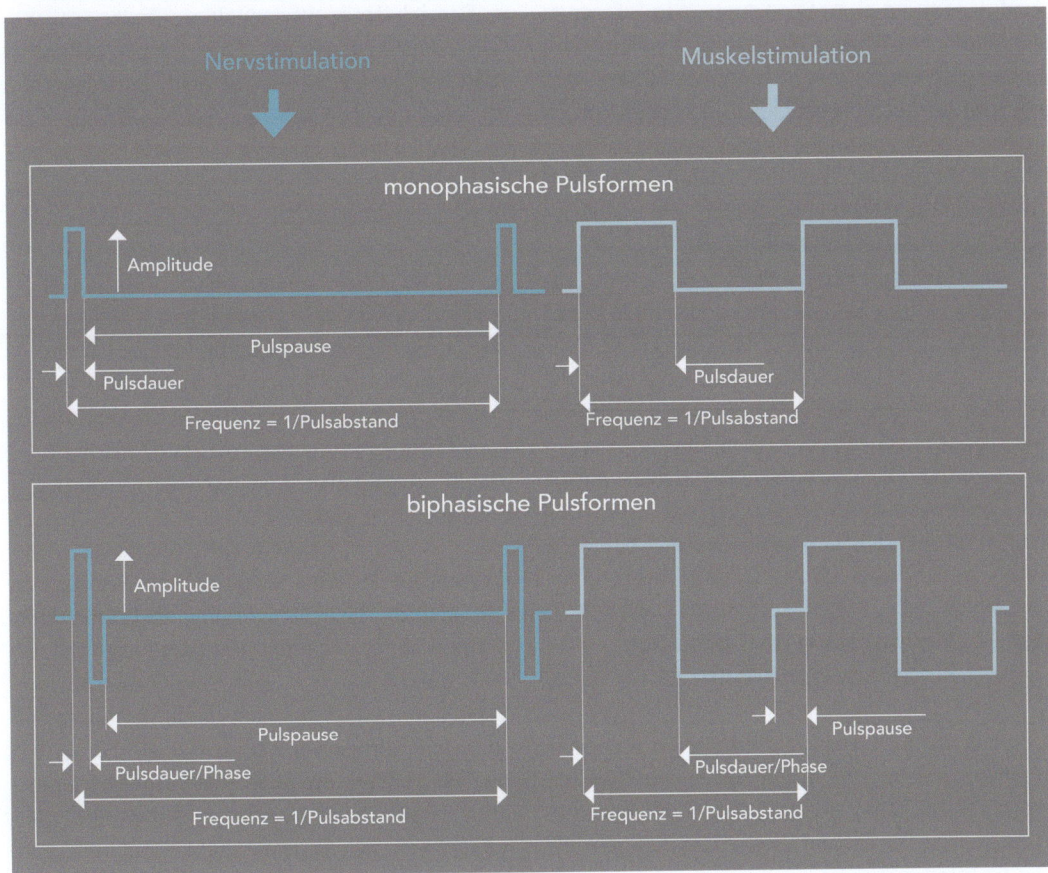

Abb 4.1 Monophasische und biphasische Pulsformen und Parameterdefinitionen für Nerven- und Muskelstimulation

werden, die zwischen Endstufe und Elektrodenanschluss eingefügt sind. Kondensatoren sind elektronische Bauteile mit der besonderen Eigenschaft, Gleichstrom zu sperren, während sich Wechselströme unterschiedlichster Formen, also auch gepulste Ströme, gleichstromfrei an der Nulllinie ausrichten und sich dadurch eine kontinuierliche Ladungsbalance erzwingen lässt.

Bei symmetrischen biphasischen Rechteckimpulsen gleichen die beiden gegengepolten Pulsphasen die Ladungsbilanz direkt aus, kondensatorentkoppelte Pulse werden in ihrer Form kaum verändert. Bei den ebenfalls häufig vertretenen monophasischen Rechteckimpulsen führt die Entkopplung hingegen zu einer relativ starken Verformung. Aus dem einfachen Rechteck entsteht ein asymmetrischer biphasischer Puls mit im Stromverlauf flächengleichen Phasen, sicher in der Anwendung, aber mit gewissen Nachteilen hinsichtlich Steuercharakteristik und Wirkungsgrad der Stimulation. Die letztere Stromform ist vor allem bei älteren Geräten und solchen im niedrigeren Preissegment häufig zu finden und wird in den technischen Spezifikationen oft als biphasisches Stimulationsmuster ausgewiesen, obwohl durch die Asymmetrie deutliche qualitative Nachteile gegenüber symmetrischen biphasischen Stimulationspulsen bestehen.

Alternativ zur erzwungenen Gleichstromentkopplung über Kondensatoren können biphasische Rechteckpulse auch über elektronische Vorkehrungen zur exakten Pulssteuerung ladungsneutral gehalten werden, bei monophasischen Pulsen muss ohne erzwungene Entkopplung mit einem überlagerten Gleichstromanteil variabler Größe gerechnet werden, der beträchtlich mit den jeweils eingestellten Parametern variieren kann (Abb. 4.2).

4.4 Monopolare und bipolare Elektrodenanordnung

Zu unterscheiden von der Stimulation mit „monophasischen oder biphasischen Pulsen" sind die Begriffe „monopolare oder bipolare Stimulation". Letzteres bezieht sich ausschließlich auf die Elektrodenanordnung, die anwendungsbezogen zunächst zu optimieren ist. Die begrifflich zu unterscheidende Pulsform, insbesondere die Auswahl und Polung der Stimuli, ist in einem nachfolgenden Schritt bestmöglich anzupassen.

Die *bipolare Elektrodenanordnung* zweier gleichen Elektroden, die über dem anatomischen Zielgebiet angebracht werden, ist die klassische und meistverbreitete Anwendung. Die lokal konzentrierte elektrische Feldverteilung zwischen den Elektroden führt zu einer bevorzugten Aktivierung von Nervenfasern, im Fall peripherer Denervationen auch zu einer direkten Aktivierung von Muskelfasern, im Bereich der größten Felddichte zwischen den Elektroden. Ziel ist in der Regel eine möglichst gleichmäßige und effiziente Aktivierung des Bereichs unterhalb und zwischen den Elektroden.

Bei der Applikation monophasischer Stimuli gibt es für die Auslösung von Aktionspotenzialen im Bereich der Kathode, der negativ gepolten Elektrode, eine deutlich niedrigere Schwelle als im Bereich der positiv gepolten Anode.

Werden biphasische Pulse angewendet, so kehrt sich bezogen auf die erste Pulsphase die Wirkung um: Die niedrigere Reizschwelle wird im Bereich jener Elektrode erreicht, an der zunächst eine positive Phase anliegt, unmittelbar gefolgt von einer negativ gepolten („anode first").

▶ **Wichtig** Bei monophasischen Impulsen sprechen Nervenstrukturen in der Nähe der Kathode (−) bei deutlich geringerer Intensität an als im Bereich der Anode (+)
Bei biphasischen Impulsen kehrt sich dieser Effekt, bezogen auf die erste Pulsphase, um. Der positive Pol („anode first") ist der reizwirksamere.

Wenn es auf eine selektive, lokal begrenzte, also kleinräumige Aktivierung ankommt, kann die monopolare Anordnung vorteilhaft sein. Das kann einerseits für diagnostische Zwecke notwendig werden, andererseits auch für therapeutische, falls klinisch sehr lokal aktiviert werden, aber gleichzeitig die nähere anatomische Umgebung möglichst unbeeinflusst bleiben soll. Beispiele wären lokale Denervationen mit umliegenden intakten sensorischen und/oder motorischen Nervenstrukturen, lokal erhöhte Schmerzempfindlichkeit, selektive Aktivierung von Agonist oder Antagonist bei der Behandlung von Muskeldysbalancen oder das Vermeiden von elektrischer Feldinduktion in einem nahen Implantat oder einer nahen, nicht offenen Wunde.

Über dem Zielgebiet wird bevorzugt eine kleinere aktive Elektrode angebracht, die zusammen mit einer großflächigeren Gegenelektrode betrieben wird. Eine besonders fokussierte Tiefenwirkung lässt sich erzielen, wenn die Gegenelektrode anatomisch der aktiven Elektrode gegenüber platziert wird, beispielsweise bei Anwendungen am Rumpf oder an den Extremitäten. Für den Einfluss der Polung gelten sinngemäß die gleichen Regeln wie bei der bipolaren Anordnung.

> **Fazit**
> Die bestmögliche Selektivität kann im Bereich einer kleinflächigen aktiven Elektrode erreicht werden, wenn diese entweder als Kathode für monophasische Stimuli oder als Anode, bezogen auf die erste Phase biphasischer Stimuli, betrieben wird.

4.5 Stromgesteuerte (CC) und spannungsgesteuerte (CV) Pulsabgabe

Eine weitere wichtige gerätetechnische Eigenschaft ist die Art der elektrischen Steuerung der Stimuli. Diese kann entweder stromgesteuert („controlled current", CC) oder spannungsgesteuert („controlled voltage", CV) sein. CC bedeutet, dass die Pulsform im Stromverlauf exakt abgebildet wird, während der zugehörige Spannungsverlauf verformt erscheint und sich je nach den Widerstandsverhältnissen an den Elektroden-Gewebe-Übergängen und dem durchflossenen Gewebe (Lastimpedanz) ergibt. CV hingegen liefert definierte Spannungsverläufe, wobei sich die Stromform nach den Impedanzverhältnissen(Gewebewiderstand) richtet (Abb. 4.2).

Grundsätzlich unterscheidet sich die Wirkung beider Varianten kaum, solange sich die Übergangswiderstände der Elektroden zur Hautoberfläche und die anatomischen Konturen während der Anwendung nicht wesentlich ändern.

Es gilt aber einen Sicherheitsaspekt zu beachten: Bei direkter Muskelstimulation, bei der sehr große Ladungstransfers pro Impuls erfolgen, oder bei einer Nervenstimulation mit sehr kleinen Elektroden kann es vor allem im CC-Modus zu lokal überhöhten Stromdichten kommen, die im Extremfall zu nichtreversiblen elektrolytischen Vorgängen am Elektrode-Haut-Übergang und somit zu Hautschädigungen führen können.

Falls während der Anwendung Änderungen der Elektrodenimpedanz auftreten, erzwingt ein CC-Stimulator das unveränderte Weiterfließen des Stroms im vorgegebenen Verlauf über Strommessung und adäquatem Verändern seiner Ausgangsspannung. Diese Methode hat den Vorteil, dass das elektrische Feld im Gewebe und damit die Wirkung auf Nerven- oder Muskelfasern eine weitgehende Konstanz aufweisen. Gleichzeitig besteht aber ein gewisses Risiko, etwa bei verschlechtertem Elektrodenkontakt, beispielsweise bei nur teilweise haftenden Selbstklebe- bzw. Hydrogelelektroden oder bei Austrocknen des Kontaktmediums (Elektrodengel oder H_2O) zwischen Haut und Leitgummi-Elektroden, dass der gesamte Strom weiterhin über eine unter Umständen stark reduzierte Übergangsfläche erzwungen wird, verbunden mit dem Risiko einer elektrochemischen Hautschädigung. Stromdichtenüberhöhungen können auch bevorzugt an Kontaktstellen auftreten, auf die ein lokal erhöhter mechanischer Anpressdruck einwirkt, beispielsweise am Rand, wenn die Elektrode durch eine elastische Binde fixiert wird. Dies kann zu einer lokalen Überhöhung der Stromdichte und im schlimmsten Fall zu Hautschädigungen führen.

Analoge Kontaktstörungen bei der Anwendung eines CV-Stimulators sind erheblich weniger kritisch, da Widerstandserhöhungen automatisch den Stromfluss reduzieren. Dies wirkt sich in der Anwendung unmittelbar durch nachlassende Reizwirkung aus, die Gefahr von lokalen Hautschädigungen ist daher nahezu ausgeschlossen.

Die meisten gängigen Stimulatoren beruhen auf stromgesteuerter Pulsabgabe (CC). Welche der beiden Steuerungsmöglichkeiten letztlich bevorzugt zum Einsatz kommt, sollte jeweils aus einer kritischen Gesamtsicht der Anwendungssi-

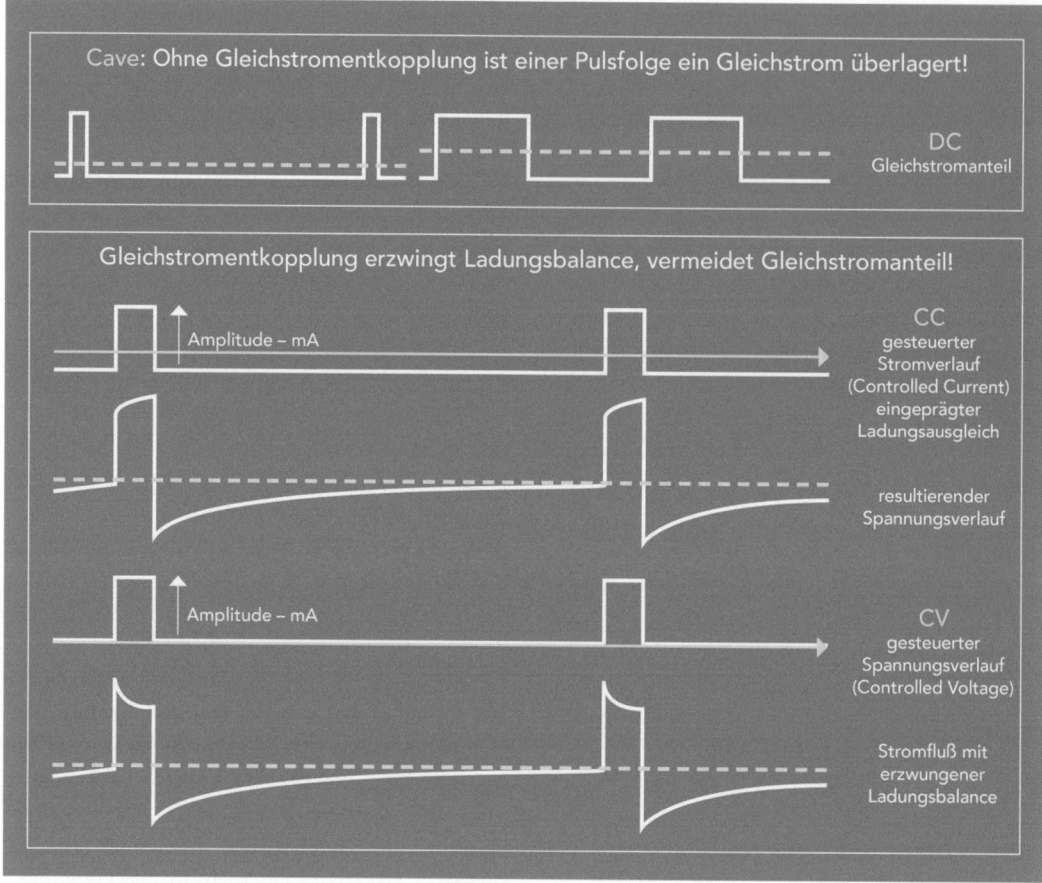

Abb. 4.2 Monophasische Pulsformen werden durch die aus Sicherheitsgründen unverzichtbare Gleichstromentkopplung verformt, dies geschieht für stromgesteuerte (CC) und spannungsgesteuerte (CV) Stimulation jeweils anders. Gleichstromfreiheit bzw. Ladungsbalance ist dann gegeben, wenn die Fläche unterhalb des Verlaufs der positiven Phase exakt von jener unterhalb der negativen Phase, bezogen auf die Nulllinie, ausgeglichen wird.

tuation und der verfügbaren technischen Möglichkeiten entschieden werden.

4.6 Rolle der Parameter Amplitude und Pulsbreite

Die meisten Stimulationsgeräte bieten die Möglichkeit, Pulsbreite und Frequenz innerhalb vorgegebener Grenzen voreinzustellen. Die Pulsamplitude wird dann in der Anwendung variiert, um die Reizintensität im Rahmen von Test- und Behandlungsprozeduren einzustellen. Vereinzelt sind auch Geräte am Markt, bei denen die Amplitude als feste Größe voreingestellt ist und im Betrieb die Pulsbreite zur Intensitätsvariation herangezogen wird. Für die Nerven- bzw. neuromuskuläre Stimulation liegen die sinnvollen Einstellbereiche, bezogen auf eine Pulsphase, für die Amplitude üblicherweise im Bereich 0 bis 120 mA Milliampere) bzw. 0 bis 120 V (Volt), für die Pulsbreite zwischen 100 µA und 1 mA und für die Frequenz zwischen 1 und 120 Hz (Hertz) (Abb. 4.3).

Die Intensitätseinstellung dient der Variation der Rekrutierung der in Nerven gebündelt verlaufenden Nervenfasern. Unabhängig davon, ob Amplitude oder Pulsbreite als steuernder Parameter herangezogen werden, lässt sich jeweils ein Bereich niedriger Intensität finden, wo noch keinerlei Aktivierung erfolgt bzw. noch keine Aktionspotenziale ausgelöst werden. Wird die Intensität langsam gesteigert, wird bei intakter Hautsensibilität zunächst eine sen-

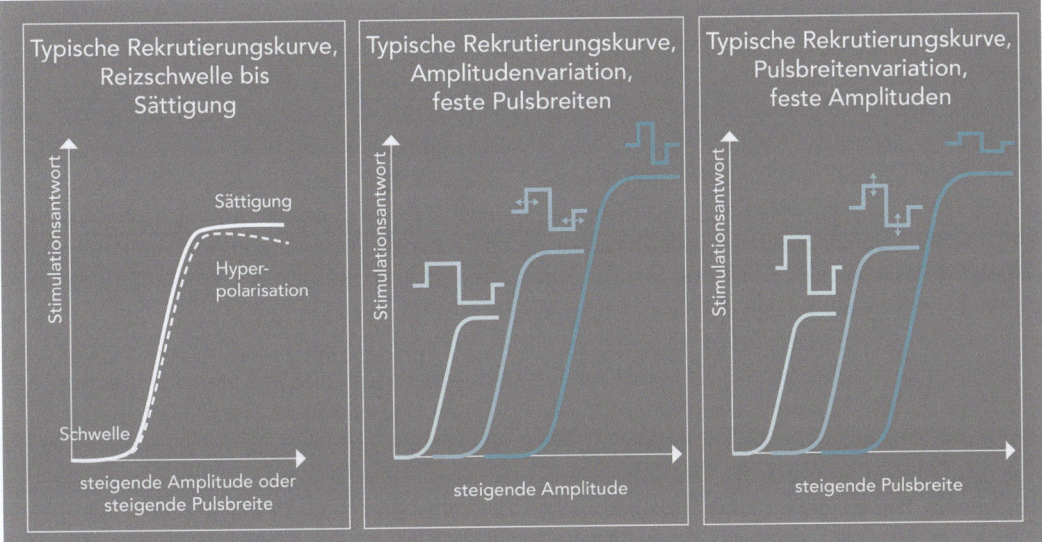

Abb. 4.3 Eine bei „0" beginnende Erhöhung der Stimulationsintensität führt zunächst zum Erreichen einer Reizschwelle, gefolgt von einem mehr oder weniger linearen Anstieg der Rekrutierung von Nerven- oder Muskelfasern bis in einen Sättigungsbereich, wo alle erreichbaren Fasern aktiviert sind und die am empfindlichsten reagierenden in einen Blockadezustand übergehen können (Hyperpolarisation). Die Rekrutierung kann über Amplitudenvariation oder Pulsbreitenvariation gesteuert werden.

sorische Reizschwelle erreicht, bei weiterer Intensitätssteuerung dann eine motorische Schwelle, also erste Anzeichen für schwache Muskelreaktionen. Mit weiter steigender Intensität entwickeln sich dann gegebenenfalls stärkere sensorische Empfindungen und zunehmend stärkere Kontraktionen der vom motorischen Nerven gesteuerten Muskulatur. Eine weitere Steigerung führt schließlich zu einer Sättigung der Kontraktionskraft, vorausgesetzt sensorische Empfindungen setzen vorher keine Grenze. Starke Stimulation kann in Neuronen Blockadeeffekte bewirken, die ein Auslösen und Weiterleiten von Aktionspotenzialen unterbinden (Abb. 4.3).

Ob und bei welcher Intensität Neuronen ein Aktionspotenzial bilden, hängt neben der Entfernung zu den Elektroden bzw. der elektrischen Feldstärke und Feldverteilung in der unmittelbaren Umgebung des Neurons von ihrem Durchmesser ab. Je größer das Neuron, desto niedriger der Schwellenwert. Das hat weitreichende Bedeutung für das Verständnis der Wirkung, die die Stimulation erzielen kann.

Die größten Neuronen sind mit einem Durchmesser von bis zu 20 µm die „propriozeptiven Afferenzen", die Informationen zum Körperbild, wie Muskellänge und Gelenkstellungen erfassen. Die „kutanen Afferenzen", das sind Hautsensoren zugeordnete Afferenzen, sind in einem weiten Größenspektrum vertreten, das von ca. 14 bis 5 µm reicht. Noch kleinere sensorische Fasern, die kleinsten mit nur ca. 1 µm, sind hauptsächlich mit der Schmerzweiterleitung befasst.

Diese sensorischen Anteile verlaufen gebündelt und vermischt mit motorischen Nervenfasern, efferenten Neuronen (Efferenzen) im Durchmesserbereich zwischen ca. 18 und 8 µm. Die größeren Motoneuronen steuern Gruppen von sich rasch und kräftig kontrahierenden Muskelfasern mit wenig Ausdauer (Typ 2, glykolytischer Stoffwechsel), die kleineren Motorneuronen eher ausdauernde Muskelanteile mit geringerer, langsamerer Kraftentwicklung (Typ 1, aerober Stoffwechsel). Der Verbund aus einer im spinalen Interneuronennetzwerk liegenden Motorzelle, dem im peripheren Nerven verlaufendem unteren Motoneuron und der Gruppe der von diesen über periphere Verzweigungen gesteuerten Muskelfasern nennt man „motorische Einheit" (ME). Bezogen auf Leitgeschwindigkeit, Kontraktionsgeschwindigkeit und Ausdauer kann man motorische Einheiten in schnelle und ermüdungsresistente klassifizieren. Physiologisch werden generell bevorzugt ermüdungsresistente ME aktiviert und nur bei Bedarf schnelle ME zusätzlich rekrutiert (Henneman-Prinzip, natürliches Rekruitment).

Es gibt im Größenspektrum noch kleinere efferente Fasern, die mit Muskelspindeln kommunizieren, und schließlich im untersten Durchmesserbereich bis unter ca. 1 µm solche, die dem autonomen Nervensystem zuzurechnen sind und erst auf Stimuli sehr hoher Intensität reagieren.

Der Anteil sensorischer Neuronen ist erheblich höher als der der motorischen Neuronen. Für die Nervenversorgung der oberen Extremität, bezogen auf alle das Rückenmark verlassende Nervenwurzeln, beträgt das Verhältnis beispielsweise in etwa 90 zu 10 %. Im anatomischen Verlauf verschiedener Nervenäste kann diese Relation aber erheblich variieren.

Zusammenfassend betrachtet, müssen wir uns also einer begrenzten Selektivität beim Erreichen einzelner Neuronen bewusst sein und die Reaktionen auf Stimuli in dieser Hinsicht kritisch betrachten. Insbesondere ist die Tatsache von Bedeutung, dass aufgrund der Größenabhängigkeit bei der Rekrutierung der motorischen Nervenfasern die Rekrutierung mit den schnellen motorischen Einheiten beginnt und ausdauernde ME erst mit steigender Intensität koaktiviert werden ("inverses Rekruitment" verglichen mit dem natürlichen). Andererseits lassen sich mit entsprechendem Hintergrundwissen und bei geschicktem Umgang mit Elektrodenanordnungen, Parametern und Trainingsstrategien sehr wohl hervorragende therapeutische und funktionelle Effekte erzielen.

▶ Mit steigender Intensität werden zuerst die schnellen motorischen Einheiten aktiviert, erst danach kommen die ermüdungsresistenten dazu – inverse Rekrutierung.

4.7 Rolle des Parameters Frequenz

Eine grundlegend andere Rolle als die für die Faserrekrutierung verantwortliche Intensität (Amplitude, Pulsbreite) spielt der Parameter „Frequenz".

Einerseits hat diese, wenn sensorische Nervenanteile aktiviert werden, starken Einfluss auf die Signalverarbeitung in den spinalen Interneuronennetzwerken, die im Rückenmark für Bewegungssteuerung oder Vorverarbeitung von Empfindungen verantwortlich sind, andererseits beeinflusst die Frequenz bei Aktivierung motorischer Nervenanteile in erheblichem Ausmaß das Kontraktions- und Ermüdungsverhalten der aktivierten Muskulatur.

Wie die oben erläuterte Rekrutierungsabfolge bei steigender Intensität der Stimuli nahelegt, werden große afferente Neuronen bereits bei geringer Stimulationsstärke aktiviert, das heißt, es werden zunächst einmal ausschließlich rein sensorische Nervenstrukturen aktiviert. Dies lässt sich sehr gut unmittelbar für die Schmerz- und Spastikbehandlung und die Therapie von Bewegungsstörungen nutzen. Dafür müssen individuell optimale Intensitäts- und Frequenzwerte bestimmt und kontrolliert angewendet werden.

Wird die Intensität in den Bereich der neuromuskulären Kontraktionen erhöht, kommt es im Allgemeinen dominierend zu Muskelantworten, im Hintergrund bleibt das Mitaktivieren sensorischer Anteile damit jedoch untrennbar verbunden und kann zu positiven, störenden oder aber unauffälligen Nebenwirkungen führen. Beispielsweise kann bei Patienten mit einer Rückenmarkverletzung in einzelnen Fällen neuromuskuläres Aufbautraining von einer unerwünschten Spastikerhöhung begleitet sein, während es bei anderen Patienten unter vergleichbaren Bedingungen sogar zu einer Beruhigung der Spastik kommen kann. Mit individueller Optimierung der Behandlungsprotokolle lassen sich in der überwiegenden Zahl der Fälle zufriedenstellende Lösungen finden.

Bei der neuromuskulären Stimulation spielt die Frequenz zwei unterschiedliche Rollen:

1. Afferente (sensorische) Nervenanteile werden gleichzeitig aktiviert, die die zentrale Signalverarbeitung in den spinalen Interneuronennetzwerken frequenzabhängig beeinflussen.
2. Die Frequenz hat im efferenten motorischen Nervenanteil starken Einfluss auf die biomechanischen Muskelantworten und die metabolische Belastung der aktivierten Muskulatur.

Für neuromuskuläres Training oder die neuromuskuläre Aktivierung gelähmter oder geschwächter Muskelfunktionen müssen sogenannte phasische Stimulationsmuster angewendet werden, das heißt, die Aktivierung erfolgt in zeitlich begrenzten Anspannungsphasen, die durch entsprechende Ruhepausen voneinander getrennt sind. Damit kommen zu Intensität und Frequenz weitere Parameter hinzu: die Aktivierungsdauer, Pausendauer und in der Regel auch an- und absteigende Rampenverläufe, die für weicheren Aufbau und Abbau von Muskelkontraktionen sorgen. Die harmonische Abstimmung aller dieser Parameter ist für Aufbau- und Erhaltungstraining ebenso wie für zufriedenstellende funktionelle Aktivierung von entscheidender Bedeutung. Eine Sonderstellung nimmt die direkte Muskelstimulation ein, die nur dann zur Anwendung kommt, wenn Muskeln oder Muskelanteile ihre Nervenversorgung verloren haben. Auf Unterschiede zur neuromuskulären Stimulation wird in Abschn. 4.8 näher eingegangen.

4.7.1 Anwendung von Einzelstimuli

Betrachten wir zunächst die Wiederholungsfrequenz der Stimuli, beginnend mit einzeln ausgelösten oder sehr langsam wiederholten Einzelreizen. Diese sind für Test- und Einstellaufgaben sehr wertvoll, können aber auch für therapeutische Ziele nützlich sein, wie Durchblutungsförderung oder Wiederaufbau der Erregbarkeit von Muskelfasern.

Eine typische, hilfreiche Testfrequenz ist 1 Hz, mit der sensorische und motorische Reizschwellen sehr einfach bestimmt werden können. Weiters lassen sich einfache Tests zum Innervations- bzw. Denervationsstatus einzelner Muskeln durchführen. Sättigungsamplituden, also die für eine bestimmte Elektrodenanordnung maximal erreichbare Rekrutierung von motorischen Einheiten oder, bei denervierten Muskeln, von Muskelfasern, können bestimmt werden. Derart ermittelte Schwellenwerte können in Pulsfolgen für die therapeutische Behandlungen direkt übernommen werden, zum Beispiel wenn es um die Spastikbehandlung mit gerade subsensorisch eingestellten kontinuierlichen (tonischen) Stimulationsmustern geht.

Vorsicht ist bei testweise ermittelten höheren Intensitätswerten geboten, insbesondere wenn die Nervensensorik intakt ist. Dann ist zwar die Einzelpulstestung mit nahezu unbegrenzter Intensität möglich, ohne nennenswerte Beschwerden zu erzeugen, jedoch gibt es für Pulsfolgen erheblich niedrigere Grenzwerte, bei denen die Stimulation bereits als unangenehm oder gar schmerzhaft empfunden wird (Abb. 4.4).

4.7.2 Anwendung niedriger Frequenzen

Pulsfrequenzen unterhalb 10 Hz werden häufig für das „Aufwärmen" vor einer Trainingseinheit, in „aktiven Anspannungspausen" oder in einer abschließenden „Regenerationsphase" eingesetzt. Es kommt zu keiner kontinuierlichen Anspannung der Muskulatur, sondern zu Schüttelbewegungen, die durchblutungsfördernd wirken und das Auswaschen von Stoffwechselprodukten fördern können.

4.7.3 Anwendung fusionierender Frequenzen

Wird der Abstand zwischen einzelnen Stimuli verkürzt, also die Frequenz erhöht, verschmelzen die Einzelzuckungen zunächst zu einer unstetigen „Schüttelbewegung", die die Impulsfolgen begleitet. Ab der sogenannten *Fusionsfrequenz* entstehen glatte, sogenannte tetanische Kontraktionen. Eine weitere Erhöhung der Frequenz bewirkt zwar noch eine leichte Steigerung der Kontraktionskraft und einen rascheren Kraftanstieg zu Beginn einer Stimulationssequenz, gleichzeitig kommt es aber zu einem starken Anstieg der Ermüdungsneigung der Muskulatur, die bei funktionellen Anwendungen zu großen Problemen führen und im Verlauf von Trainingsprozessen zu Stoffwechselüberforderungen führen kann (Abb. 4.4).

Für die meisten Anwendungen ist daher ein behutsamer Beginn ratsam. Die Frequenz sollte dabei gerade fusionieren, einer kontinuierlichen Anspannung sollte also nur mehr ein nicht störendes Minimum an Schüttelanteilen überlagert

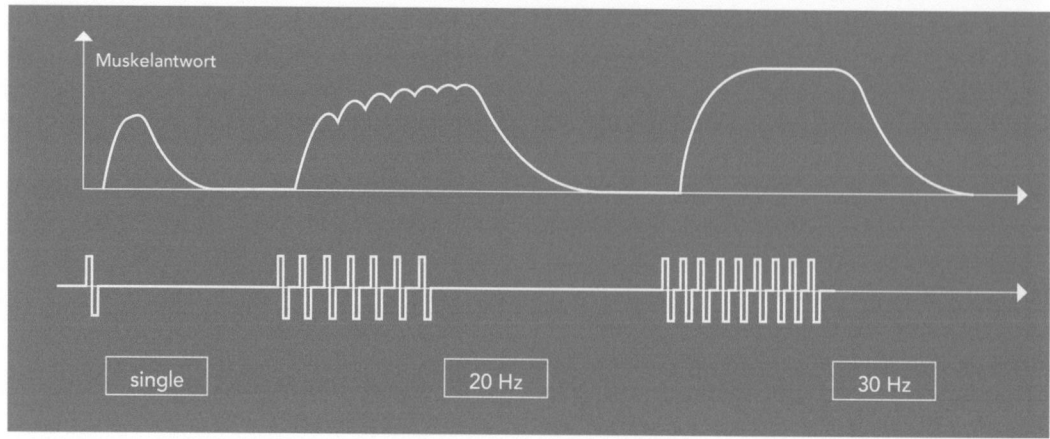

Abb. 4.4 Die Muskelantwort auf einen einzelnen Stimulus ist eine Zuckung aller in den rekrutierten motorischen Einheiten enthaltenen Muskelfasern. Mit steigender Wiederholungsfrequenz der Stimuli kommt es zu einer zunehmenden Überlagerung der Einzelzuckungen und ab der Fusionsfrequenz zu einer als stetig empfundenen „tetanischen Kontraktion". Die dargestellten Verläufe entsprechen qualitativ der Zugkraft an einem festen Widerstand (isometrische Kontraktion).

sein. Die Fusionsfrequenz ist keine absolute Größe, sondern wird nach subjektivem Empfinden ab 25 bis 30 Hz beginnen und sich bei weiterer Frequenzerhöhung zunehmend glätten.

Der „behutsame Beginn" bezieht sich auch auf die Stärke und Dauer der Kontraktion, entsprechende Erholungspausen zwischen den Kontraktionen und ein sorgfältiges Vermeiden übermäßiger Muskelermüdung. Im weiteren Verlauf eines Trainingsprogramms kann dann an den Parametern Frequenz, Intensität, Kontraktions- und Pausenzeit und Trainingsausmaß „gedreht" werden, um kontrollierte Trainingsreize in Richtung angestrebter Kraft- und Ausdauerziele zu setzen.

4.8 Sonderfall Muskelstimulation

Die Erhaltung denervierter Muskulatur ist weniger funktionell als hinsichtlich längerfristiger Lebensqualität sowie gesundheitsökonomisch für verschiedene Patientengruppen außerordentlich wichtig. Wirksame Methoden stehen erst seit wenigen Jahren in validierter Form zur Verfügung (Kern et al. 2010a; Gallasch et al. 2005).

Die anzuwendenden Parameter und Anwendungsprotokolle unterscheiden sich grundlegend von der neuromuskulären Stimulation. Die elektrischen Membraneigenschaften von Nerven- und Muskelfasern sind sehr unterschiedlich, was sich bereits aus den sehr unterschiedlichen Geschwindigkeiten der Weiterleitung von Aktionspotenzialen schließen lässt: Aktionspotenziale bewegen sich entlang Motorneuronen mit Geschwindigkeiten von 50 bis 100 m/s, während sie sich auf gesunden Muskelfasern lediglich mit 2 bis 5 m/s fortbewegen können, bei atrophierten und degenerierten Muskelfasern noch wesentlich langsamer.

Ähnlich verhält es sich mit der Erregbarkeit durch externe elektrische Felder bzw. Feldänderungen, die für das Auslösen eines Aktionspotenzials einwirken müssen. Für die Aktivierung von Nervenfasern kommen Pulse von 100 bis 1000 μs (0,1 bis 1 ms) pro Phase zum Einsatz. Verlängert man die Pulse weiter, erhöht sich zwar die pro Puls übertragene elektrische Ladungsmenge, eine weitere Steigerung der Rekrutierung von Fasern kann aber nicht erreicht werden. Im Vergleich sind selbst völlig gesunde denervierte Muskelfasern mit Pulsbreiten unterhalb 15 bis 20 ms pro Phase nicht aktivierbar. Bei fortgeschrittener Atrophie bzw. nach länger dauernder Denervation oder auch Degeneration des Muskels können graduell ansteigend bis 250 ms, im Extremfall sogar bis zu 500 ms pro Phase notwendig werden.

Es ist dringend anzuraten, bereits in der Frühphase nach Denervation mit einem Erhaltungstraining zu beginnen und dieses regelmäßig anzuwenden. Wenn die Pulspausen kurzgehalten werden, lässt sich eine gerade noch fusionierende Frequenz von 25 bis 30 Hz anwenden (Mayr et al. 2002). Für alle anderen Trainingsparameter gelten analoge Grundsätze wie für neuromuskuläres Training (Abb. 4.5).

Trainingsziel kann die Gesunderhaltung der Muskulatur in Erwartung einer erhofften oder absehbaren Reinnervation sein oder aber eine umfassendere Gewebeerhaltung als Dekubitusprophylaxe, die regelmäßig anzuwenden wäre (Carraro et al. 2005). Falls im ersten Jahr nach Denervation die Inaktivitätsatrophie bzw. ab dem zweiten Jahr die Muskeldegeneration fortgeschritten ist, werden die für eine Aktivierung notwendigen Mindestpulsdauern erheblich länger, und fusionierte Kontraktionen sind nicht mehr möglich (Abb. 4.6). Die Erregbarkeit der Muskulatur kann jedoch über Einzelpulskonditionierung wieder so weit zurückgeführt werden, dass eine Tetanisierung der Kontraktionen und damit wirksames Kraftausdauertraining wieder erreichbar werden. Es ist aber zu beachten, dass dieser Wiederaufbau denervierter Muskulatur mit Fortdauer einer Inaktivität immer langwieriger wird und das erreichbare Ausmaß des Muskelaufbaus zunehmend an Grenzen stößt.

Für Testung und Therapiesteuerung ist die kontinuierliche Anpassung der elektrischen Parameter von besonderer Bedeutung. Dazu stehen – möglichst biphasische – Rechteckpulse zur Verfügung, einerseits mit langer Dauer für die Aktivierung von Muskelfasern, andererseits mit einer Phasendauer unter 1 ms, um den Denervationsgrad zwischen Teildenervation und vollständiger Denervation abzuschätzen und gegebenenfalls noch innervierte Muskelanteile über neuromuskuläre Stimulation zu trainieren. Dazu kommt eine weitere nützliche Pulsform, nämlich lange, rampenförmige biphasische Pulse. Diese bieten, zumindest für eine Phasendauer über 80 bis 100 ms, die vorteilhafte Eigenschaft, bei Neuronen wegen Akkomodationseffekten eine höhere Depolarisationsschwelle aufzuweisen als bei denervierten Muskelfasern (Abb. 4.7). Von *Akkomodation* spricht man, wenn der Anstieg oder Abfall eines Stimulus so flach verläuft, dass bei den empfindlicheren Nervenstrukturen die Diffusionsprozesse an der Zellmembran derart

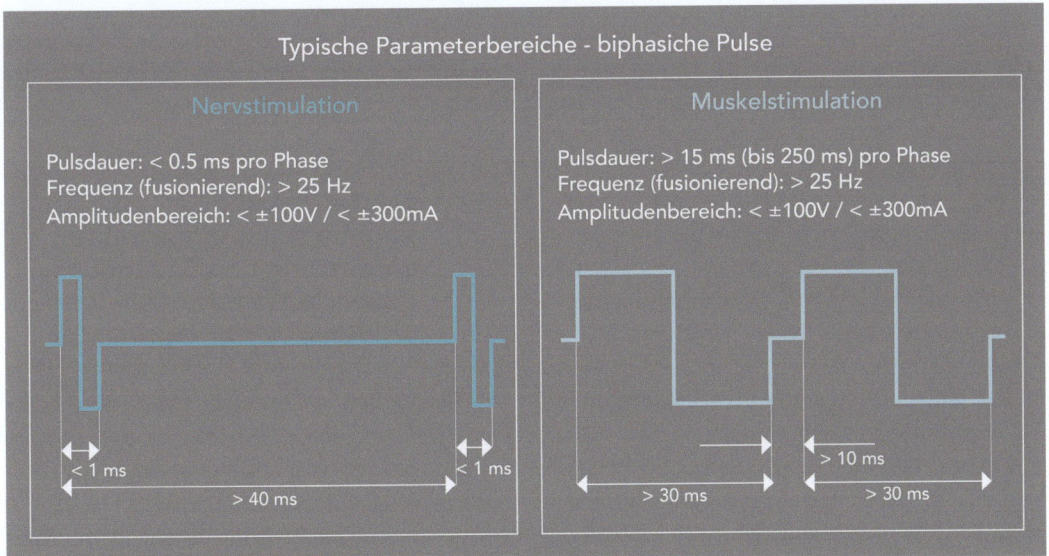

Abb. 4.5 Vergleich der Parameterbereiche bei Nerven- bzw. neuromuskulärer Stimulation mit jenen bei direkter Muskelstimulation. Der wesentliche Unterschied liegt in der anzuwendenden Pulsbreite, mit Auswirkungen auf Trainingsstrategien und Sicherheitsvorkehrungen.

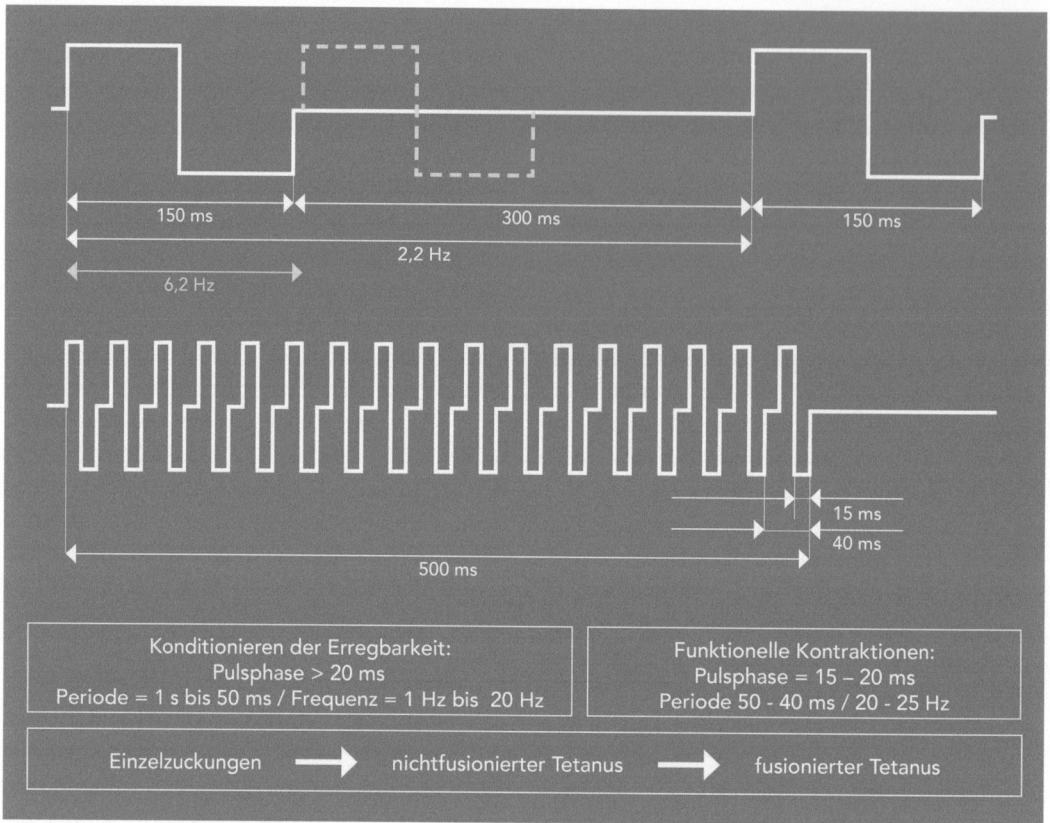

Abb. 4.6 Bei denervierter Muskulatur ist es aufgrund der notwendigen langen Pulsdauer schwierig, fusionierte Kontraktionen zu erreichen. In der Regel muss – je nach Denervationsdauer – zunächst ein Wiederaufbau der elektrischen Erregbarkeit über Einzelzuckungen erfolgen.

stark entgegenwirken, dass es zu keiner Auslösung eines Aktionspotenzials kommt, während die weniger empfindlich reizbaren Muskelfasern aktivierbar bleiben.

▶ Lange, rampenförmige Impulse eröffnen die Möglichkeit, Muskelfasern zu aktivieren, ohne gleichzeitig benachbarte sensorische oder motorische Nerven zu stimulieren.

Die rampenförmigen Pulse können auch mit kürzerer Pulsdauer angewendet werden, wenngleich der Akkomodationseffekt dabei geringer wird. Trotzdem können leicht verbesserte sensible Verträglichkeit und reduziertes *Mitstimulieren benachbarte motorische* Nerven erwartet werden. Gleichzeitig reduziert sich der elektrische Ladungstransfer, da die Fläche unterhalb des Pulsverlaufs, Ladung ist das Integral der Stromstärke über die Zeit, verringert wird (Abb. 4.8).

4.9 Elektroden und Parametermanagement für die Testung und Behandlung denervierter oder teildenervierter Muskulatur

Die Behandlung sollte möglichst bald nach der Denervation beginnen, je früher, desto besser das Erhaltungsergebnis und desto geringer der Trainingsaufwand. Die Elektroden sollten möglichst den gesamten Zielmuskel bedecken, damit Aktionspotenziale in möglichst vielen Muskelfasern ausgelöst werden.

Der erste Test sollte mit Einzelpulsen unterhalb 1 ms pro Phase erfolgen, um noch inner-

4 Zur Rolle der elektrischen Parameter in der Funktionellen Elektrostimulation

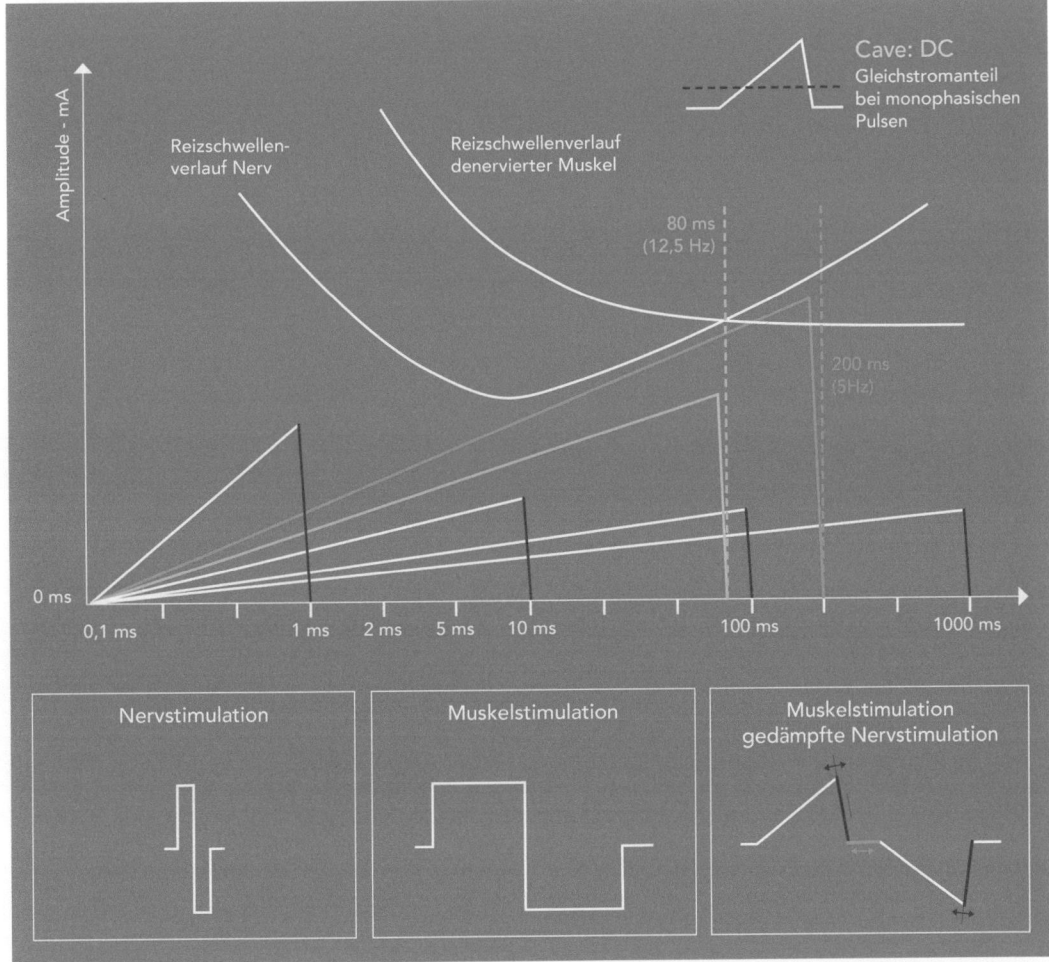

Abb. 4.7 Zur Testung und Behandlung von denervierter Muskulatur werden kurze Pulse für die Nervenaktivierung sowie lange Rechteckimpulse und rampenförmige Pulse für die Aktivierung denervierter Muskelfasern benötigt. Nervenfasern weisen bei Rampenimpulsen oberhalb einer Phasendauer von 80 bis 100 ms eine höhere Aktivierungsschwelle auf als Muskelfasern.

vierte Teile des Muskels zu identifizieren oder eine vollständige Denervation zu verifizieren. Falls sich ein Erfolg versprechender Anteil intakter motorischer Einheiten identifizieren lässt, kann ein neuromuskuläres Aufbautraining dieses Anteils ins Auge gefasst werden, das eine Kräftigung der nervenversorgten Muskelfaser (Hypertrophie) bewirken und einen positiven Einfluss auf das Reinnervationsgeschehen ausüben kann.

Reagiert der Muskel auf kurze Impulse nicht, sollten als Nächstes Einzelpulse mit längerer Dauer eingesetzt werden. Diese liegt bei Kurzzeitdenervation im Bereich zwischen 15 und 30 ms pro Phase. Liegt die Denervation länger zurück, werden graduell längere Pulslängen von über 100 ms pro Phase notwendig. Zunächst wird mit wachsenden Einzelimpulsen ein Maximum der Muskelantwort gesucht. In der Folge wird die Pulsdauer schrittweise verringert und jeweils getestet, inwieweit noch immer ähnlich kräftige Muskelantworten erzielbar sind. Damit lässt sich ein Pulsbreitenminimum identifizieren, unter dem sich die erreichbare Muskelreaktion massiv reduziert. Für das Training sollte die minimale Pulsdauer mit noch kräftiger Muskelantwort eingesetzt werden.

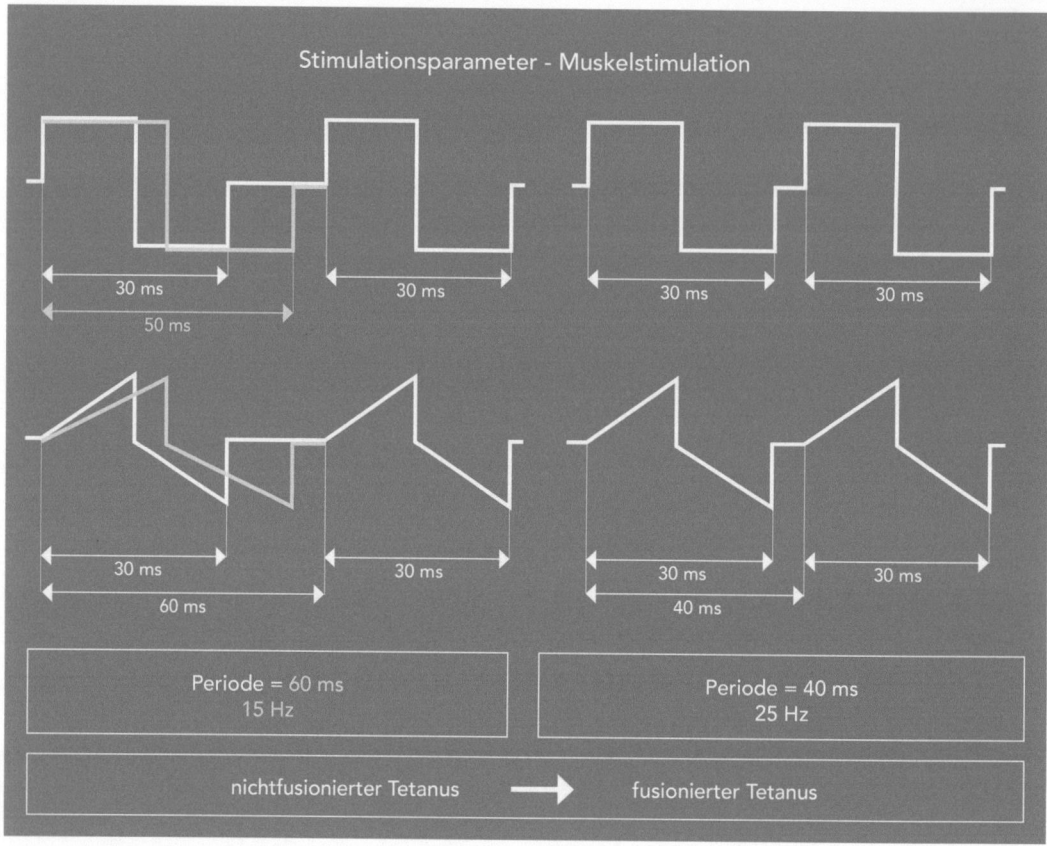

Abb. 4.8 Rampenförmige Pulse können Vorteile hinsichtlich der Reduktion des Miterregens von benachbarten sensorischen und motorischen Nerven bringen. Die Hautbelastung wird durch einen reduzierten Ladungstransfer über die Elektroden reduziert.

Wichtig ist auch die Klärung der Ausdauerbelastbarkeit des Muskels zum jeweiligen Trainingsstatus. Dazu werden für das Training vorgesehene Pulsmuster solange unter Beobachtung angewandt, bis die Muskelreaktion schwächer zu werden beginnt. Aus der ermittelten Zeitspanne ergibt sich das Zeitintervall für die tägliche Anwendung.

Beide Tests sollten zur Anpassung der Trainingsparameter regelmäßig wiederholt werden. In Abständen von 1 bis 2 Wochen sollten sich bereits Unterschiede in der Erregbarkeit und Ausdauer des Muskels identifizieren lassen.

Sobald sich die Erregbarkeit so weit verbessert hat, dass 15 bis 20 ms pro Phase anwendbar sind, kann auf tetanisierende Kontraktionen und klassisches Aufbautraining umgestellt werden (Kern et al. 2010b; Kern et al. 1999; Gallasch et al. 2005).

Begrenzt intakte Sensibilität oder störende Koaktivierung benachbarter innervierter Muskulatur die anwendbare Intensität zu stark, können alternativ die gleichen Tests mit rampenförmigen Pulsen durchgeführt und diese auch für das Aufbautraining eingesetzt werden.

Literatur

Carraro U, Rossini K, Mayr W, Kern H (2005) Muscle fiber regeneration in human permanent lower motoneuron denervation: relevance to safety and effectiveness of FES-training, which induces muscle recovery in SCI subjects. Artif Organs 29(3):187–191

Gallasch E, Rafolt D, Kinz G, Fend M, Kern H, Mayr W (2005) Evaluation of FES-induced knee joint moments in paraplegics with denervated muscles. Artif Organs 29(3):207–211

Kern H, Hofer C, Strohhofer M, Mayr W, Richter W, Stöhr H (1999) Standing up with denervated muscles in humans using functional electrical stimulation. Artif Organs 23(5):447–452

Kern H, Carraro U, Adami N, Biral D, Hofer C, Forstner C, Mödlin M, Vogelauer M, Pond A, Boncompagni S, Paolini C, Mayr W, Protasi F, Zampieri S (2010a) Home-based functional electrical stimulation rescues permanently denervated muscles in paraplegic patients with complete lower motor neuron lesion. Neurorehabil Neural Repair 24(8):709–721

Kern H, Carraro U, Adami N, Hofer C, Loefler S, Vogelauer M, Mayr W, Rupp R, Zampieri S (2010b) One year of home-based daily FES in complete lower motor neuron paraplegia: recovery of tetanic contractility drives the structural improvements of denervated muscle. Neurol Res 32(1):5–12

Mayr W, Hofer C, Bijak M, Rafolt D, Unger E, Sauermann S, Lanmueller H, Kern H (2002) Functional electrical stimulation (FES) of denervated muscles: existing and prospective technological solutions. Basic Appl Myol 12:287

ICF basierte Zielsetzung in der Funktionellen Elektrostimulation

Klemens Fheodoroff

Inhaltsverzeichnis

5.1　**Ziele in der Neurorehabilitation** 49
　　5.1.1　Zielquellen und Verständlichkeit von Zielen 50
　　5.1.2　Selbsteinschätzung, Selbstwirksamkeit, Selbstmanagement
　　　　　und Ziele 50
　　5.1.3　Ziele und Feedback 51
5.2　**Internationale Klassifikation der Funktionsfähigkeit, Behinderung
　　　und Gesundheit (ICF)** 52
　　5.2.1　Aufbau der ICF 52
　　5.2.2　Leistungsfähigkeit und Leistung 52
　　5.2.3　Kontextfaktoren 54
　　5.2.4　Top-down oder bottom-up? 54
　　5.2.5　ICF-basierte Befunde und Ziele 54
　　5.2.6　Beispiele ICF-basierter Ziele im Kontext der Funktionellen
　　　　　Elektrostimulation 57
Literatur 57

5.1　Ziele in der Neurorehabilitation

Die Verwendung von Zielen wird heute als Standard in der neurologischen Rehabilitation angesehen (Siegert und Levack 2015). Ziele beeinflussen den Rehabilitationsprozess auf mehreren Ebenen, sowohl auf der Seite der Leistungsempfänger (Betroffenen) als auch auf der Seite der Leistungserbringer (Therapeuten). In mehreren Reviews wurden positive Effekte von Zielvereinbarungen auf die Selbstwirksamkeit, die gesundheitsbezogene Lebensqualität und den emotionalen Zustand sowie das Gefühl des Eingebundenseins in den Rehabilitationsprozess nachgewiesen (Levack et al. 2015; Sugavanam et al. 2013).

Ziele stärken die Arbeitsbeziehung zwischen Therapeuten untereinander und mit den Betroffenen, sorgen für messbare Fortschritte, helfen den Patienten bei der Angstbewältigung und fördern die Einsicht in Grenzen der Restitution sowie die Bewältigung derselben (McGrath und Adams 1999; Playford et al. 2009). Wade forderte bereits 2009, dass das Arbeiten mit Zielen eine Kernkompetenz eines jeden Mitglieds des Rehabilitationsteams sein sollte (Wade 2009).

K. Fheodoroff (✉)
Gailtal Klinik, Hermagor, Österreich
e-mail: klemens.fheodoroff@kabeg.at

Die wesentlichen Grundlagen und Prinzipien sowie die praktische Umsetzung der zielorientierten Therapiesteuerung werden in diesem Kapitel zusammengefasst.

5.1.1 Zielquellen und Verständlichkeit von Zielen

Ziele können von den Betroffenen selbst oder von Bezugspersonen formuliert werden, von den Behandlern vorgegeben oder gemeinsam (partizipativ) vereinbart werden. Alle drei Methoden sind wirksam (Gauggel et al. 2002). Mittlerweile wurde nachgewiesen, dass selbst gewählte Ziele – entgegen der Selbstbestimmungstheorie – nicht leistungsfördernder sind als vorgegebene oder partizipativ vereinbarte Ziele (Locke und Latham 2013b). Wenn die Betroffenen die Logik und die Begründung der einzelnen Ziele verstehen, sind sie bereit, auch schwierigen Zielen zu folgen, sofern diese nicht in Konflikt mit persönlichen oder mit Team-immanenten Selbstkonzepten stehen (Day 2013; Locke und Latham 2013a).

Zwischen der Spezifität der Ziele und dem Grad der Zielverbindlichkeit besteht eine positive Korrelation (Seijts et al. 2004). Klar formulierte, verständliche und geradlinige Ziele werden eher befolgt als vage, komplex formulierte und verschachtelte Ziele. Bewältigungsorientierte Ziele („Erreichen von …") stimulieren die Selbstwirksamkeit und die Suche nach Lösungen stärker als vermeidungsorientierte Ziele („Verhindern von …") (Wood et al. 2013). Dies gilt sowohl für Lernziele („Strategie entwickeln") als auch für Leistungsziele („besser werden").

▶ Ziele, die von den Betroffenen nicht verstanden werden, können auch nicht verfolgt werden. Besonderes Augenmerk sollte daher auf die Verständlichkeit von Zielen gelegt werden.

Zur Überprüfung der Verständlichkeit haben sich die Akronyme: „SMART" und „RUMBA" bewährt.

Das Akronym „SMART" stammt aus dem Projektmanagement (Doran 1981), wird aber mittlerweile in vielen Bereiche verwendet, z. B. in Mitarbeiterführung und Rehabilitation (Cott und Finch 1991). Es steht für:

S: Specific / spezifisch
M: Measurable / messbar
A: Achievable / erreichbar
R: Relevant
T: Timed / zeitlich terminiert (bezieht sich üblicherweise auf den aktuellen Behandlungszyklus)

Ein konkretes SMART-Ziel könnte lauten: „Eine Flasche mit dem gelähmten Arm zum Öffnen und Verschließen halten (können) – in 14 Tagen".

In der RUMBA-Regel (Tab. 5.1) wird noch größeres Augenmerk auf die (Laien-) Verständlichkeit von Zielen gelegt (Braun et al. 2010).

Insbesondere in frühen Krankheitsstadien wünschen sich die Betroffenen, „wieder so wie früher zu werden" oder „wieder normal gehen zu können". Aus Sicht der „Goal Setting Theory" handelt es sich dabei um sog. *Streckziele* („stretch goals"). Darunter versteht man Ziele, die (absichtlich oder unabsichtlich) so hoch angesetzt sind, dass sie mit den gegenwärtigen Ressourcen praktisch nicht erreichbar erscheinen. Aus Sicht der Behandler ist es hilfreich, diese für die Betroffenen in der Regel „besonders wichtigen" Ziele als „besonders schwierig und herausfordernd" zu bewerten und gleichzeitig einfachere Etappenziele auf dem Weg dorthin zu entwickeln. Ein wichtiges Etappenziel kann auch „Hindernisse zur Zielerreichung erkennen (können)" sein.

5.1.2 Selbsteinschätzung, Selbstwirksamkeit, Selbstmanagement und Ziele

Ziele, die die Betroffenen nicht als wichtig erachten, werden auch nicht verfolgt (Locke und Latham 1990). Folgende Komponenten, die die Zielverbindlichkeit erhöhen, wurden herausgearbeitet (Bandura 1997, 2013; Locke und Latham 2013b):

Tab. 5.1 Das RUMBA-Akronym zur Überprüfung von Zielen

Buchstabe	Hauptbegriff	Kommentar
R	Relevant	Bedeutung des Zieles für die betroffene Person.
U	Understandable / Verständlich	Das Ziel ist verständlich formuliert.
M	Measurable / Messbar	Das Ausgangsniveau und das Endergebnis sind einfach, zuverlässig und aussagekräftig messbar.
B	Behaviorable / Verhaltensorientiert	Das Ziel kann durch aktives Verhalten erreicht werden.
A	Achievable / Erreichbar	Das Ziel ist im Rahmen der vorhandenen Barrieren / Ressourcen erreichbar.

- **Bedeutsamkeit** (= Faktoren, die Ziele wichtig und erstrebenswert machen),
- **Erreichbarkeit** der Ziele (= Faktoren, die das Ziel mit den verfügbaren Ressourcen auch erreichbar werden lassen),
- **Komplexität** der Ziele (d. h. die Höhe des Aufwands zur Entwicklung von Lösungsstrategien),
- **Selbstwirksamkeit** („self-efficacy", die Überzeugung, eine Handlung ausführen bzw. ein Ziel erreichen zu können).

Insbesondere die Einschätzung der Selbstwirksamkeit hat Einfluss darauf, ob Menschen an einer Handlungskette festhalten, besonders wenn Schwierigkeiten und Rückschläge auftreten.

Das optimale Niveau der Selbstwirksamkeit liegt etwas über der tatsächlichen Leistungsfähigkeit; dann sind Menschen in besonderem Maße bereit, schwierige Aufgaben zu bewältigen und Erfahrungen zu sammeln – d. h. zu lernen (Bandura 2013).

Selbstwirksamkeit beeinflusst auch wesentlich die Fähigkeit zur Selbstregulierung (die Fähigkeit, die eigenen Gefühle und Stimmungen durch einen inneren Dialog zu beeinflussen und zu steuern) und die Fähigkeit zum Selbstmanagement (Cicerone und Azulay 2007; Erez und Judge 2001).

Selbstmanagement besteht aus vier Kernprozessen (Austin und Vancouver 1996):

(1) **Ziele setzen:** Ziele entwickeln, reihen, priorisieren, annehmen, anpassen und verwerfen,
(2) **Planen:** interne Abläufe zur Erstellung von Schritten zur Zielverfolgung planen,
(3) **Handeln:** Maßnahmen zur Zielerreichung und -aufrechterhaltung ausführen,
(4) **Revision:** Ziele anpassen und/oder aufgeben.

5.1.3 Ziele und Feedback

Unter Feedback subsummiert man jede Reaktion (Gesten, emotionale Lautäußerungen, verbale oder gerätegestützte Rückmeldung), aus der ein Rehabilitand Rückschlüsse auf die aktuelle Leistung in Hinblick auf das Zielverhalten ziehen kann. Feedback beeinflusst also den Lernprozess bzw. den Grad der Zielerreichung und hat darüber hinaus auch affektive Konsequenzen: Menschen verspüren Freude bzw. Enttäuschung bei entsprechendem Feedback zur eigenen Leistung – besonders von anerkannten Bezugspersonen oder Experten. Allein die Tatsache, dass jemand den individuellen Fortschritt beobachtet, scheint schon als Verstärker zu wirken (Ashford und De Stobbeleir 2013).

Ziele können „erreicht" – „teilweise erreicht" – „nicht erreicht" oder „übertroffen" werden. Nicht alle Ziele müssen erreicht werden. Die Bewertung „teilweise erreicht" kann einen weiteren Behandlungsbedarf begründen. Streckziele, also Ziele, die innerhalb des gegebenen Zeitraumes mit den vorhandenen Ressourcen kaum bzw. nicht erreichbar sind, werden auch häufig als „nicht erreicht" zu bewerten sein. Allerdings muss das „Nichterreichen" von Streckzielen nicht zwangsläufig zu Enttäuschung und Frustration führen, sondern kann dazu beitragen, Grenzen zu akzeptieren und sich von unerreichbaren Zielen zu lösen (Brands et al. 2012, 2014; Scobbie et al. 2013).

5.2 Internationale Klassifikation der Funktionsfähigkeit, Behinderung und Gesundheit (ICF)

Um der Komplexität in der neurologischen Rehabilitation gerecht zu werden, ist eine ganzheitliche Sichtweise nötig, die über die rein medizinische (störungsorientierte) Problemerfassung hinausgeht. Mit der „Internationalen Klassifikation der Funktionsfähigkeit, Behinderung und Gesundheit" (ICF) (DIMDI 2004; WHO 2001) hat die Weltgesundheitsorganisation (WHO) eine Klassifikation geschaffen, mit der der Einfluss sowohl von Störungen der Körperfunktionen (interne Barrieren) als auch der Kontextfaktoren als (externe) Barrieren oder Förderfaktoren auf die jeweilige Leistungsfähigkeit (Aktivitäten) und Leistung (Partizipation) beschrieben wenden kann.

5.2.1 Aufbau der ICF

Die ICF besteht aus zwei Teilen mit jeweils zwei Komponenten:

- **Teil 1:** Funktionsfähigkeit und Behinderung mit den Komponenten Körperfunktionen/Körperstrukturen und Aktivitäten/Partizipation.
- **Teil 2:** Kontextfaktoren mit den Komponenten personbezogene Kontextfaktoren und Umweltfaktoren.

Den einzelnen Elementen sind alphanumerische Codes zugeordnet, um die Konstrukte international vergleichbar zu machen. Den Körperfunktionen ist ein „b" (für „body functions") vorangestellt, den Körperstrukturen ein „s" (für „body structures"); den umweltbezogenen Kontextfaktoren ist ein „e" (für „environmental factors") vorangestellt; der Komponente der Aktivitäten/Partizipation ist ein „d" (für „domains" = Lebensbereiche) vorangestellt; wird ein Konstrukt als Aktivität klassifiziert, so wird das „d" durch ein „a" („activity") ersetzt; wird es als Partizipation klassifiziert, wird ein „p" („participation" vorangestellt) (Abb. 5.1).

Insgesamt werden in der Klassifikation 1424 Konstrukte beschrieben, die in hierarchischer Ordnung auf bis zu vier Item-Ebenen aufgeteilt sind. Je nach klinischer Situation wird ein unterschiedlicher Detaillierungsgrad zu wählen sein. Je größer die Beeinträchtigung, desto allgemeiner kann das zu beschreibende Konstrukt ausgewählt werden; je geringer die Beeinträchtigung, desto spezifischer das zu wählende Konstrukt. So wird bei einem Patienten mit hochgradigen Paresen das Konstrukt: „d520 seine Körperteile pflegen" die Problematik des Hilfebedarfs (Assistenz/Hilfe) ausreichend beschreiben, während bei einem Parkinson-Patienten mit Tremor die Konstrukte: „d5203/d5204 die Fingernägel/Fußnägel pflegen" noch zu unspezifisch sein, um tremorbedingte Schwierigkeiten beim Nägelschneiden zu beschreiben.

5.2.2 Leistungsfähigkeit und Leistung

Zur Beurteilung der Einschränkung der Aktivitäten („Durchführung von Handlungen") und der Partizipation („Einbezogensein in eine Lebenssituation") werden die „Leistungsfähigkeit" („capacity") und die Leistung („performance") herangezogen.

Unter *Leistungsfähigkeit* wird „die Fähigkeit eines Menschen, eine Aufgabe oder eine Handlung durchzuführen" verstanden. Darunter definiert man das (höchste) Ausmaß an Handlungsfähigkeit in einer standardisierten Umwelt (d. h. die „Testumgebung"). Durch Variation der Testum-

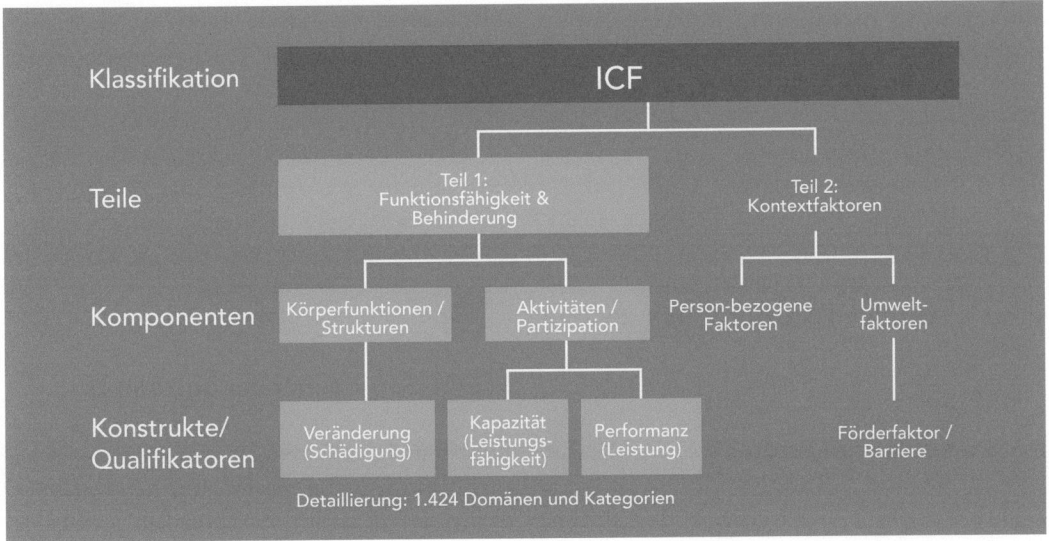

Abb. 5.1 Aufbau der ICF

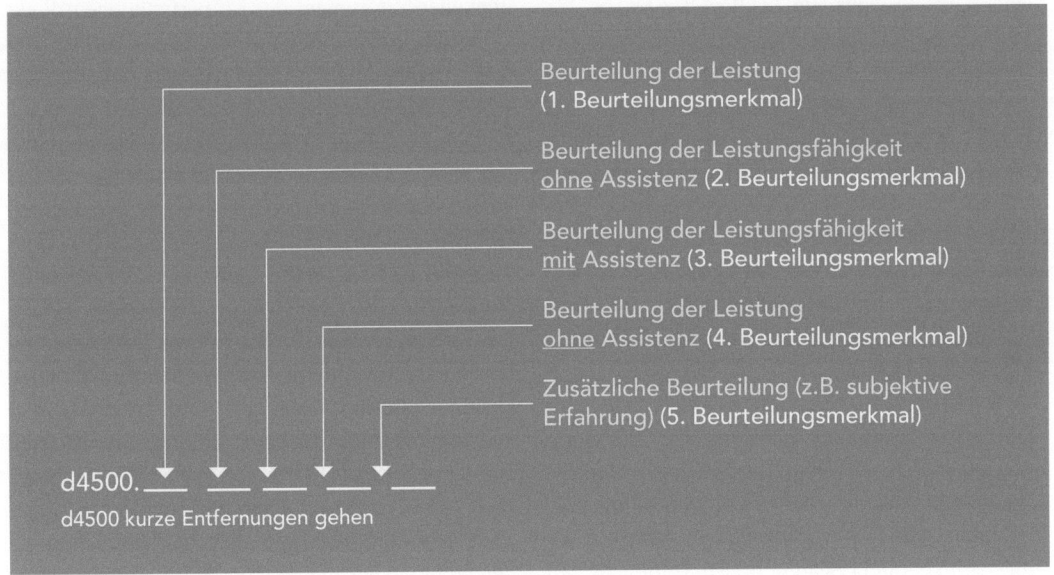

Abb. 5.2 Beurteilung der Leistungsfähigkeit und der Leistung

gebung kann die Leistungsfähigkeit ohne bzw. mit Unterstützung (2. bzw. 3. Beurteilungsmerkmal; Abb. 5.2) erfasst werden. Diese Betrachtungsweise entspricht jeder Untersuchungs- und Testsituation im klinischen Alltag. Damit können die Auswirkungen von Interventionen jeglicher Art (ohne/mit Assistenz/Hilfsmittel/Adaption) standardisiert beschrieben werden.

Unter *Leistung* versteht man das, „was ein Mensch in seiner gegenwärtigen tatsächlichen Umwelt tut". Damit soll das „Einbezogensein in eine Lebenssituation" oder die „gelebte Erfahrung" der Betroffenen (Definition der *Partizipation*) erfasst und beschrieben werden. Leistung entspricht der (möglichst unbeeinflussten) Verhaltensbeobachtung in unterschiedlichen Lebenssituationen – mit allen damit verbundenen methodologischen Schwierigkeiten. Die „subjektiven Erfahrung"/das „Zugehörigkeitsgefühl" als weiterer Bestandteil der Definition von Partizipation kann allerdings nur durch direkte Befragung der Betroffenen („patient-reported outcome measures", PROMs) erfasst werden. Informationen, die das Gefühl des Einbezogenseins einer Person oder ihre Zufriedenheit über das Niveau ihrer Funktionsfähigkeit widerspiegeln, sind gegenwärtig nicht in der ICF codiert (DIMDI 2004, S. 154)

5.2.3 Kontextfaktoren

„Person-bezogene Faktoren erfassen den speziellen Hintergrund des Lebens und der Lebensführung eines Menschen und umfassen Gegebenheiten des Menschen, die nicht Teil seines Gesundheitsproblems oder -zustands sind" (DIMDI 2004, S. 22). Darunter versteht man Faktoren wie Alter, Geschlecht, Bildung, Beruf, Hobbies und (Lebens-)Erfahrung sowie individuelle Einstellungen und Werte (z. B. ein hoher Leistungsanspruch oder eine geringe Lernbereitschaft). Diese Informationen sind einerseits Bestandteil der Stammdaten; andererseits sollten sie als Bestandteil der biografischen Anamnese erfasst werden. Häufig beinhalten diese Erzählungen auch Hinweise auf Rehabilitationsziele und helfen bei der Entwicklung eines neuen Selbstverständnisses.

Personbezogene Faktoren werden in der ICF nicht weiter ausgeführt. Faktoren wie „Temperament und Persönlichkeit" (b126), „Psychische Energie und Antrieb" (b130) und andere mentale Funktionen, die Einfluss auf die individuelle Leistungsfähigkeit und Leistung haben, sollten als Teil des Gesundheitsproblems beschrieben werden, da sie sich im Krankheitsverlauf ändern können.

„Umweltfaktoren bilden die materielle, soziale und einstellungsbezogene Umwelt, in der Menschen leben und ihr Leben gestalten" (DIMDI 2004, S. 21). Diese Faktoren können als „Förderfaktoren" oder als „Barrieren" wirksam werden.

Für die Skalierung des Schweregrades einer Beeinträchtigung haben Umweltfaktoren eine besondere Bedeutung. Immer wenn eine Person mit allgemeinen Produkten und Technologien zurechtkommt, wird sie in ihrer Handlungsfähigkeit weniger beeinträchtigt sein, als wenn sie auf spezielle Produkte und Technologien (z. B. e1201 – Hilfsmittel … zur persönlichen Mobilität drinnen und draußen) angewiesen ist. Für die Beschreibung von Befunden und Zielen fungieren Umweltfaktoren (speziell: Förderfaktoren) als Modifikatoren (Syntax: was ist wie / unter welchen Umständen möglich?)

5.2.4 Top-down oder bottom-up?

In Bottom-up-Ansätzen steht das Erfassen von gestörten Körperfunktionen (Muskelkraft, -tonus, Bewegungskontrolle) im Vordergrund mit der inhärenten Annahme, dass sich die Behinderung linear aus diesen Störungen („internen Barrieren") entwickelt. Die Betroffenen selbst haben jedoch wenig Möglichkeiten, Störungen der Körperfunktionen direkt zu beeinflussen. Dies ist die Domäne der medizinischen Behandlung (Medikamente, Stimulationsverfahren oder chirurgische Interventionen).

Demgegenüber fokussiert das Top-down-Modell auf das partizipationsorientierte Vorgehen bei der Anamnese, Befunderhebung und Therapieplanung. Das übergeordnete Ziel besteht im Erreichen einer maximalen Selbstbestimmung und Partizipation der Betroffenen. Ausgehend von der Frage, welche Lebensbereiche für die Betroffenen zukünftig von besonderer Bedeutung sind, werden die aktuellen Beeinträchtigungen auf der Handlungsebene und auf der Ebene der Körperfunktionen (als internen Barrieren) erfasst. Davon ausgehend, werden konkrete, im Team und mit den Betroffenen abgestimmte Handlungsziele unter Berücksichtigung der hemmenden und fördernden Faktoren festgelegt. Dabei werden mit den Betroffenen auch Strategien im Umgang mit den gestörten Körperfunktionen erarbeitet und trainiert. (Abb. 5.3).

5.2.5 ICF-basierte Befunde und Ziele

Zur multi-/interdisziplinären Befunderhebung, Dokumentation und Zielerfassung sowie -überprüfung bietet sich die ICF mit dem Prinzip der

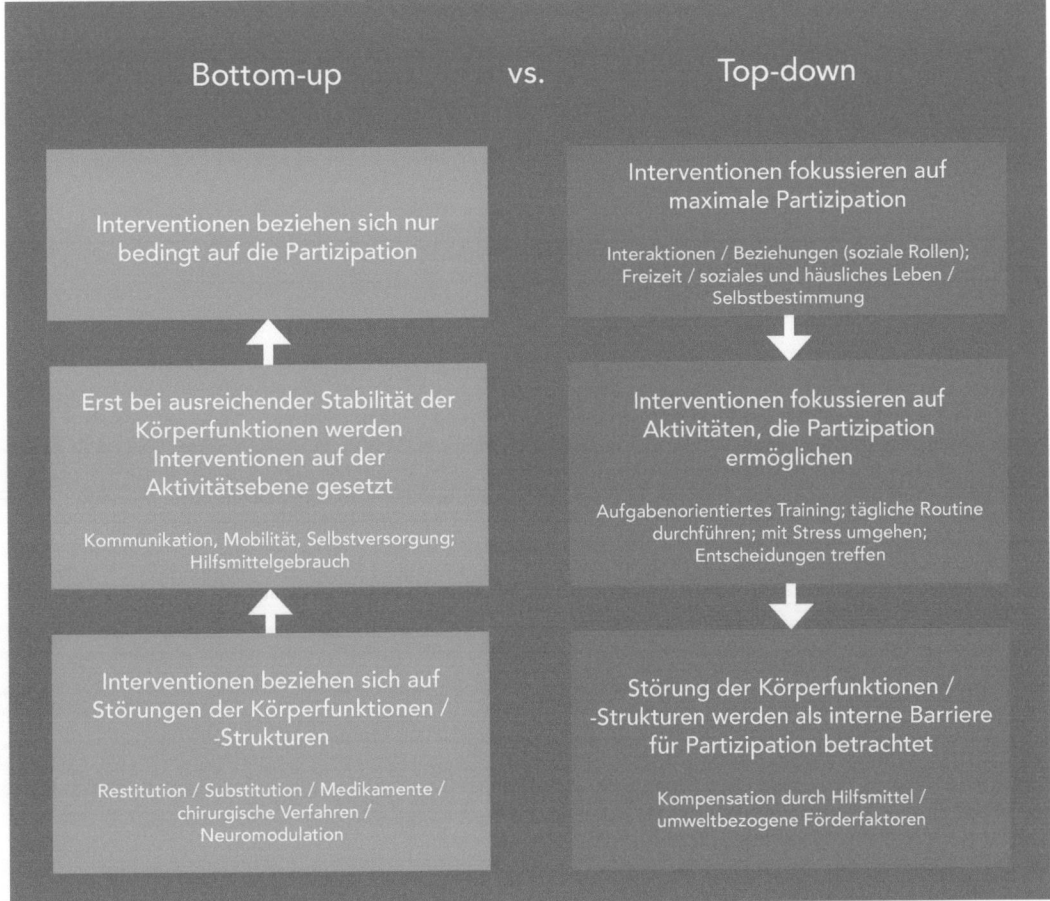

Abb. 5.3 Bottom-up- und Top-down Modell in der neurologischen Rehabilitation

Beschreibung der individuellen Funktionsfähigkeit im Kontext zu unterschiedlichen Zeitpunkten geradezu an; mit diesem Raster sollten alle Krankheitsfolgen beschreibbar sein. Durch eine gemeinschaftliche Dokumentation („shared documentation") können Redundanzen und Unschärfen der Skalierung leicht vermieden werden. Um die ICF im vollen Umfang nutzen zu können, ist jedoch eine Abstimmung im Team nötig über die Art, Anzahl und Messbarkeit der zu erfassenden (und zu dokumentierenden) Informationen und eine entsprechende Zuordnung zu den einzelnen Berufsgruppen. Die Erstellung eines (bereichsspezifischen) Mini-Core-Sets, also einer Auswahl von Pflicht-Items, ist dabei sehr hilfreich (siehe auch: DIMDI 2004, Anhang 9).

Insbesondere die Klassifikation der Aktivitäten (der Leistungsfähigkeit) kann als Basis zur Zieldefinition herangezogen werden. (Constand und MacDermid 2014; Lohmann et al. 2011). Wie in der Kodierungskonvention 3 der Umweltfaktoren (DIMDI 2004, Anhang 2.3) beschrieben, ergibt sich dann folgende Syntax zur Zielformulierung:

- **Was**: Handlung/Aufgabe (Verb-Struktur; evtl. mit Angabe des zugehörigen ICF-Codes)
- **Wie / unter welchen Umständen**: Förderfaktoren (Hilfsmittel, Assistenz)
- **Bis wann**: Zeitrahmen bis zur Überprüfung des Grades der Zielerreichung, üblicherweise bis zum Ende des aktuellen Behandlungszyklus

Einige Beispiele der Tab. 5.2 sollen dieses Prinzip verdeutlichen.

Tab. 5.2 Prinzip der Zielformulierung nach ICF (Modell Gailtal-Klinik)

d	Aufgaben / Handlungen (was)	Kontext (wie)
d160	Aufmerksamkeit fokussieren	bis zu … min in ruhiger / belebter Umgebung
d177	Entscheidungen (bzgl. … Inhalt) treffen	mit Hilfe / Anleitung / spontan
d210	Dehnungs-/Bewegungs-/ Kräftigungsübungen durchführen	selbständig / auf Aufforderung / mit Anleitung …
d220	Elektroden aufkleben; Stimulator in Betrieb nehmen; …	selbständig / auf Aufforderung / mit Anleitung / Überwachung / Hilfe …
d230	Pausen planen / einhalten	spontan / auf Aufforderung / Anleitung … rechtzeitig vor Erschöpfung / Schmerzen …
d410	Aufstehen vom Liegen / vom Sitzen	Frei / mit Anhalten / Aufsicht / Anleitung / Führung / Hilfe …
d440	Eine Flasche greifen / loslassen	spontan / nach Vorbereitung / mit dynamischer Schiene …
d440	Ein Blatt Papier fixieren	spontan / nach Vorbereitung / mit Anleitung …
d450	Kurze Strecken (im / außer Haus) gehen	frei mit / ohne Schiene / Stock in (loser / enger) Begleitung / mit (Laien-) Hilfe …
d455	Treppen steigen	frei / mit Handlauf / alternierend / Beistellmodus mit / ohne Schiene / Stimulator / Stock in (loser / enger) Begleitung / mit (Laien-) Hilfe…
d510	Ein Duschgel in der Dusche halten	spontan / nach Vorbereitung / mit Anleitung …
d520	Hände eincremen	spontan / nach Vorbereitung / mit Anleitung …
d570	Auf den gelähmten Arm achten	Spontan / Aufforderung / Kontrolle / Anleitung / Führung …
d710	Blickkontakt aufnehmen / halten	Bis zu (Dauer) / unter reizarmen–belebten Bedingungen / nach Vorbereitung / Initialberührung etc.
d710	Unbehagen bei (welcher Situation) signalisieren	Spontan / auf Nachfragen / geschulte – vertraute – unbekannte Personen
d720	Regeln / Vereinbarungen bei (welcher Handlung) einhalten	Spontan / auf Aufforderung / geschulte – vertraute – unbekannte Personen
d730	Hilfe zum Anlegen der Elektroden (andere Handlung) holen	Rufglocke, Signalgeber, Mobiltelefon…

5.2.6 Beispiele ICF-basierter Ziele im Kontext der Funktionellen Elektrostimulation

An den folgenden zwei Patientenbeispielen soll verdeutlicht werden. wie die FES als Therapiemaßnahme nach der Befundung in die ICF-basierte Zielsetzung einbezogen werden kann.

Patientenbeispiel 1

Eine verheiratete, pensionierte 72-jährige Lehrerin (Person-bezogene Kontextfaktoren) mit einem Hirninfarkt links (Strukturebene) soll nach der Entlassung aus der Neurorehabilitation wieder in ihre häusliche Umgebung und ihr soziales Umfeld (Partizipation) entlassen werden. Sie hat aufgrund des Hirninfarkts eine mittelgradige armbetonte Hemiparese rechts (Körperfunktionen) mit Problemen beim Greifen und Loslassen und einer leichten Gangbeeinträchtigung insbesondere beim Treppensteigen (Aufgaben/Handlungen). Die Selbstversorgung im täglichen Leben ist erschwert, sodass die Frau Unterstützung (umweltbezogener Kontextfaktor) beim Ankleiden sowie bei der Zubereitung von Mahlzeiten benötigt.

Zur Verbesserung der Bewegungskontrolle des rechten Armes wird 2–4 Wochen eine EMG-getriggerte Mehrkanal-Elektrostimulation (EMG-MES) unter therapeutischer Anleitung (Kap. 6) durchgeführt. Die Hand des betroffenen rechten Arms soll als Haltehand zum Festhalten einer Flasche beim Öffnen/Verschließen mit der linken Hand verwendet werden. Um die FES-Behandlung ggf. zu Hause fortsetzen zu können, soll die Patientin die Selbstklebeelektroden selbstständig anbringen können (d220) und im Bedarfsfall Hilfe organisieren (d730).

Patientenbeispiel 2

Ein 61-jähriger Landwirt mit hypertensiver Stammganglienblutung rechts (Strukturebene) entwickelt eine hochgradige spastische Lähmung im linken Arm und der linken Hand (Körperfunktionen). Er lebt in einer ländlichen Region und ist sowohl sozial wie auch familiär gut eingebunden (Umweltfaktoren). Aufgrund der hochgradigen Spastizität der Finger- und Handgelenkflexoren sind Hygienemaßnahmen der linken Hand nur mit viel Mühe möglich (Aufgaben / Handlungen). Ferner bestehen starke Schmerzen in der linken Hand. Die weitere Betreuung nach der stationären Rehabilitation ist zu Hause mit Unterstützung der Familie vorgesehen. Aktuell fühlen sich die Angehörigen mit der Übernahme der Betreuung aufgrund der Schmerzen beim Dehnen der Finger und beim Reinigen der Handfläche noch überfordert. Zur Behandlung der Beugespastik werden Injektionen von Botulinum-Toxin A (BoNT-A) in die Unterarm- und Fingerbeuger durchgeführt. Unmittelbar anschließend wird eine zyklische Elektrostimulation (ES) der Agonisten (der injizierten Muskelgruppe) für 20-30 Minuten vorgenommen. In den darauffolgenden Tagen und Wochen wird eine FES der antagonistisch wirksamen Handgelenk- und Fingerextensoren durchgeführt (vgl. Abschn. 11.2). Ziel der Behandlung ist es, auf den gelähmten Arm zu achten (d570), die Finger selbstständig gegen geringen Widerstand zu dehnen (d210) sowie Gegenstände mit der gelähmten Hand auf dem Tisch zu fixieren (d440). Ferner soll der Patient die linke Hand selbstständig waschen und abtrocknen können (d520). Sowohl der Patient als auch seine Angehörigen sind mit den Zielen und den Maßnahmen einverstanden. Die Angehörigen werden in das Therapieprogramm eingewiesen, um die FES im Sinne einer Heimtherapie fortsetzen zu können.

Literatur

Ashford SJ, De Stobbeleir KEM (2013) Feedback, goal setting, and task performance revisited. In: Locke EA, Latham GP (Hrsg) New developments in goal setting and task performance. Routledge, New York/London

Austin JT, Vancouver JB (1996) Goal constructs in psychology: structure, process, and content. Psychol Bull 120(3):338. http://psycnet.apa.org/journals/bul/120/3/338/

Bandura A (1997) The nature and structure of self-efficacy. In: Self-efficacy: the exercise of control. W.H. Freeman, New York, S 36–78. http://en.wikipedia.org/wiki/Self-Efficacy_(book)

Bandura A (2013) The role of self-efficacy in goal-based motivation. In: Locke EA, Latham GP (Hrsg) New developments in goal setting and task performance. Routledge, New York/London, S 147–157

Brands I, Stapert S, Kohler S, Wade D, van Heugten C (2014) Life goal attainment in the adaptation process after acquired brain injury: the influence of self-efficacy and of flexibility and tenacity in goal pursuit. Clin Rehabil 29(6):611–622. https://doi.org/10.1177/0269215514549484

Brands IM, Wade DT, Stapert SZ, van Heugten CM (2012) The adaptation process following acute onset disability: an interactive two-dimensional approach applied to acquired brain injury. Clin Rehabil 26(9):840–852. https://doi.org/10.1177/0269215511432018

Braun JP, Mende H, Bause H, Bloos F, Geldner G, Kastrup M et al (2010) Quality indicators in intensive care medicine: why? Use or burden for the intensivist. Ger Med Sci 8:Doc22. https://doi.org/10.3205/000111

Cicerone KD, Azulay J (2007) Perceived self-efficacy and life satisfaction after traumatic brain injury. J Head Trauma Rehabil 22(5):257–266. https://doi.org/10.1097/01.HTR.0000290970.56130.81

Constand MK, MacDermid JC (2014) Applications of the international classification of functioning, disability and health in goal-setting practices in healthcare. Disabil Rehabil 36(15):1305–1314. https://doi.org/10.3109/09638288.2013.845256

Cott C, Finch E (1991) Goal-setting in physical therapy practice. Physiother Can 43(1):19–22. https://www.ncbi.nlm.nih.gov/pubmed/10109906

Day DV (2013) Goals and self-regulation. In: Locke EA, Latham GP (Hrsg) New developments in goal setting and task performance. Routledge, New York/London

DIMDI (2004) Die Internationale Klassifikation der Funktionsfähigkeit, Behinderung und Gesundheit (ICF). Deutsches Institut für Medizinische Dokumentation und Information (DIMDI), Köln

Doran GT (1981) There's a S.M.A.R.T. way to write management's goals and objectives. Manag Rev 70(11):35–36. http://search.ebscohost.com/login.aspx?direct=true&db=buh&AN=6043491&site=ehost-live&scope=site

Erez A, Judge TA (2001) Relationship of core self-evaluations to goal setting, motivation, and performance (Validation Studies). J Appl Psychol 86(6):1270–1279. http://www.ncbi.nlm.nih.gov/pubmed/11768067

Gauggel S, Hoop M, Werner K (2002) Assigned versus self-set goals and their impact on the performance of brain-damaged patients. J Clin Exp Neuropsychol 24(8):1070–1080. https://doi.org/10.1076/jcen.24.8.1070.8377

Levack WM, Weatherall M, Hay-Smith EJ, Dean SG, McPherson K, Siegert RJ (2015) Goal setting and strategies to enhance goal pursuit for adults with acquired disability participating in rehabilitation. Cochrane Database Syst Rev 7:CD009727. https://doi.org/10.1002/14651858.CD009727.pub2

Locke EA, Latham GP (1990) A theory of goal setting & task performance. Prentice Hall, Englewood Cliffs

Locke EA, Latham GP (2013a) Goal setting theory: the current state. In: Locke EA, Latham GP (Hrsg) New developments in goal setting and task performance. Routledge, New York/London, S 623–630

Locke EA, Latham GP (2013b) New developments in goal setting and task performance. Routledge, New York/London

Lohmann S, Decker J, Muller M, Strobl R, Grill E (2011) The ICF forms a useful framework for classifying individual patient goals in post-acute rehabilitation. J Rehabil Med 43(2):151–155. https://doi.org/10.2340/16501977-0657

McGrath JR, Adams L (1999) Patient-centered goal planning: a systemic psychological therapy? Top Stroke Rehabil 6(2):43–50. https://doi.org/10.1310/J2G9-UVA8-UE5D-N693

Playford ED, Siegert R, Levack W, Freeman J (2009) Areas of consensus and controversy about goal setting in rehabilitation: a conference report. Clin Rehabil 23(4):334–344. https://doi.org/10.1177/0269215509103506

Scobbie L, McLean D, Dixon D, Duncan E, Wyke S (2013) Implementing a framework for goal setting in community based stroke rehabilitation: a process evaluation. BMC Health Serv Res 13(1):190. https://doi.org/10.1186/1472-6963-13-190

Seijts GH, Latham GP, Tasa K, Latham BW (2004) Goal setting and goal orientation: an integration of two different yet related literatures. Acad Manag J 47(2):227–239. https://doi.org/10.2307/20159574

Siegert RJ, Levack WMM (2015) Rehabilitation goal setting: theory, practice and evidence. Taylor & Francis Group, Boca Raton

Sugavanam T, Mead G, Bulley C, Donaghy M, van Wijck F (2013) The effects and experiences of goal setting in stroke rehabilitation – a systematic review. Disabil Rehabil 35(3):177–190. https://doi.org/10.3109/09638288.2012.690501

Wade DT (2009) Goal setting in rehabilitation: an overview of what, why and how (Editorial Introductory). Clin Rehabil 23(4):291–295. https://doi.org/10.1177/0269215509103551

WHO (2001) International classification of functioning, disability and health: ICF. World Health Organization, Geneva

Wood RE, Whelan J, Sojo V, Wong M (2013) Goals, goal orientations, strategies, and performance. In: Locke EA, Latham GP (Hrsg) New developments in goal setting and task performance. Routledge, New York/London

Funktionelle Elektrostimulation bei Störungen der Motorik aufgrund von Schädigung des Zentralen Nervensystems

Thomas Schick

Inhaltsverzeichnis

6.1	**Einführung in die symptombezogene Funktionelle Elektrostimulation**	61
	6.1.1 Parese und Plegie	67
	6.1.2 Spastische Bewegungsstörung	69
	6.1.3 Ataxie	70
6.2	**Symptombezogene funktionelle Parametereinstellung**	71
6.3	**EMG-MES zur Verbesserung der Arm-/Handfunktion**	73
	6.3.1 Objekt zum Mund führen	75
	6.3.2 Objekt greifen und loslassen mit zweiter Kontraktion	75
	6.3.3 Bilaterales Greifen mit Spiegel	75
	6.3.4 Wischen unilateral	78
	6.3.5 Armstütz unilateral	79
	6.3.6 Objekt ergreifen und wegschieben	79
	6.3.7 Schulterstabilisation mit Außenrotation bei Subluxation	82
	6.3.8 Greifen und Anheben des Armes über 90 Grad	83
	6.3.9 Unterarmsupination/-pronation (Schraubendrehen)	83
	6.3.10 Schlüsselgriff	86
	6.3.11 Dreipunktegriff	87
	6.3.12 Sphärengriff	87
	6.3.13 Oppositionsgriff	90
6.4	**EMG-MES zur Verbesserung von posturaler Kontrolle und Mobilität**	90
	6.4.1 Bridging	91
	6.4.2 Fußheber-Sprunggelenk-Koordination bei Fußheberschwäche	91

Elektronisches Zusatzmaterial Die elektronische Version dieses Kapitels enthält Zusatzmaterial, das berechtigten Benutzern zur Verfügung steht https://doi.org/10.1007/978-3-662-61705-2_6. Die Videos lassen sich mit Hilfe der SN More Media App abspielen, wenn Sie die gekennzeichneten Abbildungen mit der App scannen.

Die Originalversion des Kapitels wurde überarbeitet. Ein Erratum ist verfügbar unter https://doi.org/10.1007/978-3-662-61705-2_15

T. Schick (✉)
MED-EL, BU STIWELL Neurorehabilitation
Innsbruck, Österreich
e-mail: schick@neuro-reha.info

6.4.3	Aufstehen unilateral mit Stimulation der betroffenen Seite	94
6.4.4	Aufstehen und Schritt auf betroffener Seite mit zweiter Kontraktion	95
6.4.5	Aufstehen bilateral (Rumpf/Bein)	95
6.4.6	Einbeinstand	99
6.4.7	Ausfallschritt aus dem Stand	99
6.4.8	Gehen am Rollator	100
Literatur		103

Schädigungen des zentralen Nervensystems (ZNS) führen bei Betroffenen zu meist einschneidenden Veränderungen ihres Lebens, nicht ausschließlich durch Störungen der motorischen Leistungsfähigkeit. Vollständige Wiederherstellung kann nur selten erreicht werden (Nelles 2004). Trotzdem verfügt das menschliche ZNS unbestritten über eine erhebliche Plastizität. In der Neurorehabilitation ist es eine erstrebenswerte Herausforderung, das Potenzial eines Patienten zu erkennen, individuelle Therapielösungen zu entwickeln und patientenangepasste Optionen zum motorischen Lernen, auch über die stationäre Rehabilitationsphase hinaus, zu ermöglichen. Neben dem rein schädigungsabhängigen motorischen Training können die Motivation und Aufmerksamkeit, aber auch die Umweltbedingungen des Patienten von entscheidender Bedeutung sein (van Cranenburg 2014).

Aus der Gruppe der zentralen Schädigungen des Nervensystems zählt der Schlaganfall zu den häufigsten Erkrankungen des Gehirns und ist in Deutschland die zweithäufigste Todesursache. Von den jährlich ungefähr 160.000 an Schlaganfall Ersterkrankten in Deutschland versterben rund 60.000 Patienten, und 100.000 überleben das erste Jahr. Diese Zahlen sind mit anderen Industrieländern vergleichbar. Ischämische Schlaganfälle machen mit 80 % die höchste Zahl aus. Ungefähr ein Viertel aller Patienten ist so schwer beeinträchtigt, dass sie auf Unterstützung oder Pflege angewiesen sind. Von den Patienten, die die Akutphase im Krankenhaus überleben, werden in Deutschland ein Drittel bis die Hälfte einer poststationären Rehabilitationsmaßnahme zu geführt (Robert Koch-Institut 2015). Neben dem ischämischen Schlaganfall finden sich die hämorrhagischen Schlaganfälle, Schädel-Hirn-Traumata, Multiple-Sklerose-Erkrankungen, Rückenmarkverletzungen, aber auch neurodegenerative Erkrankungen wie z. B. die Parkinson-Krankheit und viele andere mehr.

Die Behandlung von Patienten mit Schädigung des 1. Motoneurons, auch als Upper Motor Neuron Syndrom (UMNS) bezeichnet, ist in der Neurorehabilitation ein Therapieschwerpunkt. Als Upper Motor Neuron (UMN) werden die neuronalen Zellkörper mitsamt den efferenten Nervenfasern bezeichnet, die für die Innervierung der Skelettmuskulatur verantwortlich sind. Zu den Aufgaben der UMN gehören die Auslösung der Willkürbewegung sowie die Körperkontrolle. Die Zellkerne der UMN liegen in der motorischen Rinde des Gehirns. Die Axone ziehen überwiegend als Pyramidenbahnen (Tractus corticospinalis, TCS) zum Rückenmark, wo sie im Vorderhorn auf das 2. Motoneuron oder „Lower Motor Neuron" (LMN) umgeschaltet werden. Die Zellkörper des LMN liegen in der grauen Substanz des Rückenmarks, wo sich die Umschaltstellen, die Synapsen befinden (Trepel 2017). Von dort ziehen die efferenten Bahnen als Spinalnerven aufgeteilt in $A\alpha$- und $A\gamma$-Fasern zu den extra- und intrafusalen Muskelfasern, die für die Muskelkontraktion und Rezeptorempfindlichkeit verantwortlich sind.

Die unwillkürlichen Bewegungen sowie die Stütz- und Haltemotorik werden im Wesentlichen durch das extrapyramidale System bestimmt, das sich funktionell vom pyramidalen System unterscheidet. Die afferenten und efferenten Nervenbahnen verlaufen getrennt von denen der Pyramidenbahnen. Es handelt sich nicht um ein zusammenhängendes, geschlossenes System und ist in der Literatur nicht einheitlich definiert. Folgende dem extrapyramidalen System zugeordneten Strukturen werden auch als *striatäres System* bezeichnet: Striatum, Globus pallidus, Nucleus subthalamicus, Nucleus ruber und Substantia nigra. Im erweiterten Sinne werden das Kleinhirn, die Thalamuskerne, die Formatio reticularis und die Vestibulariskerne dem striatären System zugeordnet (Bähr und Frotscher 2009).

Die Folgen von Schädigungen des UMN sind sehr vielfältig und werden als UMNS mit Plus- oder Minussyndromen, ipsilateralen Syndromen und adaptiven Phänomenen beschrieben:
- Den *Plus-Syndromen* werden neben den afferenten Störungsbildern wie Spastik, Reflexsteigerung, Babinski, Klonus sowie Spasmen der Flexoren/Extensoren, efferente Störungen wie tonische Muster, Massentendenz, Kokontraktion, spastische Muster und spastische Dystonien zugeordnet.
- Zu den *Minussyndromen* gehören Kraftminderung, verminderte Dekontraktionsgeschwindigkeit, verminderte Kraftentwicklungsgeschwindigkeit, Störung der Geschicklichkeit sowie eine hohe Ermüdbarkeit.
- Den *adaptiven Phänomenen* werden Auswirkungen an der Muskulatur zugeschrieben. Hierzu gehören, Atrophien, Änderung des Muskelfasertyps, Viskositätsänderung, Sarkomerverlust und eine Verkürzung der Muskel-Sehnen-Einheit.
- Auch auf der weniger betroffenen Seite kommt es häufig zu einer Abnahme der Geschicklichkeit, die als *ipsilaterales Syndrom* bezeichnet wird.

Tab. 6.1 fasst das UMNS zusammen und zeigt die Komplexität der möglichen Auswirkungen bei motorisch gestörten neurologischen Patienten (Fries und Freivogel 2010).

Die Symptome Spastik, Parese/Plegie und Ataxie werden in den folgenden Abschn. (6.1.1, 6.1.2, 6.1.3) im Speziellen behandelt.

Die möglichen Defizite können sich in einer aktivitätsorientierten Einteilung im Besonderen auswirken auf:
- posturale Kontrolle,
- Lokomotion,
- Greifen und Manipulation,
- Gestik und Mimik,
- Sprechen und Schlucken.

Der therapeutische Behandlungsansatz ist somit vielschichtig und kann einen struktur- und funktionsorientierten sowie aktivitäts- und handlungsorientierten Ansatz verfolgen. Daneben gilt es im Besonderen auf eine Verbesserung der Motivation des Patienten hinzustreben (Fries und Freivogel 2010). perspektivisch ungünstigere Prognose haben solche Schlaganfallpatienten, die zusätzlich zur motorischen Störung begleitende neurologische Symptome wie Anosognosie, Apraxie, Neglekt oder somatosensible Defizite aufweisen. Die Therapieansätze mit der FES zu den beiden letztgenannten Symptomen werden in Kap. 9 dargestellt.

6.1 Einführung in die symptombezogene Funktionelle Elektrostimulation

Im vorangegangenen Abschnitt wurden die möglichen Folgen eines UMNS dargestellt. Die Verwendung der FES kann, zielgerichtet therapeutisch eingesetzt, zahlreiche dieser Defizite wirksam behandeln. Voraussetzung ist jedoch Hintergrundwissen zu ihrem effektiven problemzentrierten Einsatz. Es erfordert neben einer Differenzierung der vorliegenden Schädigungsmuster vor allem die hieraus resultierende Zielsetzung der Therapie in der Rehabilitation.

Der therapeutische Einsatz der FES kann sich auf Struktur- und Funktionsebene bis hin zur Handlungsdurchführung auf Aktivitätsebene erstrecken. Strukturelle Behandlungsaspekte, wie z. B. eine verbesserte Durchblutung, Trophik oder die Schmerzreduktion betroffener Körperregionen u. a. m., stellen einen erwünschten Nebeneffekt der wiederholten elektrischen Stimulationen dar, werden jedoch in der Neurorehabilitation bei UMNS eher selten als primäre therapeutische Schwerpunkte gesehen. Vielmehr sind unter den Aspekten der Neuromodulation und des motorischen Lernens mit den daraus resultierenden möglichen Veränderungen kortikaler Plastizität aktive, ziel- und aufgabenorientierte Trainingsinhalte mit einem hohen Maß an zu entwickelnden Problemlösungsstrategien notwendig.

▶ Die FES kombiniert mit aufgabenorientiertem Training fördert Problemlösungsstrategien und unterstützt somit das mo-

Tab. 6.1 Symptome bei Schädigung des „Upper Motor Neuron" (UMN)

Plussymptome	Minussymptome	Adaptive Phänomene	Ipsilaterale Symptome
1 AFFERENTE STÖRUNGEN disinhibierte spinale Reflexe		Veränderung am Muskel	
HYPERREFLEXIE gesteigerte Empfindlichkeit der phasischen Muskeldehnungsreflexe	Kraftminderung	Atrophien	Verminderte Geschicklichkeit der ipsilateralen Hand
KLONUS gesteigerte Empfindlichkeit der phasischen Muskeldehnungsreflexe	Verminderte Kraftentwicklungsgeschwindigkeit	Änderung Muskelfasertyp	
SPASTIK gesteigerte Empfindlichkeit der tonischen Muskeldehnungsreflexe	Verminderte Dekontraktionsgeschwindigkeit	Viskositätsänderung	
FLEXOREN-EXTENSOREN SPASMEN gesteigerte Empfindlichkeit der kutanen und nozizeptiven Reflexe	Verminderte Geschicklichkeit	Sarkomerverlust	
BABINSKI gesteigerte Empfindlichkeit der kutanen und nozizeptiven Reflexe	Hohe Ermüdbarkeit	Verkürzung Muskel Sehneneinheit	
2 EFFERENTE STÖRUNGEN Veränderter supraspinaler Output aufgrund geschädigter Pyramidenbahnen		Elastizitätsänderung der Muskelfaszie	
TONISCHE MUSTER Enthemmung vestibulärspinaler Aktivität			
MASSENTENDENZ Fehlende Kraft wird durch Massenaktivierung kompensiert			
KOKONTRAKTION Mangelnde Bewegungskontrolle wird durch Kokontraktion kompensiert			
SYNKINESIEN Kompensatorische Aktivierung ipsilateraler Bahnsysteme			
SPASTISCHE DYSTONIE Tonische Muskelkontraktion im Ruhezustand			

torische Lernen bei Patienten mit einer Schädigung des 1. Motoneurons

Aktuelle Übersichtsarbeiten und Metaanalysen weisen auf eine starke Evidenz hin, dass die FES in Kombination mit aufgabenorientiertem Training die Willküraktivität der oberen Extremität bei akuten und subakuten Schlaganfallpatienten verbessert (Foley et al. 2014) und einen größeren therapeutischen Effekt auf die Aktivitäten der oberen Extremität zeigt als Training ohne FES (Howlett et al. 2015). Eine aktuelle Leitlinie der *American Stroke Association (ASA)* empfiehlt die FES in Kombination mit aufgabenorientiertem Training in der Schlaganfallrehabilitation (Winstein et al. 2016).

Funktionelle Verbesserungen nach Schlaganfall sind nachweislich abhängig sowohl von der Anzahl der täglichen Therapiestunden als auch von der Zahl der wöchentlichen Therapietage (Wang et al. 2013; Kapadia et al. 2020). Die für motorisches Lernen angemessene Therapiedichte von mehreren Stunden mit täglicher Repetition kann mit der FES effektiv unterstützt und umgesetzt werden. In geeigneten Fällen und bei guter Compliance des Patienten oder gegebenenfalls seiner Angehörigen, kann die Methode über den Rehabilitationsverlauf hinaus vom Patienten zu Hause oder therapeutisch begleitet im Rahmen einer ambulanten Therapie fortgesetzt werden. Eine umfassende Darstellung der Heimtherapie findet sich in Kap. 13.

Die aus Patientensicht angemessene Wahl des FES-Verfahrens ist abhängig von der angestrebten und notwendigen Behandlungsebene und hier im Besonderen vom Schweregrad des Störungsbildes. Eine regelmäßig in Studien, weniger aber in der klinischen Routine verwendete Beurteilung des Schädigungsgrades der oberen Extremität nach Schlaganfall ist das Fugl-Meyer-Assessment (FMA; 0–66 Punkte). Dieses Assessment ermöglicht neben seiner Funktion als Messinstrument funktioneller Beeinträchtigungen die Eingruppierung des *Schweregrades der Arm- oder Handstörung* nach Schlaganfall. Letztere erfolgt in vier Kategorien: „schwer", „schwer bis mittelschwer", „mittelschwer bis leicht" und „leicht" (Woytowicz et al. 2017). In Tab. 6.2 werden die Einteilung des Schweregrades eines Patienten anhand des FMA und die zugehörigen Beeinträchtigungen beschrieben.

Um den anzustrebenden effektiven Einsatz der FES für den Patienten zu gewährleisten, sollten die unterschiedlichsten FES-Behandlungsformen dem Schweregrad des Betroffenen angepasst sein. Tab. 6.3 stellt die Einsatzbereiche schwerpunktmäßig den unterschiedlichen FES-Verfahren anhand der Schweregradeinteilung und der therapeutischen Zielsetzung gegenüber. Selbstverständlich sind die Grenzen hier fließend.

Ziel aller Interventionen ist eine möglichst konstante neuronale Vernetzung durch intensive Übung. Die Folge sind geschickte motorische Handlungen unter wechselnden Kontextbedingungen (Shumway-Cook und Woollacott 2001). Selbstständige, aktive, repetitive Bewegungsdurchführungen sind unter Aspekten des motorischen Lernens und der anzustrebenden neuroplastischen Veränderungen in diesen modernen Therapiekonzepten von zentraler Bedeutung (Fries und Freivogel 2010) und somit rein passiven, meist zyklischen Stimulationsformen vorzuziehen.

So werden die Stimulationsformen der Transkutanen Elektrischen Nervenstimulation (TENS), der Neuromuskulären Elektrostimulation (NMES) (Chae et al. 2008) und der zyklischen Funktionellen Elektrostimulation (cFES) (Coscia et al. 2019) häufig bei den motorisch eher schwer betroffenen Patienten in der subakuten und chronischen Phase nach Schlaganfall als primär repetitive, aber passive Stimulationsverfahren genutzt. Bei den zuletzt beschriebenen Therapieverfahren stehen nicht die jeweils willentliche Bewegungsinitiierung und Durchführung, sondern vermehrt strukturelle und nur zum Teil funktionelle Defizite im Vordergrund.

Die periphere oder auch afferente elektrischen Stimulation (PES/AES) wurde in der Vergangenheit untersucht und zeigt zumindest kurzfristige Veränderungen der Handgriffkraft nach der Intervention (Schabrun und Hiller 2009). Autoren beschreiben den Nutzen als Vorbereitung oder adjuvant zu anderen aktiven Rehabilitationsverfahren (Golaszewski und Frey 2019). Diese Thematik und der Einfluss auf neuropsychologische Symptome wie dem Neglekt werden in Kap. 9 ausführlich behandelt.

Vermehrt wird in den vergangenen Jahre die Kombination funktioneller Stimulations- und aufgabenorientierter Therapieverfahren zur Verbesserung des motorischen Outcomes gefordert

Tab. 6.2 Schweregradeinteilung nach Fugl-Meyer-Assessment und neurologische Beeinträchtigungen

FUGL-MEYER ASSESSMENT

Punkte 0-66	Schweregrad	Beeinträchtigung
0-15	schwer	tiefgreifende Beeinträchtigung ohne Hand-, Handgelenk- oder Mehrgelenkbewegungen. Minimale Bewegung beschränkt auf einzelne Gelenkstrecker- und Beugemuskel Synergien.
16-34	schwer bis mittelschwer	ausgeprägte Beeinträchtigung ohne Bewegung aufgrund von Synergien und Bewegungseinschränkungen einzelner Gelenkstreck- und Beugesynergien, Hand-, Handgelenk- oder Mehrgelenkbewegungen.
35-53	mittelschwer bis leicht	mäßige Beeinträchtigung mit begrenzten Bewegungen aufgrund von Synergien und einer teilweisen Beeinträchtigung durch Synergien einzelner Gelenkstreckern und Beugern sowie von Hand-, Handgelenk- und Mehrgelenkbewegungen.
54-66	leicht	minimale Beeinträchtigung mit der Fähigkeit, Bewegungen aus der Synergie mit der vollen Bewegung des Arms auszuführen.

(Chae et al. 2008). Therapieverfahren wie die kontralateral kontrollierte Funktionelle Elektrostimulation (ccFES) nutzen beim mittelgradig bis schwer betroffenen hemiparetischen Patienten die weniger betroffene Seite über in Manschetten integrierte Bewegungssensoren zur Auslösung einer simultanen Bewegung auf der betroffenen Körperseite (Knutson et al. 2014).

Zur Optimierung der notwendigen aktiven Mitarbeit des Patienten in der modernen FES werden EMG-Signale zur Impulsauslösung einer durch den Patienten ausgelösten initialen Bewegung genutzt.

Abb. 6.1 illustriert das Funktionsprinzip der EMG-getriggerten Elektrostimulation (EMG-ES).

> Motorisches Lernen setzt die aktive Mitarbeit des Patienten voraus. Die EMG-getriggerte Stimulation fördert die patientenintendierte Impuls- und Bewegungsauslösung und unterstützt somit den motorischen Lernprozess entscheidend.

Hierbei können die Bewegungseffekte verstärkt werden, wenn sie in Kombination mit einer patientenangepassten eindeutigen, funktionellen und problemlösungsorientierten Aufgabenstellung mit elektrischer Unterstützung einzelner für diese Handlung erforderlicher Muskelgruppen erfolgen.

Tab. 6.3 FES-Therapieverfahren nach Fugl-Meyer-Assessment (Schweregradeinteilung)

Handlungsebene	Aktivitätsebene		Funktions-/Strukturebene	FUGL-MEYER ASSESSMENT (FMA)
Leicht	Mittelgradig bis leicht	Schwer bis mittelgradig	Schwer	
✓	✓	✓		**EMG-MES** EMG-getriggerte Mehrkanal-Elektrostimulation
	✓	✓		**fMES** Funktionelle Mehrkanal-Elektrostimulation
	✓	✓		**sFES** Schalter/Sensor-getriggerte Funktionelle Elektrostimulation
	✓	✓		**EMG-ES** EMG-getriggerte Elektrostimulation
		✓	✓	**ccFES** kontralateral kontrollierte Funktionelle Elektrostimulation
			✓	**EMG-MES+ST** EMG-getriggerte Mehrkanal-Eelektrostimulation mit Spiegeltherapie
			✓	**cFES** zyklische Funktionelle Elektrostimulation
			✓	**NMES** Neuromuskuläre Elektrostimulation
			✓	**TENS** Transkutane elektrische Nervenstimulation

Die Kombination der EMG-getriggerten Mehrkanal-Elektrostimulation (EMG-MES) mit optimiertem visuellem Bewegungsfeedback mittels Spiegeltherapie (ST) (EMG-MES+ST) erzielte bei subakuten Schlaganfallpatienten signifikante, klinisch relevante motorische Verbesserungen (Schick et al. 2017). Dieser therapierelevante Behandlungsansatz für meist schwer betroffene Schlaganfallpatienten wird in Abschn. 11.2 und 6.3.3. detailliert aufgearbeitet.

Mit Schalter oder Bewegungssensoren getriggerte Stimulationsformen (sFES) finden ihren therapeutischen Einsatz sehr häufig in der Unterstützung der Mobilität beim Gehen, auch im Sinne einer myoelektrischen Orthese. Hierbei sind je nach Anzahl der Stimulationskanäle Funktionen zur Verbesserung der Stand- oder Spielbeinphase beim Gehen möglich. Schwer betroffene Patienten profitieren hingegen meist von Mehrkanal-Elektrostimulation (MES) oder auch kontralateraler EMG- oder Sensoren-Triggerung über die weniger betroffene Extremität oder unilateral über weniger stark betroffene Extremitätenabschnitte. Somit kann bei diesen Patienten die Mehrkanal-Elektrostimulation ebenfalls sinnvoll eingesetzt werden.

Ist die rehabilitative Zielsetzung im Speziellen die Verbesserung alltäglicher Aktivitäten wie

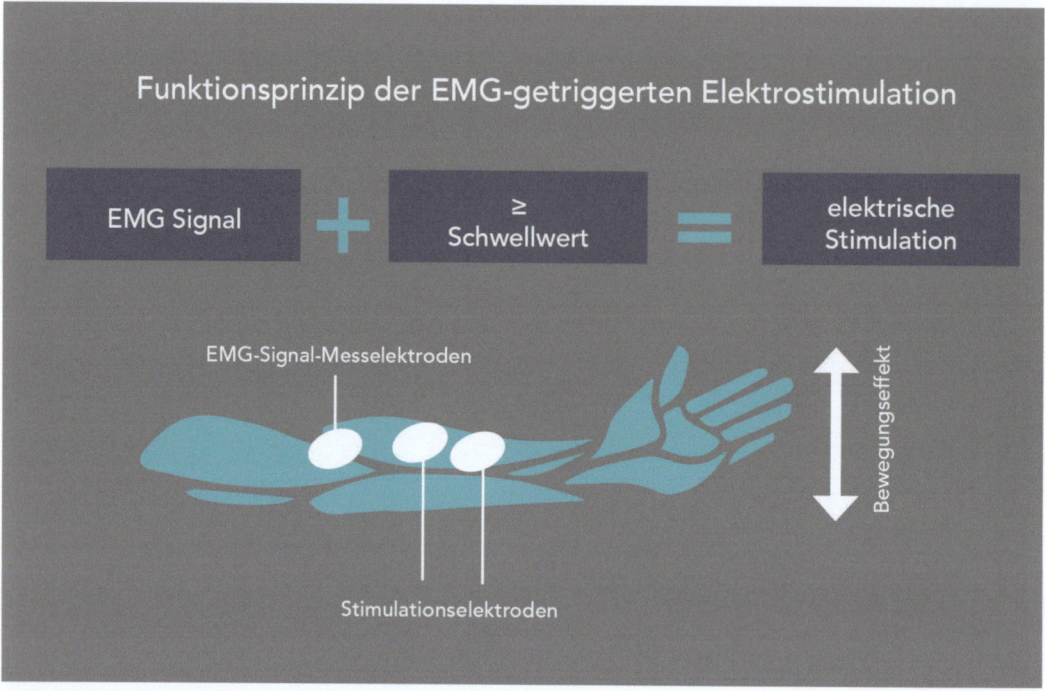

Abb. 6.1 Funktionsweise der EMG-getriggerten Elektrostimulation

das Ergreifen, Manipulieren und Transportieren von Gegenständen oder die Mobilität des Patienten, kommen die EMG-getriggerte Elektrostimulation (EMG-ES), die kontralateral kontrollierte Funktionelle Elektrostimulation (ccFES) und die EMG-MES-Verfahren im Besonderen zum klinischen Einsatz. Dies gilt auch für ipsilaterale Symptome wie Störung der Geschicklichkeit, die Reduktion von Plussymptomen wie Spastik, Kokontraktion oder Massentendenz auf der betroffenen Seite oder Minussymptome wie Paresen, Kraftminderung, Kraftausdauer, Koordinationsdefizite. Eine Übersichtsarbeit zur EMG-getriggerten Stimulation nach Schlaganfall (Monte-Silva et al. 2019), die 26 Studien mit 782 Patienten inkludierte, beschreibt robuste signifikante Effekte in der Nachuntersuchung nach EMG-ES-Intervention sowohl auf Schädigungs- als auch Funktionsebene vor allem in der chronischen Phase. Diese war hier definiert mehr als 3 Monate nach Schlaganfallgeschehen. Sie stellt den Autoren zufolge eine gute Option zur Behandlung von schwer bis moderat betroffenen Schlaganfallpatienten dar.

Die enorme biomechanische Komplexität der Hand zeigt sich in deren ausgeprägter kortikaler Repräsentation im motorischen Kortex und setzt einen intakten kortikospinalen Trakt für die Feinmotorik voraus (Hlustik et al. 2001). Ist dieser Trakt durch einen Schlaganfall massiv zerstört, gewinnt die kontraläsionale motorisch-kortikale Rekrutierung an Bedeutung. Abhängig vom Schweregrad, von moderat bis schwer betroffenen Patienten, übernimmt der kontraläsionale Kortex die hauptsächliche motorische Kompensation (Hamzei et al. 2008). Ein Schlaganfall erfasst die Bewegungsfunktion der Hand stärker als die des Ellbogens oder der Schulter, und nur weniger als die Hälfte der Patienten erreichen eine ausreichende Handfunktion nach 6 Monaten (Kwakkel et al. 2003).

Positive Auswirkungen auf die Aktivitäten des täglichen Lebens (ATL), die 2 Monate nach der Intervention anhielten, wurden in einem Review beschrieben (Eraifej et al. 2017). Es findet sich Evidenz, dass die EMG-ES in Kombination mit rehabilitativen Maßnahmen in Bezug auf die Einschränkungen der oberen Extremität überlegen ist. Dies gilt für die postakute Rehaphase nach

Schlaganfall genauso wie für die chronische (Hatem et al. 2016).

Die EMG-MES wird regelhaft in der Rehabilitation von schwer bis mittelgradig (von Lewinski et al. 2009) bis hin zu leicht betroffenen Patienten zur Verbesserung der Funktionen mit aufgabenorientiertem Training der oberen Extremität nach Schlaganfall eingesetzt. Auch ist der Einsatz im häuslichen Setting als poststationäre Rehabilitationsmaßnahme gut möglich (Gabr et al. 2005). Die Wiederherstellung verloren gegangener Funktionen mit dem Ziel einer verbesserten Handlungskompetenz auf Aktivitätsebene steht hierbei im Vordergrund. Die EMG-MES beschränkt sich selbstverständlich nicht nur auf die oberen Extremitäten, sondern bietet eine Vielzahl sinnvoller therapeutischer Interventionen unter Einbezug des Rumpfes sowie der unteren Extremität zur Verbesserung von posturaler Stabilität und Kontrolle sowie der Mobilität.

Zusammengefasst können von den FES-Verfahren mit patientenintendierter Triggerung z. B. durch EMG- oder Sensor-Triggerung mit mehreren Stimulationskanälen zumeist schwer bis mittelgradig, aber auch leicht betroffene Patienten sehr profitieren.

> **Fazit**
>
> Patienten, die schwer- bis leichtgradig motorisch beeinträchtigt sind, profitieren von der EMG-MES.

Aufgrund der Komplexität der bewegungssynchronen mehrkanaligen Stimulation beim Gehen mithilfe der Funktionellen Mehrkanal-Elektrostimulation (FMES) kommt dieses Therapieverfahren regelmäßig vorwiegend im klinischen Setting zum Einsatz (Hesse und Werner 2010). Die 1- bis 2-kanaligen mobilen Elektrostimulationsgeräte mit unterschiedlicher Sensortechnik zur Bewegungsauslösung bzw. -kontrolle haben sich als sogenannte myoelektrische Orthesen zur Versorgung von neurologischen Patienten mit UMNS sowie Fußheber- und Kniegelenkkontrolldefiziten als geeignet herausgestellt. Auch kommt die Elektrostimulation bei Schlaganfallpatienten an der Fußsohle des betroffenen Beines in der Gangrehabilitation zur Auslösung des Fluchtreflexes erfolgreich zum Einsatz, verbunden mit einer Steigerung der Gehgeschwindigkeit und Strecke sowie zur Bewegungsinitiierung (Spaich et al. 2014).

Die therapeutischen Interventionen der FES sind nicht ausschließlich vom Schweregrad abhängig, sondern auch von der Symptomausprägung. Therapeutische Behandlungsoptionen mit der FES für die in Abschn. 6.1. beschriebenen Plus- und Minussymptome, die adaptiven sowie ipsilateralen Symptome, aber auch rehabilitationsrelevante Symptome wie Schmerz oder Schwellung finden sich in der Tab. 6.4. Diese zeigt die unterschiedlichen FES-Therapieansätze und ihre symptomabhängigen Einsatzgebiete im Überblick. Die therapeutischen Schwerpunkte der einzelnen Stimulationsverfahren unterscheiden sich erheblich. Stehen strukturelle Defizite wie Schwellung oder Funktionsdefizite durch adaptive Symptome wie Atrophie, Verkürzung der Muskel-Sehnen-Einheit oder Sarkomerverlust im Vordergrund kann die NMES inklusive TENS oder cFES sinnvoll genutzt werden.

Therapeutisch relevante motorische Zielsetzungen bedient im Besonderen die EMG-MES. Denn diese setzen unter den Aspekten des motorischen Lernens neben z. B. der Repetition vor allem aufgaben- und problemlösungsorientierte Ansätze sehr gut therapeutisch um und lässt sich gut kombinieren. Die Bedeutung und der Vorteil einer aufgabenorientierten Behandlung mit der EMG-ES im Vergleich zur cFES zur Verbesserung der Schulterfunktion konnte in einer randomisierten, kontrollierten Studie (Jeon et al. 2017) gezeigt werden.

6.1.1 Parese und Plegie

Eine Lähmung der Muskulatur, bei unvollständiger Ausprägung auch als Parese und bei vollständiger Ausprägung als Plegie bezeichnet, bedeutet für neurologische Patienten mit UMNS in der Regel eine erhebliche Einschränkung. Die Auswirkungen auf die Funktionalität und Aktivität lassen nur sehr eingeschränkt Handlungs- und

Tab. 6.4 FES-Therapieverfahren bei Schädigung des „Upper Motor Neuron" (UMN)

Kategorie	Symptom	EMG-MES (EMG-getriggerte Mehrkanal-Elektrostimulation)	fMES (Funktionelle Mehrkanal-Elektrostimulation)	sFES (Schalter/Sensor-getriggerte Funktionelle Elektrostimulation)	EMG-ES (EMG-getriggerte Elektrostimulation)	ccFES (kontralateral kontrollierte Funktionelle Elektrostimulation)	EMG-MES+ST (EMG-getriggerte Mehrkanal-Elektrostimulation mit Spiegeltherapie)	cFES (zyklische Funktionelle Elektrostimulation)	NMES (Neuromuskuläre Elektrostimulation)	TENS (Transkutane elektrische Nervenstimulation)
Plus-symptome	Spastik	✓	✓		✓			✓	✓	✓
	Kokontraktion	✓			✓	✓	✓			
	Massentendenz	✓	✓	✓	✓	✓	✓			
Minus-symptome	Kraftminderung	✓	✓	✓	✓	✓	✓	✓	✓	✓
	Kraftausdauer	✓	✓	✓	✓	✓	✓			
	Parese	✓	✓		✓	✓	✓		✓	
	Kraftentwicklungsgeschwindigkeit	✓	✓	✓	✓		✓			
	Dekontraktionsgeschwindigkeit	✓	✓	✓	✓		✓			
	Koordinationsdefizit	✓	✓		✓		✓			
Adaptive Symptome	Atrophie	✓	✓	✓	✓	✓	✓	✓	✓	✓
	Verkürzung Muskel-Sehnen Einheit	✓	✓	✓	✓	✓	✓	✓	✓	✓
	Sarkomerverlust	✓	✓	✓	✓	✓	✓	✓	✓	✓
Ipsilaterale Symptome	Geschicklichkeit	✓			✓	✓	✓			
Sonstige Symptome	Schwellung	✓	✓	✓	✓	✓	✓	✓	✓	✓
	Schmerz						✓			✓

Teilhabekompetenz zu. Paresen sind bei UMNS sehr viel häufiger als vollständige Plegien, die man gehäufter bei LMNS, also bei der Schädigung peripherer Nerven, findet. Die muskuläre Schwäche führt dazu, dass die Patienten an alltäglichen Bewegungen scheitern können. Je nach Ausprägungsgrad kompensieren sie den Funktionsverlust dann vermehrt über die weniger betroffene Seite. Neben dem Erreichen der bestmöglichen funktionellen Kompetenz auf der paretischen Körperseite kann das Therapieziel auch die Verbesserung der Geschicklichkeit auf der weniger betroffenen ipsiläsionalen Körperseite sein.

Gerade das Patientenklientel mit verbliebenen Restfunktionen eignet sich in der Rehabilitation und in der ambulanten Therapie hervorragend für EMG-ES und EMG-MES, da diese eine Bewegung noch selbstständig initiieren können und durch die Elektrostimulation einen zusätzlichen positiven Anreiz für die dann mögliche Bewegungsdurchführung erfahren. Eine erfolgreich durchgeführte Handlung auf Aktivitätsebene und somit ein erfolgreicher Problemlösungsansatz erhöht das Motivationsniveau der Patienten vielfach erheblich.

> **Fazit**
>
> Eine mittels individueller und zielgerichteter EMG-MES erfolgreich durchgeführte Handlung von Patienten mit einer Parese bei UMNS kann sich ausgesprochen motivationsfördernd auswirken und unterstützt sie bei der Entwicklung weiterer aufgabenspezifischer Problemlösungsansätze.

Können mehrere Stimulationskanäle therapeutisch eingesetzt werden, werden nicht nur einfache Gelenkbewegungen, sondern komplexe, alltagsrelevante Bewegungsabfolgen elektrisch stimuliert und somit unterstützt. Die Abschn. 6.3 und 6.4 enthalten vielfältige praktische Therapievorschläge zur EMG-MES und erklären die Besonderheiten und die Sinnhaftigkeit des präzisen und individuellen Einsatzes eines modernen Elektrostimulationsgerätes.

6.1.2 Spastische Bewegungsstörung

Eine spastische Bewegungsstörung ist definiert als eine Erhöhung der Muskelspannung bei einer schnellen Dehnung des Muskels. Das Symptom, welches im Rahmen eines UMNS auftritt, zeigt sich in der Regel erst zeitversetzt wenige Wochen nach dem Ereignis. Bei 38 % der Schlaganfallpatienten kommt es zur Ausbildung einer Spastik. Zu einer spastischen Bewegungsstörung kommt es, wenn die Aktivierung gegenüber hemmender Kontrollfunktionen der absteigenden extrapyramidalen Bahnen überwiegt. Hinzu kommen häufig die folgenden Phänomene (Fries und Freivogel 2010):

- **Reflexirradiation:** Ausbreitung der Erregung auf benachbarte Muskelgruppen,
- **verminderte reziproke Inhibition:** reduzierte Dekontraktion der antagonistischen Muskelgruppen,
- **Klonus:** durch einen Dehnreiz verursachte muskuläre Aktivierung und Deaktivierung.

Die Behandlung der spastischen Bewegungsstörung bei UMNS mithilfe der FES verfolgt unterschiedliche therapeutische Ansätze: zum einen die Stimulation des Antagonisten bzw. antagonistischer Funktionsketten, zum anderen die Stimulation des spastischen Muskels selbst. In vielen Fällen ist es mittelfristig zielführender, Anlagen und Stimulationsformen so zu wählen, dass ein Patient beispielsweise darin unterstützt wird, Bewegungen aus einer Beugesynergie heraus aktiv bzw. elektrisch stimuliert assistiv und repetitiv durchführt.

Vorbereitend zu einem solchen Behandlungsansatz können zusätzlich ausgewählte Stimulationsfrequenzen auf der tonischen agonistischen (also der betroffenen) Muskulatur zur Detonisierung appliziert werden, was in bestimmten Fällen die antagonistische Bewegung erst ermöglicht. Bewährt haben sich Frequenzen zur muskulären Erschöpfung aus dem Bereich der „Low-Frequency-Fatigue" (LFF < 10 Hz) (Keeton und Binder-Macleod 2006, Garcia et al. 2016) oder der „High-Frequency-Fatigue" (HFF > 50 Hz) (Jones et al. 1979).

Bei der Behandlung der spastischen Bewegungsstörung von Extremitäten steht nicht immer der funktionelle Aspekt als primäres Ziel im Vordergrund. Vielmehr wird in ausgewählten Fällen mit einem strukturellen Ansatz begonnen, der dann zunehmend in eine die Funktion und die Verbesserung der Aktivität betonende Behandlung übergehen kann. Eine Übersichtsarbeit und Metaanalyse zur NMES bei Schlaganfallpatienten mit 27 randomisierten Studien und nahezu 940 Fällen zeigte eine Verbesserung der Spastizität und eine Vergrößerung des Bewegungsausmaßes (Stein et al. 2015). Die Autoren folgerten, dass die gezielte elektrische Stimulation, auch in Kombination mit anderen Maßnahmen, eine gute rehabilitative Therapieoption darstellt. Ausgeprägte Formen können zusätzlich mit Botulinum-Toxin behandelt werden (Abschn. 11.3).

Fazit

Bei der Behandlung der spastischen Bewegungsstörung steht der funktionelle Aspekt im Vordergrund. Längerfristige funktionelle Veränderungen können durch die gezielte Aktivierung antagonistischer Bewegungsmuster mittels FES erreicht werden. Die unmittelbare Stimulation spastischer Muskulatur mit geeigneten Frequenzen kann wegen der eher kurzfristigen Therapieeffekte eher therapievorbereitend eingesetzt werden.

6.1.3 Ataxie

Eine Ataxie ist eine Beeinträchtigung der Bewegungskoordination (Feinabstimmung von Bewegungen; gr.: „a-taxis" – Unordnung) (Patten 1996). Die Ursache kann erblich, erworben oder idiopathisch sein.

Voraussetzung für koordinierte Bewegungen ist das komplexe Zusammenspiel des Groß- und Kleinhirns, des Hirnstamms, des Rückenmarks sowie afferenter und efferenter Nervenstrukturen und der Muskulatur.

Liegt eine Störung in einem dieser Funktionsbereiche vor, kann dies zu unkontrollierten, überschießenden oder fahrigen Bewegungen führen. Strukturen wie das Kleinhirn, die Pons oder die Capsula interna können bei Schädigung zu überschießenden und unkontrollierten Bewegungen führen. Häufig von Ataxie betroffen sind Patienten mit Multipler Sklerose oder nach Schädel-Hirn-Trauma. Aber auch Hirninfarkte können zu ataktischen Hemiparesen führen (Ackermann 2010). Diese können als Extremitätenataxie Arme oder Beine betreffen oder sich im Rumpf manifestieren. Zeigt sich die Ataxie vor allem in der Stand- oder Gangfunktion, spricht man von Stand- oder Gangataxie. Je nach Schädigungsort unterscheidet man eine *zerebelläre* Ataxie mit Ursache im Kleinhirn, die auch zu ipsilateraler Dysmetrie und Intentionstremor führen kann (Ackermann 2010), von einer *spinalen* Ataxie, bei der die Ursache im Rückenmark liegt. Ferner können auch Schädigungen sensibler Nervenstrukturen, z. B. bei einer Polyneuropathie, ursächlich zu einer sog. *sensiblen* Ataxie führen.

Nicht nur die intermuskuläre Koordination zwischen verschiedenen Muskelgruppen, sondern auch die intramuskuläre Koordination in der Muskulatur selbst kann beeinträchtigt sein. Ataxien bei Kleinhirnschädigungen können sich negativ auch auf die stimmliche Artikulationsfähigkeit in Form einer ataktischen Dysarthrie oder auf die Augen-Blick-Koordination auswirken (Ackermann 2010).

Als Behandlung steht neben regelmäßiger professioneller Beratung die Behandlung im Mittelpunkt. Rehabilitative Maßnahmen wie Physio-, Ergotherapie oder Logopädie fokussieren auf aktive koordinationsfördernde Maßnahmen.

Eine Studie an Patienten mit spinozerebellärer Ataxie (SCA, einer neurodegenerative Erkrankung) im unmittelbaren Vergleich mit gesunden Probanden konnte nach 30-minütiger elektrischer Stimulation des N. medianus eine kortikale Erregungssteigerung dokumentieren. Die Autoren schlussfolgern, dass ihre Erkenntnisse relevant sind für den Gebrauch der NMES zur Erhöhung der kortikalen motorischen Erregbarkeit in der motorischen Rehabilitation von kleinhirnbedingten Fehlfunktionen (Chen et al. 2015). Somit ist die Annahme plausibel, dass eine gezielte FES ebenfalls die koordinative Kontrollfunktion fördern kann.

Durch die EMG-MES werden alltagsrelevante koordinative Bewegungen unterstützt. Auch hier sollte, wenn möglich, eine EMG-Triggerung zur Bewegungsinitiierung durch den Patienten zum Einsatz kommen, um die willentliche und somit patientenintendierte Bewegungssteuerung zu verbessern.

Durch den Einsatz der Mehrkanal-Elektrostimulation kann die muskuläre Koordination von Agonisten und Antagonisten in Funktionsketten so verbessert werden, dass eine kontrollierte Bewegung ausgeführt werden kann und das Wiedererlernen koordinativer Funktionen unterstützt wird.

> **Fazit**
>
> Durch die EMG-MES werden alltagsrelevante Bewegungen und die muskuläre Koordination von Agonisten und Antagonisten in ihren Funktionsketten unterstützt. Somit kann die Bewegungskontrolle bei Ataxie verbessert werden.

6.2 Symptombezogene funktionelle Parametereinstellung

Im nachfolgenden praktischen Teil (Abschn. 6.3 und 6.4) werden praxisrelevante Beispiele zur EMG-MES vorgestellt, und es wird auf die dafür möglichen Parametereinstellungen detailliert eingegangen. Dabei soll verdeutlicht werden, welche Bedeutung Adaptionen der Parameter auf die zu verrichtende Aktivitäten bzw. die Bewegung haben. Folgende Parametereinstellungen werden insbesondere behandelt:

- Intensität
- Frequenz
- Impulsbreite
- Plateau-Pause-Zeiten
- Anstiegszeit der Impulse
- Abfallzeit der Impulse
- zweite Kontraktionen
- EMG-Trigger-Schwelle

Intensität: Die Intensität oder Amplitude des Stromimpulses entscheidet über die gewünschte motorische Reaktion. Somit ist es meist unerlässlich, die Intensität nicht nur sensibel, sondern motorisch schwellig zu wählen, um eine adäquate motorische Antwort zur funktionellen Bewegungsdurchführung zu bekommen. Reagiert ein Patient sehr sensibel auf die elektrischen Stimulationen, kann zu Beginn mit niedrigeren Intensitäten begonnen werden, um diese dann Schritt für Schritt kontinuierlich den therapeutischen Bedürfnissen anzupassen. Auch kann eine Reduzierung der Impulsbreite die sensible Belastung reduzieren und folglich die benötigte Intensität erhöht werden. Es ist zu beachten, dass nach dem Erreichen der motorischen Schwelle die sensible Belastung durch den Stromreiz nicht mehr im gleichen Maße zunimmt.

Frequenz: Die Frequenz beschreibt die Anzahl der einzelnen Stromimpulse pro Sekunde und wird in der Einheit Hertz (Hz) angegeben. Sie entscheidet neben der Intensität maßgeblich darüber, ob eine vollständige Kontraktion der Muskulatur erreicht wird. Eine vollständige oder tetanische Kontraktion wird bei mehr als 20 Hz erreicht. Gebräuchlich sind in der FES und EMG-MES Frequenzen um 30 bis 35 Hz. Aber auch höhere Frequenzen von bis zu 50 Hz sind sinnvoll einsetzbar, ohne einen übermäßigen Ermüdungseffekt zu erzielen. Höhere Frequenzen können durch eine vermehrte Rekrutierung von Muskelfasern zu intensiverer Kontraktion und lokal am Muskel somit zu einem stärkeren Trainingseffekt führen.

Impulsbreite: In der FES inklusive der EMG-MES bei UMNS werden regelhaft kurze Impulsbreiten im Mikrosekundenbereich (1000 μs = 1 ms) zur Stimulation der motorischen Einheit eingesetzt. Die muskulären Reaktionen erfolgen durch eine elektrische Stimulation der efferenten Nervenstrukturen und nicht des Muskels selbst. Die am häufigsten in der Therapie und in Studien genutzten Impulsbreiten in der FES und EMG-MES liegen meist zwischen 300 und 400 μs.

Plateau-Pause-Zeiten: Eine große Bedeutung hat die individuelle Einstellung von Stimulationszeiten, sogenannten Plateauzeiten und Pausenzeiten dar. Um eine Funktion oder Aktivität mit Unterstützung einer elektrischen Stimulation möglichst alltagsgerecht nachzustellen, sollte der Therapeut die benötigte Stimulationsabfolge der an dieser Bewegung beteiligten Muskelgruppen oder Funktionsketten im Elektrostimulationsgerät entsprechend abbilden. Somit kann bei einer geplanten Bewegungsdurchführung differenziert darauf eingegangen werden, dass unterschiedliche Muskelgruppen in zeitlich sinnvoller Abfolge versetzt oder aber überlappend stimuliert werden.

Anstiegs-/Abfallzeiten: Moderne Elektrostimulationsgeräte lassen nicht nur eine individuelle Einstellung der Plateau-Pausen-Zeiten unter den verschiedenen Stimulationskanälen zu, sondern auch eine unterschiedliche Anstiegs- und Abfallzeit für jeden einzelnen Kanal. Die einzustellenden Anstiegs- und Abfallzeiten der Stimulationen unterscheiden sich anhand der geforderten Bewegungen. In vielen Fällen führt eine verlängerte Anstiegszeit zu einer koordinierten und weniger abgehackten Bewegungsdurchführung. Auch bei der Behandlung der Spastik kann diese Option zur Vermeidung ungewollter Reflexantworten sinnvoll eingesetzt werden. Dies bietet erfahrenen Therapeuten immense Möglichkeiten zur individuellen Parameteradaption am Patienten. Plant man die Durchführung einer Bewegung gegen bzw. mit der Schwerkraft, wie z. B. das Anheben eines Gegenstands über Schulterniveau, verhindert eine deutliche Verlängerung der Abfallzeit ein plötzliches, unkontrolliertes Herabfallen des Arms.

Zweite Kontraktionen: Bei einigen Aktivitäten mit meist reziproken Bewegungen kann es notwendig oder von Vorteil sein, eine Bewegung innerhalb eines Stimulationszyklus ein zweites Mal durchzuführen. Hierzu kann man bei modernen Elektrostimulationsgeräten auf bis zu vier Kanälen eine zweite Kontraktion einstellen.

EMG-Triggerschwelle: Eine durch den Patienten intendierte Impulslösung mit automatischer Festlegung der Triggerschwelle sollte bei in der Neurorehabilitation eingesetzten Elektrostimulationsgeräten der Standard sein. Dies bedeutet, dass der Patient bei der Bewegungsinitiierung eine gewisse Eigenaktivität aufbringen muss, um die Bewegung zu starten und damit er eine elektrische Stimulation zur Unterstützung der Aufgabendurchführung bekommt. Da das Aktivitätsniveau von Patienten sehr unterschiedlich sein kann, erfordert dies eine individuelle und angepasste Ermittlung der Triggerschwelle. Das Aktivitätsniveau eines Patienten verändert sich bei laufender Elektrostimulationstherapie regelmäßig. Dies kann sich in einigen Fällen in einer Aktivitätszunahme unter der Therapie äußern und macht eine Adaption und somit eine Erhöhung des Triggerschwellenwertes sinnvoll. Auch Ermüdungseffekte können ein Herabsenken der Triggerschwelle notwendig machen. Diese Nachjustierung kann je nach Gerätetyp automatisiert oder manuell durch den Therapeuten erfolgen. Die Bewegungstriggerung kann unter therapeutisch sinnvollen Aspekten auch auf der weniger betroffenen Extremität oder in einem weniger betroffenen proximalen oder distalen Extremitätenabschnitt erfolgen.

▶ **Tipp** Es kann für den Therapieerfolg entscheidend sein, eine Wahl und Anpassung geeigneter Stimulationsparameter individuell vorzunehmen wie z. B.:
- Frequenz
- Impulsbreite
- Plateau und Pausenzeiten
- Triggerschwelle
- Anstiegs- und Abfallzeiten
- zweite Kontraktion
- Intensität

Bei der modernen und zeitgemäßen Form der EMG-MES stehen nicht die strominduzierten muskulären Kontraktionen zur Verbesserung der Muskelkraft im Vordergrund, sondern die erfolgreiche Bewegungsdurchführung einer individuellen Aufgaben- bzw. Problemstellung. Das positive Feedback einer erfolgreich durchgeführten Handlung auf Aktivitätsebene kann neben dem motorischen einen starken emotionalen und motivationalen Aspekt haben. Die EMG-MES stellt somit einen wichtigen Baustein in der neurorehabilitativen Versorgung von Patienten mit unterschiedlichen neurologischen Erkrankungen dar.

Die gelegentlich von Kritikern geäußerte Befürchtung, die Parameteradaption beanspruche zu viel Therapiezeit, konnte sowohl durch die praktische Erfahrung als auch durch Untersuchungen widerlegt werden. In einer kontrollierten Studie konnten therapeutisch relevante Effekte anhand der dokumentierten Nettobehandlungszeit bzw. Stimulationszeit der Patienten von durchschnittlich nahezu 20 Minuten bei einer bilateralen Vierkanalanlage der oberen Extremität dokumentiert werden (Schick et al. 2017). Die verbliebene Behandlungszeit umfasste Rüstzeiten, inklusive der Vor- und Nachbereitung sowie der Lagerung des Patienten, und diente nur zum Teil der Parameteradaption. Eine weitere noch nicht publizierte Studie zur EMG-MES ergab bisher sogar längere Nettobehandlungszeiten von durchschnittlich nahezu 23 Minuten.

Die praktischen Beispiele zu den aufgeführten Parameteradaptionen werden detailliert in den beiden folgenden Abschnitten aufbereitet. Es wird ausdrücklich betont, dass die aufgeführten Stimulationsmuster nur Therapiebeispiele sind und sehr variabel, individuell und flexibel an den Patienten angepasst werden können. Elektrostimulationsgeräte, die eine individualisierbare und sehr vielseitige Parameteradaption an die Patientenbedürfnisse zulassen und über eine einfache Bedienerführung verfügen, haben sich in der Therapie durchgesetzt.

Es empfiehlt sich für funktionelle Programme, bei denen Bewegungen und Handlungsabfolgen durchgeführt werden, ausschließlich hochwertige Selbstklebeelektroden zu verwenden. Diese zeichnen sich durch eine sehr dünne und flexible Oberfläche und gute Haftung auch nach mehreren Therapiesitzungen aus. Sie lassen sich bei geeigneter Pflege und kühler Lagerung meist viele Male beim selben Patienten verwenden. Je nach der zu stimulierenden Region ist auf die geeignete Elektrodengröße zu achten. Ungeeignete Elektroden haben in vielen Fällen unmittelbar negativen Einfluss auf Therapieverlauf und Behandlungsergebnis. Es ist ferner zu beachten, dass die Hautoberfläche feuchtigkeits- und fettfrei ist und Haare im Stimulationsgebiet gegebenenfalls vorab entfernt werden sollten.

Tab. 6.5 gibt einen Überblick der Optionen zur symptomabhängigen Therapie.

Abb. 6.2 beschreibt die unterschiedlichen Stimulationsphasen innerhalb eines Stimulationszyklus, wie sie in den nachfolgenden Praxisabschnitten anhand praktischer Beispiele dargestellt werden.

6.3 EMG-MES zur Verbesserung der Arm-/Handfunktion

Zur Steigerung der Nachvollziehbarkeit werden in diesem Kapitel Praxisbeispiele der EMG-MES für die oberen Extremitäten zur Verbesserung der Arm-/Handfunktionen (in diesem Abschnitt) getrennt von denen für die unteren Extremitäten zur Therapie und Verbesserung der posturalen Kontrolle und der Mobilität (Abschn. 6.4) abgehandelt. Die dargestellten Aktivitäten stellen ausschließlich ausgewählte Therapiebeispiele dar, sind je nach den Bedürfnissen des Patienten sehr variabel und erfordern in vielen Fällen eine Individualisierung. Ferner sind unzählige weitere Therapieoptionen denkbar und im Therapiealltag anwendbar.

Die EMG-MES eignet sich hervorragend zur Verbesserung der Motorik der oberen Extremitäten und der Rumpfmuskulatur zur Verbesserung des Aktivitätslevels im klinischen Setting und wird in zahlreichen Neurorehabilitationseinrichtungen innovativ genutzt.

Die den Aktivitäten jeweils angepassten Stimulationsparameter werden im Einzelnen erläutert.

Tab. 6.5 Symptomabhängige Therapieoptionen

	Parese & Plegie	Spastische Syndrome	Ataxie
Objekt zum Mund führen	✓	✓	✓
Objekt Greifen und Loslassen	✓	✓	✓
Bilaterales Greifen mit Spiegel	✓		
Wischen unilateral	✓		✓
Armstütz unilateral	✓	✓	✓
Objekt Greifen und Wegschieben	✓	✓	✓
Schulterstabilisation mit Außenrotation Subluxation	✓		
Greifen und Anheben des Armes über 90°	✓	✓	✓
Unterarm Supination/Pronation	✓		✓
Schlüssel-Griff	✓		✓
3-Punkte-Griff	✓		✓
Sphären-Griff	✓		✓
Oppositions-Griff	✓		✓
Bridging	✓		✓
Sprunggelenks Koordination	✓	✓	✓
Aufstehen unilateral	✓		✓
Aufstehen und Schritt	✓		✓
Aufstehen bilateral	✓		✓
Einbeinstand	✓		✓
Ausfallschritt	✓		✓
Gehen am Rollator	✓	✓	✓

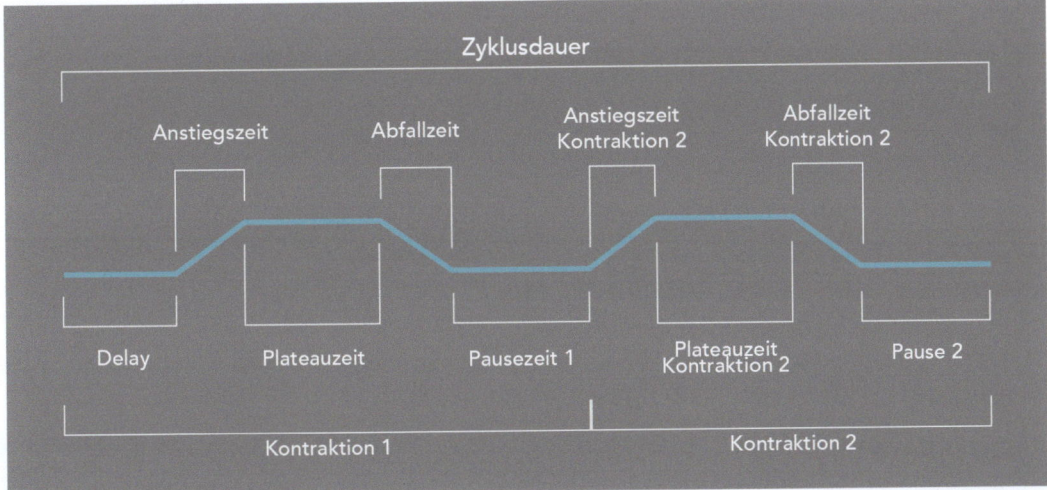

Abb. 6.2 Phasen eines Stimulationszyklus

6.3.1 Objekt zum Mund führen

Bei dieser Aktivität soll der Patient in die Lage gebracht werden, Objekte, wie z. B. ein Glas, eine Tasse oder ein Lebensmittel wie einen Apfel zu ergreifen und zum Mund zu führen, um sie danach wieder kontrolliert abzustellen bzw. abzulegen. Für die Initiierung der Bewegung wurde der Handgelenksextensor (M. extensor carpi radialis longus) zur Gewährleistung der Handfunktionsstellung gewählt. Mit einer Zeitverzögerung („delay") von 1 Sekunde folgen die Fingerflexoren (M. flexor digitorum superficialis) und mit einem weiterem Delay von 1 Sekunde die Ellbogenflexoren (M. biceps brachii) und die Flexoren des Schultergelenks (M. deltoideus, Pars clavicularis). Die verlängerte Abfallzeit ermöglicht das exzentrische und kontrollierte Nachlassen der Ellbogen- und Schultergelenkflexoren mit der Schwerkraft zum sicheren Abstellen des Objekts. Die gewählte Frequenz und Impulsbreite eignet sich zur muskulären Aktivierung und verhindert eine frühzeitige Ermüdung der paretischen Muskulatur (Tab. 6.6, Abb. 6.3 und Video 6.3, Seite 76).

6.3.2 Objekt greifen und loslassen mit zweiter Kontraktion

Der therapeutische Schwerpunkt liegt bei dieser Aktivität beim aktivierten Strecken der Finger I–V (M. extensor digitorum; M. extensor pollicis longus) zum Öffnen der Hand. Anschließend wird das Objekt durch die Flexormuskulatur (M. flexor digitorum superficialis; M. flexor pollicis longus) ergriffen, um im Weiteren durch eine zweite Kontraktion erneut eine aktivierte Extension des Daumens und der Finger II–V zum Loslassen zu erlangen.

Die Länge der Pausezeit ist abhängig von der Aufgabenstellung. Wenn der repetitive Ansatz im Vordergrund steht und der Patient bei bereits vorhandener oder beginnender Funktion eine Vielzahl von Gegenständen ergreifen soll, kann die Pausezeit entsprechend reduziert werden. Schwer betroffene Patienten benötigen meist längere Pausenzeiten. Eine verlängerte Anstiegszeit für die Fingerextensoren ist bei starker Spastik bzw. Reflexneigung der Flexoren sinnvoll. Die gewählte Frequenz und Impulsbreite eignet sich zur muskulären Aktivierung und verhindert eine frühzeitige Ermüdung der paretischen Muskulatur (Tab. 6.7, Abb. 6.4 und Video 6.4, Seite 77).

6.3.3 Bilaterales Greifen mit Spiegel

Diese Aktivität eignet sich nachweislich bei hochgradig motorisch betroffenen Schlaganfallpatienten zur Verbesserung der Arm-/Hand-Funktion (Schick et al. 2017). Durchgeführt wird eine bilaterale Greifbewegung. Mittels der Handgelenksextensoren (M. extensor carpi radialis longus) und den Fingerflexoren (M. flexor digitorum

Tab. 6.6 Stimulationsparameter Aktivität „Objekt zum Mund führen"

OBJEKT ZUM MUND FÜHREN
Ziel: Ergreifen und Festhalten eines Objektes, anschließendes zum Mund führen und wieder abstellen

Frequenz: 35 Hz
Impulsbreite: 300μs

	Kontraktion 1				
	Delay	Anstiegszeit	Plateauzeit	Abfallzeit	Pause 1
Kanal 1 M. extensor carpi radialis longus	0	1	8	2,5	4,5
Kanal 2 M. flexor digitorum superficialis	1	1	7	2,5	4,5
Kanal 3 M. biceps brachii	2	1,5	5	2,5	5
Kanal 4 M. deltoideus, Pars clavicularis	2	1,5	5	2,5	5

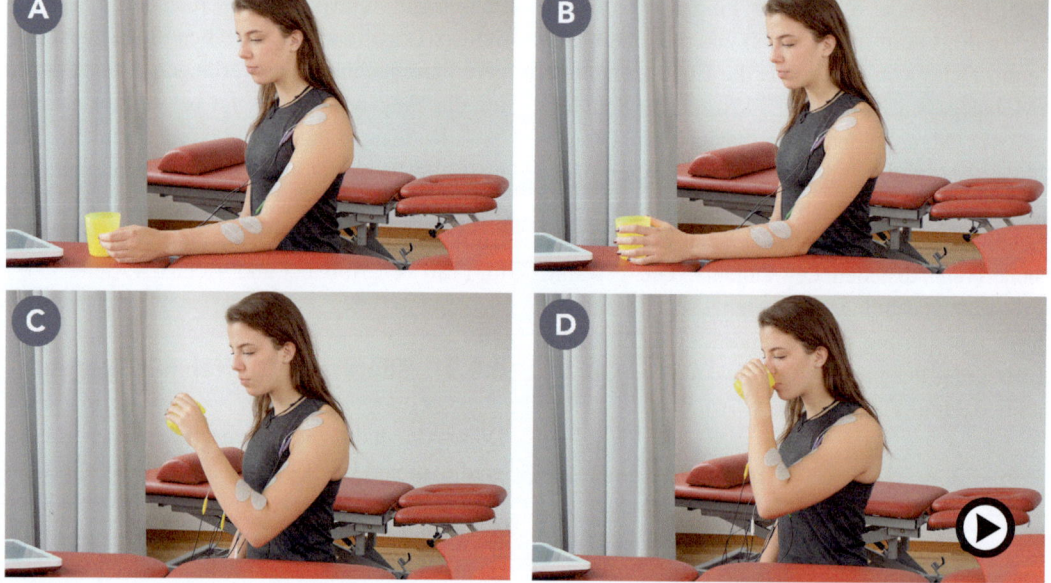

Abb. 6.3 (https://doi.org/10.1007/000-0az) (**A–D**) Bewegungsablauf der Aktivität „Objekt zum Mund führen"

Tab. 6.7 Stimulationsparameter Aktivität „Objekt ergreifen und Loslassen mit 2. Kontraktion"

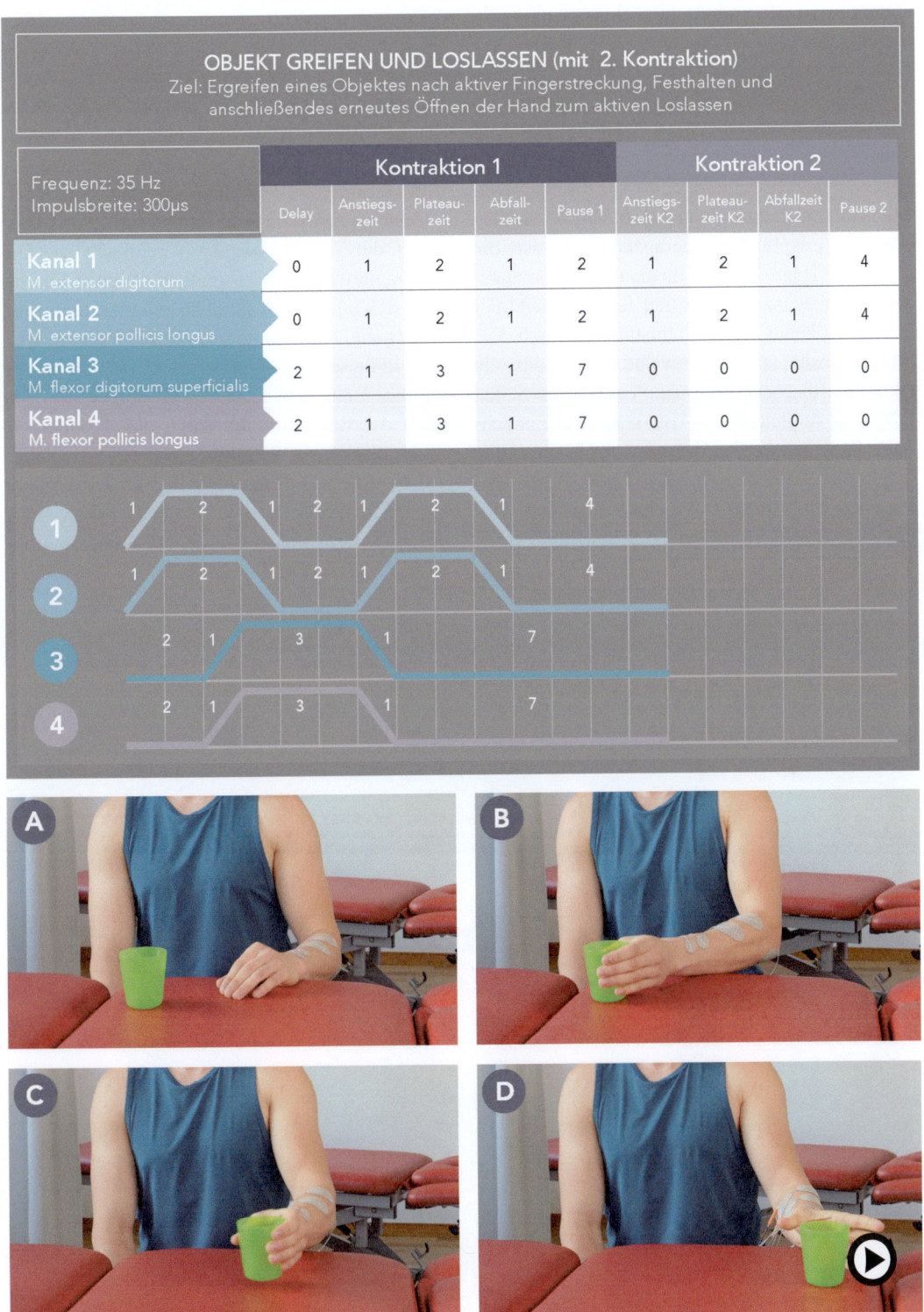

Abb. 6.4 (https://doi.org/10.1007/000-0ad) (**A–D**) Bewegungsablauf der Aktivität „Objekt ergreifen und loslassen mit zweiter Kontraktion"

superficialis), die mit einer Sekunde Delay folgen, kommt es zu der gewünschten Bewegungsdurchführung. Die EMG-Triggerung erfolgt über die weniger betroffene Seite. Der Spiegel ist zur weniger betroffenen Seite hin ausgerichtet und spiegelt somit die Greifbewegung dieser Hand. Entscheidend ist der Einsatz der Spiegelillusion und eine niedrige EMG-Triggerschwelle, die eine synchrone Bewegung der betroffenen Hand passend zum visuellen Feedback erlaubt. Der Therapeut positioniert die betroffene Hand in einer für den Patienten angenehmen Ausgangsstellung und führt während der Bewegung keine taktile Unterstützung durch. Die Stromintensität sollte so gewählt werden, dass die taktil-kinästhetische Information auf beiden Seiten möglichst vergleichbar ist. Bei schwer beeinträchtigten Patienten werden Frequenz und Impulsbreite so gewählt, dass eine frühzeitige Ermüdung der paretischen Muskulatur möglichst vermieden wird (Tab. 6.8, Abb. 6.5 und Video 6.5, Seite 78–79).

6.3.4 Wischen unilateral

Wischen ist eine sehr alltagspraktische Aktivität mit synergistischer und antagonistischer Bewegungsabfolge. Der Patient sitzt am Tisch und hat den betroffenen Arm darauf abgelegt. Er ergreift beispielsweise ein Tuch und führt während der Stimulation eine Wischbewegung aus. Das Tuch verhindert zusätzliche Reibungseffekte und lässt somit die Wischbewegung vereinfacht zu. Die prolongierten Anstiegs- und Abfallzeiten überlagern sich und führen somit zu einer koordinierten Bewegung. Als Schultergelenk Außenrotator fungiert in diesem Beispiel der M. infraspinatus. Alternativ kann hier auch der M. teres minor genutzt werden. Hierauf folgt eine Extension, Innenrotation im Schultergelenk (M. latissimus dorsi) oder als Alternative der M. teres major und im Weiteren eine Adduktionsbewegung durch die Brustmuskulatur (M. pectoralis major).

Tab. 6.8 Stimulationsparameter Aktivität „Bilaterales Greifen mit Spiegel"

Frequenz: 35 Hz Impulsbreite: 300µs	Kontraktion 1				
	Delay	Anstiegszeit	Plateauzeit	Abfallzeit	Pause 1
Kanal 1 M. extensor carpi radialis longus	0	1,5	3	1,5	6
Kanal 2 M. flexor digitorum superficialis	1	1,5	2	1,5	6
Kanal 3 M. extensor carpi radialis longus	0	1,5	3	1,5	6
Kanal 4 M. flexor digitorum superficialis	1	1,5	2	1,5	6

BILATERALES GREIFEN (mit Spiegel)
Ziel: Bewegungsinitiierung der betroffenen Hand unter einer bilateralen Greifbewegung, zusätzlicher Einsatz der Spiegelillusion der weniger betroffenen Hand

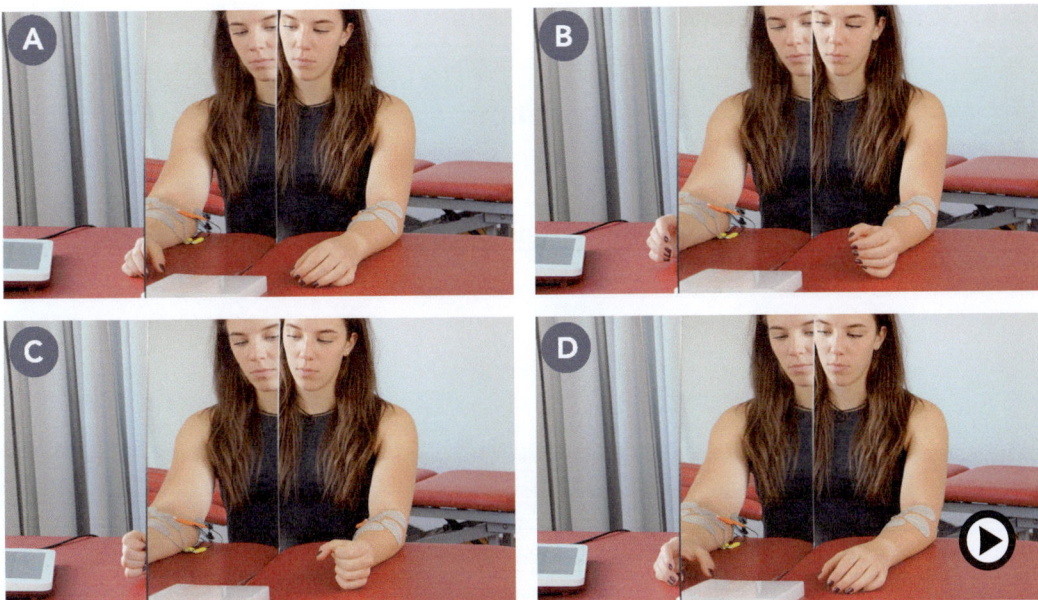

Abb. 6.5 (https://doi.org/10.1007/000-0ae) (**A–D**) Bewegungsablauf der Aktivität „Bilaterales Greifen mit Spiegel"

Die Bewegung wird durch eine Extension im Ellbogengelenk (M. triceps brachii) abgeschlossen.

Auch hier sind andere Muskelgruppen z. B. für die Außenrotation (M. teres minor) und für die Innenrotation (M. teres major) zum sinnvollen Einsatz denkbar. Werden die Pausenzeiten auf ein Minimum reduziert und wird die EMG-Triggerschwelle niedrig gewählt, können nahezu kontinuierliche alternierende und überlagernde Stimulationen und somit die Wischbewegung erzeugt werden (Tab. 6.9, Abb. 6.6 und Video 6.6, Seite 80).

6.3.5 Armstütz unilateral

Diese Aktivität hat für eine Vielzahl von Patienten mit unterschiedlichsten Beschwerdebildern einen hohen Alltagsbezug. Beim beispielhaften Aufstehen aus dem Sitzen sorgt die Extension im Handgelenk (M. extensor digitorum) bei gleichzeitiger optimaler Fingerstreckung für die notwendige Gewichtsverlagerung nach ventral. Alternativ kann bei fehlender Fingergelenkextension der Handgelenkextensor (M. extensor carpi radialis longus) gewählt werden. Bei bilateraler Symptomatik können alternativ bei Verzicht der Finger- bzw. Handgelenkextensoren und bei Einsatz eines zusätzlichen vierten Kanals die Ellbogenextensoren (Mm. triceps brachii) sowie die Schultergelenkextensoren (Mm. deltoidei, Pars spinalis) beidseits mit einem kurzen Delay von 1 Sekunde genutzt und stimuliert werden. Beim Aufstehen sind meist kürzere Stimulationszyklen zu wählen als beim Stütz auf einer Behandlungsliege. Kurze Anstiegszeiten können hilfreich sein, um das Abstützen in den Stand zeitgerecht zu erleichtern. Sollen die Arme vermehrt Körpergewicht übernehmen, kann die Frequenz zur vermehrten Muskelrekrutierung auf 50 Hz erhöht werden (Tab. 6.10, Abb. 6.7 und Video 6.7, Seite 81).

6.3.6 Objekt ergreifen und wegschieben

Neben der Greifaktivität soll der sitzende Patient das Objekt räumlich auf der Tischplatte verschieben, bevor er es wieder loslässt. Dieses Stimulationsmuster eignet sich, um einen Patienten aus seiner Beugesynergie heraus in eine antagonistische Bewegung zu führen. Die Bewegung wird mit dem Handgelenkextensor (M. extensor carpi radialis longus) initiiert. Mit einem Delay von 1 Sekunde kommen die Fingerflexoren (M. flexor digitorum superficialis) zum Einsatz. Nach einer

Tab. 6.9 Stimulationsparameter Aktivität „Wischen unilateral"

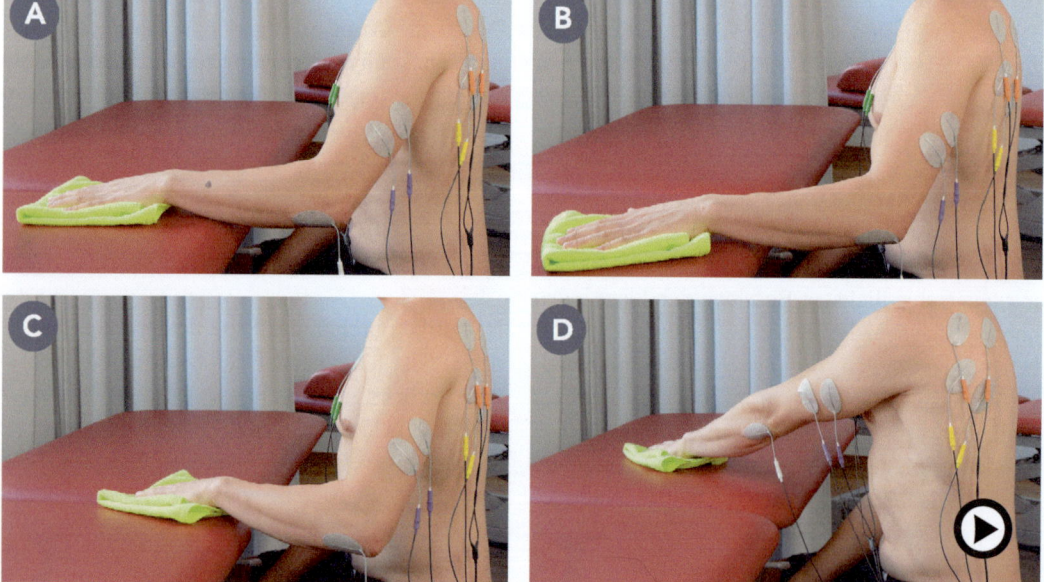

		Kontraktion 1				
Frequenz: 35 Hz Impulsbreite: 300µs		Delay	Anstiegszeit	Plateauzeit	Abfallzeit	Pause 1
Kanal 1 M. infraspinatus		0	1,5	2	1,5	6
Kanal 2 M. latissimus dorsi		2	1,5	2	1,5	4
Kanal 3 M. pectoralis major		4	1,5	2	1,5	2
Kanal 4 M. triceps brachii		6	1,5	2	1,5	0

Alternativ Kanal 1: M. teres minor, Kanal 2: M. teres major

Abb. 6.6. (https://doi.org/10.1007/000-0af) (**A–D**) Bewegungsablauf der Aktivität „Wischen unilateral"

6 Funktionelle Elektrostimulation bei Störungen der Motorik aufgrund von Schädigung …

Tab. 6.10 Stimulationsparameter Aktivität „Armstütz unilateral"

ARMSTÜTZ UNILATERAL
Ziel: Sicheres Einsatz des betroffenen Armes und der Hand beim Aufstehen aus dem Sitz

Frequenz: 35 Hz
Impulsbreite: 300μs

	\multicolumn{5}{c}{Kontraktion 1}
	Delay	Anstiegszeit	Plateauzeit	Abfallzeit	Pause 1
Kanal 1 – M. extensor digitorum	0	1	4	1,5	5
Kanal 2 – M. triceps brachii	1	1	3	1,5	5
Kanal 3 – M. deltoideus, Pars spinalis	1	1	3	1,5	5

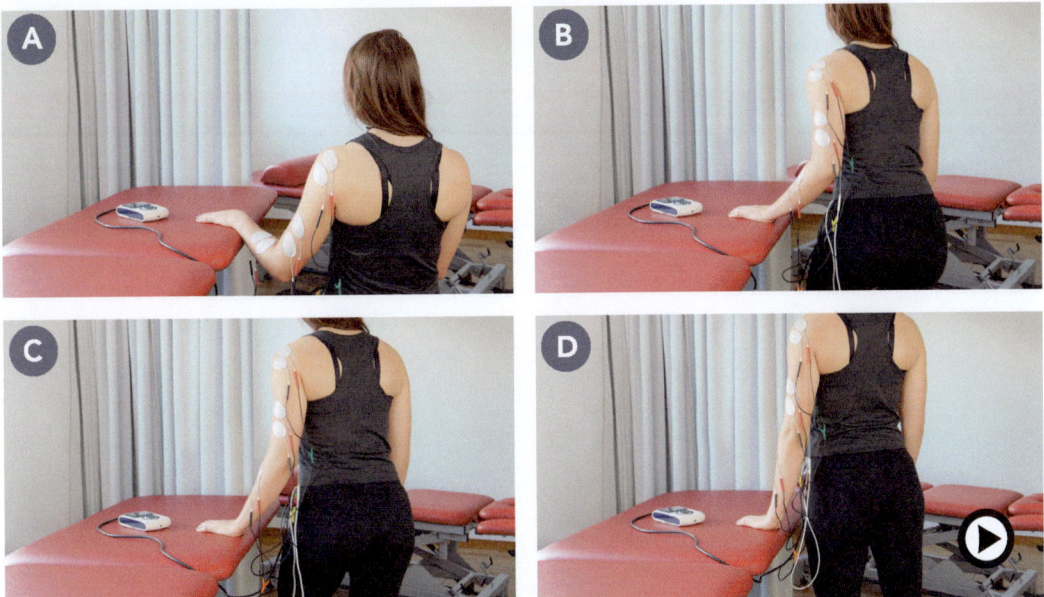

Abb. 6.7. (https://doi.org/10.1007/000-0ag) (**A–D**) Bewegungsablauf der Aktivität „Armstütz unilateral"

weiteren Sekunde werden der Ellbogenextensor (M. biceps brachii) und der Schultergelenkflexor (M. deltoideus, Pars clavicularis) aktiviert. Bei dieser Bewegung könnte der Fokus auch auf die Fingerextension zum aktiven Ergreifen und späteren Wiederloslassen gelegt werden, was durch eine zweite Kontraktion betont würde. Die gewählte Frequenz und Impulsbreite eignet sich gut zur muskulären Aktivierung und verhindert eine frühzeitige Ermüdung der paretischen Muskulatur (Tab. 6.11, Abb. 6.8 und Video 6.8, Seite 82–83).

6.3.7 Schulterstabilisation mit Außenrotation bei Subluxation

Patienten mit einer Hemiplegie oder Hemiparese leiden zum Teil unter Komplikationen wie die Schultergelenksubluxation, welche in vielen Fällen von einem erheblichen Schmerzsyndrom begleitet wird. Da Bewegung in der frühen Phase oft schmerzintensiv ist, kann die Aktivität im Sitzen mit Gewichtsabgabe des Arms durch Auflage des Unterarms erfolgen. Aus dieser Ausgangsstellung heraus können kleinere Bewegungen im Schultergelenk vor allem in Richtung Außenrotation trainiert werden. Der Erfolg dieser EMG-getriggerten MES konnte bereits demonstriert werden (Jeon et al. 2017). In der Studie verbesserte sich neben der Funktion auch der Schmerzgrad, sodass die folgenden Parameter sich an dieser Studie orientieren. Dies erklärt die langen Anstiegs- und Abfallzeiten sowie die Plateau- und Pausenzeiten. Die Verzögerung für den Außenrotator kann für eine hubfreie außenrotatorische Bewegung wie das Wegstoßen eines Luftballons genutzt werden. Es sollte ferner eine niedrige Triggerschwelle

Tab. 6.11 Stimulationsparameter Aktivität „Objekt ergreifen und wegschieben"

Frequenz: 35 Hz Impulsbreite: 300µs	Kontraktion 1				
	Delay	Anstiegszeit	Plateauzeit	Abfallzeit	Pause 1
Kanal 1 M. extensor carpi radialis longus	0	1	4	1	4
Kanal 2 M. flexor digitorum superficialis	1	1,5	3	1	4
Kanal 3 M triceps brachii	2	1,5	2	1	3,5
Kanal 4 M. deltoideus, Pars clavicularis	2	1,5	2	1	3,5

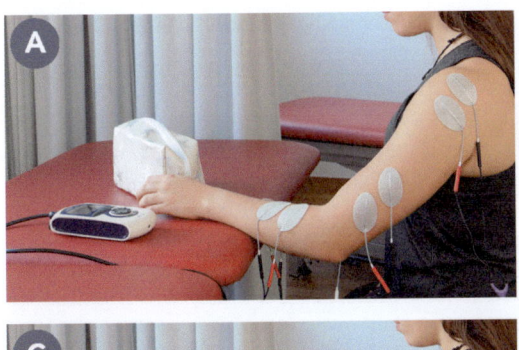
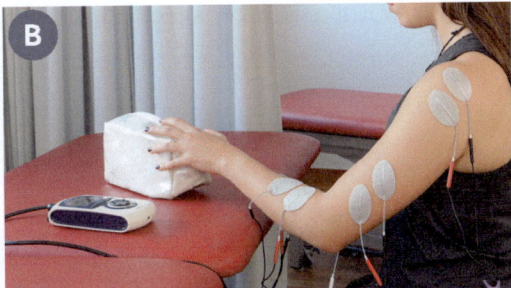
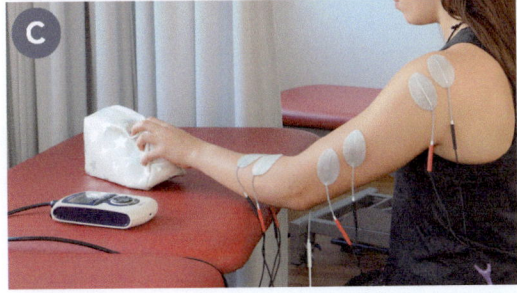
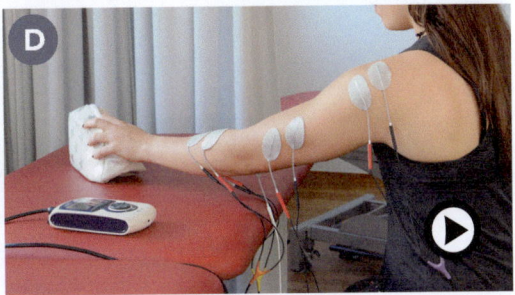

Abb. 6.8. (https://doi.org/10.1007/000-0ah) (**A–D**) Bewegungsablauf der Aktivität „Objekt ergreifen und wegschieben"

gewählt werden. Geeignete Muskelgruppen zur Stabilisierung im Schultergelenk sind der Schultergelenksextensor (M. deltoideus, Pars spinalis), der Skapulaadduktor (M. rhomboideus major), der initiale Schultergelenkabduktor (M. supraspinatus) sowie der Schultergelenk-Außenrotator (M. infraspinatus). Zur Vermeidung bewegungsbedingter Schmerzen kann eine verlängerte Anstiegszeit bei angepasst gelagertem Arm genutzt werden. Eine Reduktion der Impulsbreite kann die sensible Belastung durch die Stimulation bei bestehender Schmerzsituation verringern und lässt gegebenenfalls eine höhere Intensität für eine bessere motorische Antwort zu (Tab. 6.12, Abb. 6.9 und Video 6.9, Seite 84).

6.3.8 Greifen und Anheben des Armes über 90 Grad

Für Patienten mit mittelgradigen bis leichten Schulterfunktionsdefiziten kann bei dieser Aktivität das Erreichen eines Niveaus mit dem Arm bzw. der Hand über Schultergürtelniveau trainiert werden. Hierbei sollten aufgabenorientiert Objekte genutzt werden, um die Aufgabenstellung zu verdeutlichen und den Zielerreichungsgrad zu erhöhen. Der vordere Schultergelenkflexor (M. deltoideus, Pars clavicularis) startet die Bewegung durch eine Beugung des Arms im Schultergelenk. Der Schulterblattmuskel (M. rhomboideus major) stabilisiert die Skapula, während der Außenrotator (M. infraspinatus) die für die Elevation notwendige Außenrotation unterstützt. Alternativ zum M. rhomboideus major hat sich auch der M. serratus anterior bewährt und betont zusätzlich die Skapularotation. Mit einem weiteren Delay erfolgt die Ellbogenextension (M. triceps brachii) zum Ermöglichen der Zielansteuerung der Hand. Da bei dieser Bewegung lange Hebel gegen die Schwerkraft zum Einsatz kommen, sollte die Abfallzeit entsprechend lang gewählt werden, um ein vorzeitiges Herabfallen des Armes zu vermeiden (Tab. 6.13, Abb. 6.10 und Video 6.10, Seite 85).

6.3.9 Unterarmsupination/-pronation (Schraubendrehen)

Die Aktivität lässt alternierendes Pronieren und Supinieren des Unterarms zu. Für die Supinationsbewegung eignet sich als Supinator meist der M. biceps brachii. Der Arm sollte hierbei weni-

Tab. 6.12 Stimulationsparameter Aktivität „Schulterstabilisation mit Außenrotation bei Subluxation"

SCHULTERSTABILISATION MIT AUSSENROTATION (bei Subluxation)
Ziel: Stabilisation des plegischen Schultergelenks bei Subluxation mit oder ohne Schmerzen

Frequenz: 35 Hz
Impulsbreite: 200µs

	Kontraktion 1				
	Delay	Anstiegszeit	Plateauzeit	Abfallzeit	Pause 1
Kanal 1 M. deltoideus, Pars spinalis	0	1,5	11,5	2	5
Kanal 2 M. rhomboideus major	1	2	9	2	6
Kanal 3 M. supraspinatus	1	2	9	2	6
Kanal 4 M. infraspinatus	2	2	8	2	6

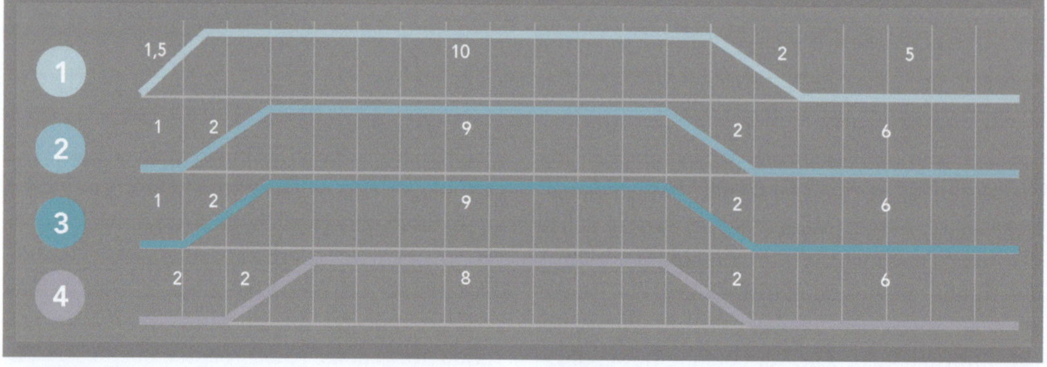

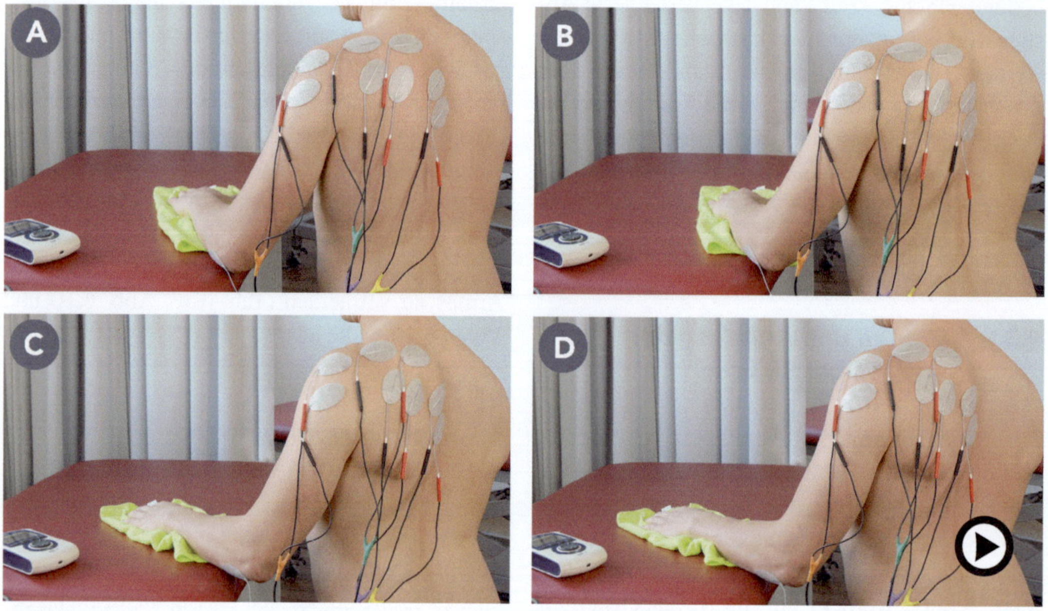

Abb. 6.9. (https://doi.org/10.1007/000-0aj) (**A–D**) Bewegungsablauf der Aktivität „Schulterstabilisation mit Außenrotation bei Subluxation"

Tab. 6.13 Stimulationsparameter Aktivität „Greifen und Anheben des Armes über 90 Grad"

GREIFEN UND ANHEBEN DES ARMES ÜBER 90°
Ziel: Objekt anheben und auf ein höheres Niveau transportieren

Frequenz: 35 Hz
Impulsbreite: 300μs

	Kontraktion 1				
	Delay	Anstiegszeit	Plateauzeit	Abfallzeit	Pause 1
Kanal 1 M. deltoideus, Pars clavicularis	0	1	5	2,5	6
Kanal 2 M. rhomboideus major	1	1	3	2,5	7
Kanal 3 M. infraspinatus	1	1	3	2,5	7
Kanal 4 M. triceps brachii	2	1	2	2,5	7

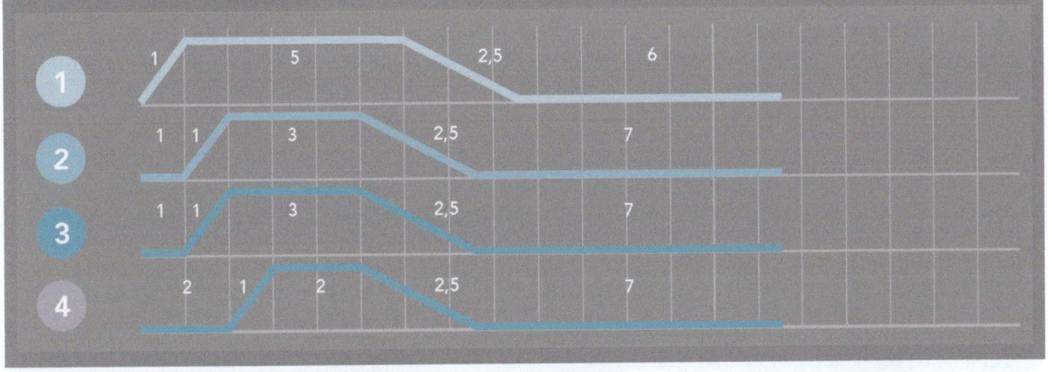

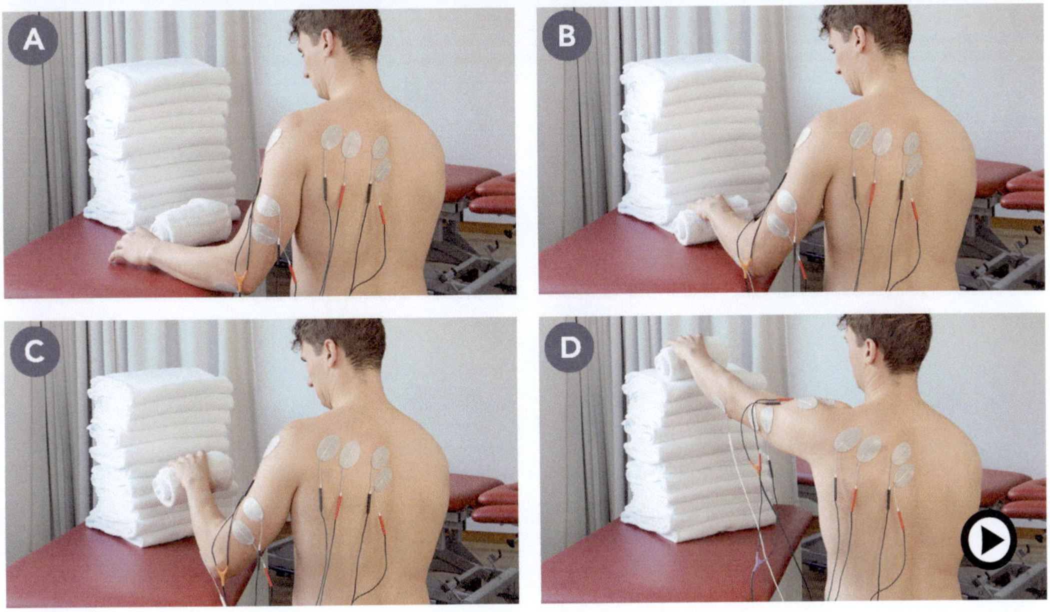

Abb. 6.10. (https://doi.org/10.1007/000-0ak) (**A–D**) Bewegungsablauf der Aktivität „Greifen und Anheben des Armes über 90 Grad"

ger als 90° Flexion im Ellbogengelenk gelagert werden und die Elektrodenpositionierung eher distal am M. biceps brachii erfolgen. Hierdurch wird weniger die Flexion, sondern mehr die supinatorische Komponente betont. Alternativ kann der M. supinator gewählt werden. Dieser ist allerdings, da tiefer gelegen, meist schwieriger zu lokalisieren und selektiv mit der Elektrodenposition zu erreichen. Als Folge können ungewollte Mitbewegungen anderer Muskelgruppen, wie die der Ellbogenflexoren, häufig mitstimuliert werden. Gering verlängerte und sich kurzzeitig zum Teil überlagernde Anstiegs- und Abfallzeiten reduzieren die Möglichkeit der Erhöhung von Muskelspannung der reflexgesteigerten Muskulatur. Der Pronator (M. pronator teres) befindet sich im proximalen Viertel des ventralen Unterarms und lässt sich, obwohl tief liegend, gut und gezielt stimulieren. Wird der EMG-Schwellwert niedrig gewählt, kann eine kontinuierliche Bewegungsabfolge und somit eine handlungsnahe Stimulation erreicht werden (Tab. 6.14, Abb. 6.11 und Video 6.11, Seite 86–87).

6.3.10 Schlüsselgriff

Diese Greiffunktion kann im Alltag zum Aufnehmen und Festhalten eines Objekts wie z. B. eines Schlüssels genutzt werden. Hierbei fixiert der Daumenadduktor (M. adductor pollicis) mit einem nur kurzen Delay (1s) den Gegenstand, indem er Druck auf die locker gefaustete Hand ausübt. Der Handgelenkextensor (M. extensor carpi radialis longus) stabilisiert das Handgelenk, und der lange Fingerbeuger (M. flexor digitorum superficialis) sorgt für die leicht gefaustete Handposition und ermöglicht somit das zeitgleiche

Tab. 6.14 Stimulationsparameter Aktivität „Unterarmsupination/-pronation"

Frequenz: 35 Hz Impulsbreite: 300μs	UNTERARM SUPINATION/PRONATION (Schraubendrehen) Ziel: Ergreifen eines Objektes wie z.B. ein Schraubendreher, um wechselndes supinieren und pronieren zu ermöglichen					
	Kontraktion 1					
	Delay	Anstiegszeit	Plateauzeit	Abfallzeit	Pause 1
Kanal 1 M. biceps brachii	0	1	2	1	3
Kanal 2 M. pronator teres	3	1	2	1	0

Alternativ Kanal 1: M. supinator

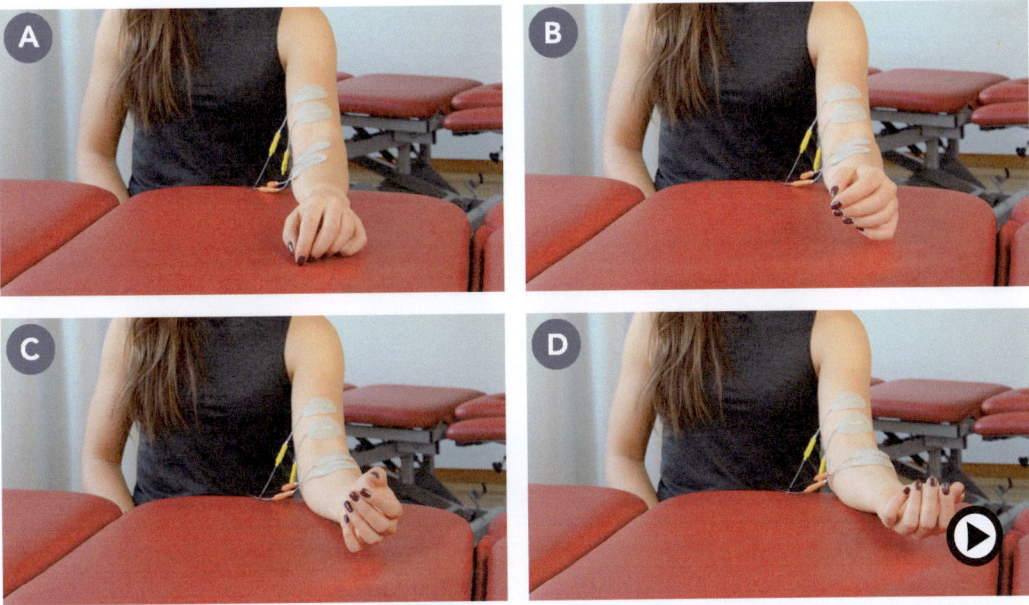

Abb. 6.11 (https://doi.org/10.1007/000-0am) (**A–D**) Bewegungsablauf der Aktivität „Unterarmsupination/-pronation"

Zusammenführen von Daumen und Zeigefinger. Verlängerte Anstiegszeiten lassen eine willkürliche Griffadaption des Patienten an die geforderte Greiffunktion zu. Die Stimulations- und Pausendauer ist abhängig von der Aufgabenstellung (Tab. 6.15, Abb. 6.12 und Video 6.12, Seite 88).

6.3.11 Dreipunktegriff

Der Dreipunktegriff eignet sich im Alltag gut zum zielsicheren Ergreifen von kleinen Objekten. Voraussetzung ist neben der feinmotorischen Aktivität der Finger 1–3 (M. opponens pollicis; Mm. lumbricales manus, Digiti II–III) die Stabilisation im Handgelenk (M. extensor carpi radialis longus). Ein nur kurzes Delay von 1 Sekunde ist für die Beugemuskulatur in den Grundgelenken in vielen Fällen ausreichend. Die Elektrodenposition kann ausschließlich auf der dorsalen Seite distal auf der Hand oder alternativ dorsal auf dem Handrücken und zugleich palmar in der Handfläche gewählt werden. Die Anstiegszeiten beträgt 1 Sekunde, um bei reflexgesteigerten Finger- und Handgelenkflexoren keinen übermäßigen Tonus der Flexoren zu provozieren. Die Aktivität kann sehr gut in aufgabenorientiertes Training integriert werden, wenn der Patient Gegenstände ergreifen und transportieren soll. In einem solchen Fall kann die Pausenzeit entsprechend kurz gewählt werden (Tab. 6.16, Abb. 6.13 und Video 6.13, Seite 89).

6.3.12 Sphärengriff

Der Sphärengriff wird z. B. zum Ergreifen und Anheben eines Gegenstands von oben genutzt. Er unterscheidet sich vom Dreipunktegriff durch den Einsatz sämtlicher Finger beim Ergreifen eines größeren Objekts wie z. B. eines Balles. Die Stromintensität des Handgelenkextensors (M. extensor carpi radialis longus) soll nur so hoch gewählt werden, dass eine Stabilisierung im Handgelenk erfolgt, jedoch keine Dorsalextension über 0 Grad erreicht wird. Typischerweise ist das Handgelenk hierbei leicht gebeugt. Die Mm. lumbricales adduzieren und beugen im Grundgelenk bei gleichzeitiger Extension in den Mittel- und Endgelenken der Finger. Die Elektrodenposition kann ausschließlich auf der dorsalen Seite distal auf der Hand oder alternativ dorsal auf dem Handrücken und zugleich palmar in der Handfläche gewählt werden. Eine Anlage der

Tab. 6.15 Stimulationsparameter Aktivität „Schlüsselgriff"

SCHLÜSSEL-GRIFF
Ziel: Festhalten von Objekten zwischen Daumen und Hand

Frequenz: 35 Hz
Impulsbreite: 300μs

	Kontraktion 1				
	Delay	Anstiegszeit	Plateauzeit	Abfallzeit	Pause 1
Kanal 1 M. extensor carpi radialis longus	0	1	4	1,5	3
Kanal 2 M. adductor pollicis	1	2	3	1,5	2
Kanal 3 M. flexor digitorum superficialis	1	2	3	1,5	2

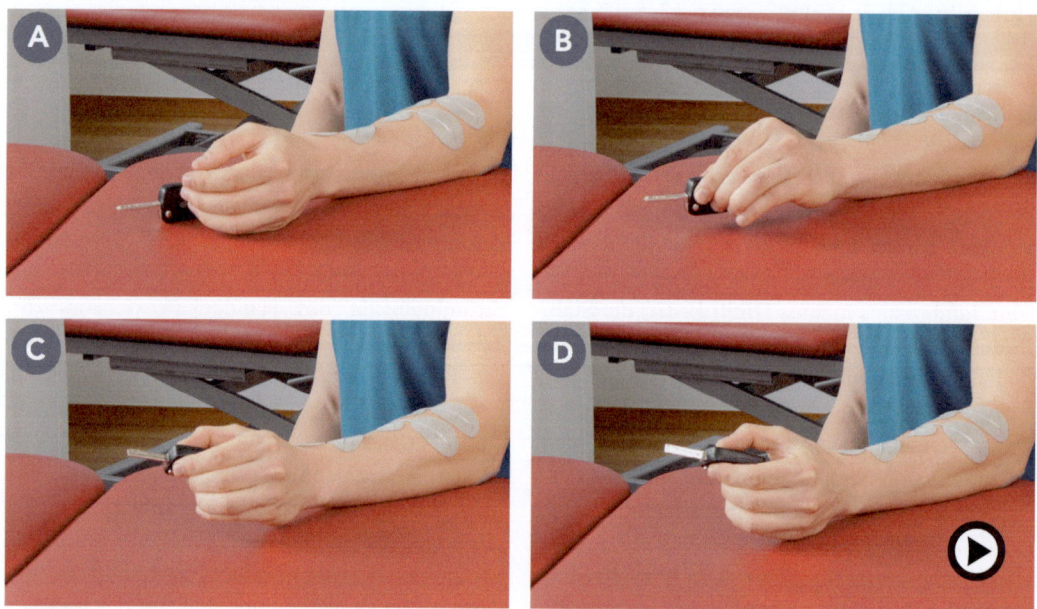

Abb. 6.12 (https://doi.org/10.1007/000-0an) (**A–D**) Bewegungsablauf der Aktivität „Schlüsselgriff"

Tab. 6.16 Stimulationsparameter Aktivität „Dreipunktegriff"

3-PUNKTE-GRIFF
Ziel: Zusammenführen des Daumens mit dem Zeige- und Mittelfinger zum Ergreifen kleinen Objekten

Frequenz: 35 Hz Impulsbreite: 300µs	Kontraktion 1				
	Delay	Anstiegszeit	Plateauzeit	Abfallzeit	Pause 1
Kanal 1 M. extensor carpi radialis longus	0	1	3	1,5	3
Kanal 2 Mm. lumbricales manus (Digiti II-III)	1	1	2	1,5	3
Kanal 3 M. opponens pollicis	1	1	2	1,5	3

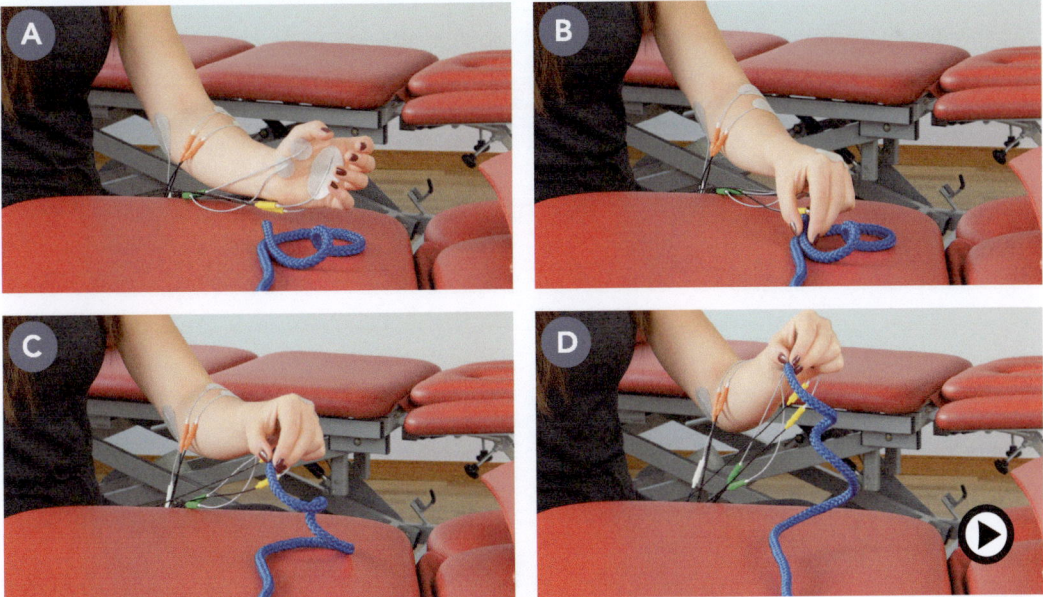

Abb. 6.13 (https://doi.org/10.1007/000-0ap) (**A–D**) Bewegungsablauf der Aktivität „Dreipunktegriff"

Elektroden ausschließlich auf der palmaren Seite der Hand ist der dorsalen Anlagetechnik in der Praxis meist unterlegen. Eine Stimulation der Mm. lumbricales auf dem dorsalen Handrücken hat sich in vielen Fällen bewährt (Tab. 6.17, Abb. 6.14 und Video 6.14, Seite 90–91).

6.3.13 Oppositionsgriff

Je nach Form und Gestalt eines zu ergreifenden Objekts ermöglicht die Anatomie der menschlichen Hand die Daumenopposition zu den Fingern II–V. Bei der dargestellten Form der Fingeropposition sollen die Daumenkuppen zeitgleich mit der Kleinfingerkuppe zusammengeführt werden. Der Oppositionsgriff wird zum Aufheben sehr kleiner Gegenstände als alternative Greifbewegung verwendet. Je nach Pausenlänge im Anschluss an die Stimulationsphase kann die Aktivität zum repetitiven Aufsammeln von kleinen Objekten in der Therapie zum Einsatz kommen.

Nach Triggerung und anschließender Stabilisierung des Handgelenks durch den Handgelenkextensor (M. extensor carpi radialis longus) erfolgt mit 1 Sekunde Delay das Opponieren der beiden Digiti I (M. opponens pollicis) und V (M. opponens digiti minimi) (Tab. 6.18, Abb. 6.15 und Video 6.15, Seite 92).

6.4 EMG-MES zur Verbesserung von posturaler Kontrolle und Mobilität

Posturale Kontrolle und Mobilität gehören in der Neurorehabilitation zu den motorischen Schlüsselzielen auf der Funktions- und Aktivitätsebene. Die in der Folge beschriebenen mit EMG-MES unterstützten Aktivitäten sind klinisch sehr relevant und haben sich in der Praxis bereits vielfach bewährt.

Bei einigen der hier beschriebenen Übungsbeispielen wurde bewusst eine höhere Frequenz

Tab. 6.17 Stimulationsparameter Aktivität „Sphärengriff"

SPHÄREN-GRIFF					
Ziel: Ergreifen eines Objektes von oben mit sämtlichen Fingern bei leicht gebeugtem, aber stabilisierten Handgelenk					
Frequenz: 35 Hz Impulsbreite: 300µs	Kontraktion 1				
	Delay	Anstiegszeit	Plateauzeit	Abfallzeit	Pause 1
Kanal 1 M. extensor carpi radialis longus	0	1,5	5	1	5
Kanal 2 Mm. lumbricales manus (digiti II-IV)	1	1,5	4	1	5
Kanal 3 M. opponens pollicis	1	1,5	4	1	5

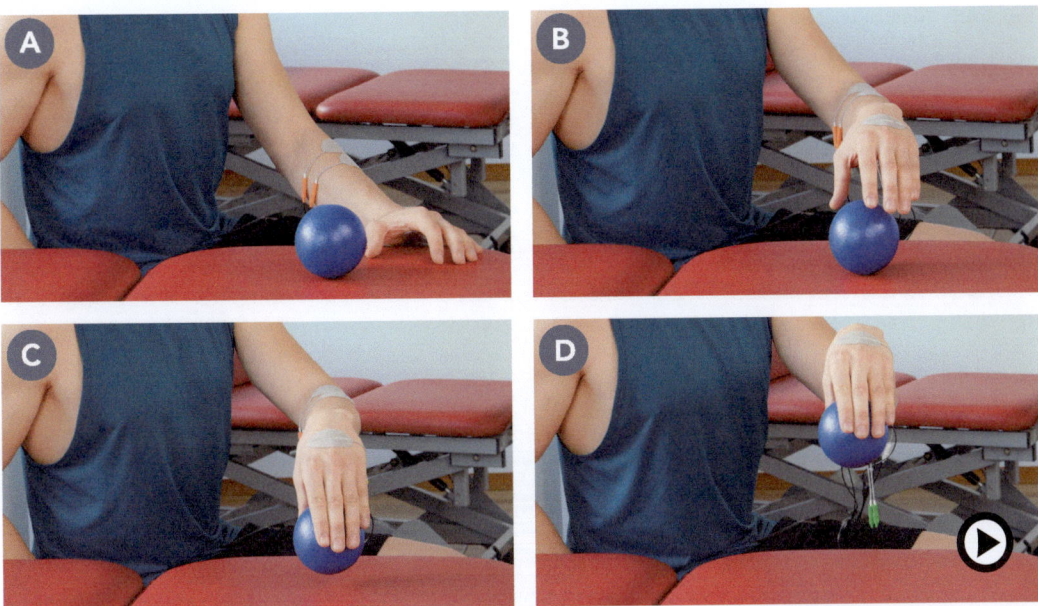

Abb. 6.14 (https://doi.org/10.1007/000-0aq) (**A–D**) Bewegungsablauf der Aktivität „Sphärengriff"

gewählt, um einen höheren Rekrutierungsgrad der Muskelfasern erreichen zu können. Notwendig macht dies die Tatsache, dass Aktivitäten wie z. B. das Aufstehen eine höhere Kraftentfaltung gegen die Schwerkraft erfordern. Die Anwendung der EMG-MES an den unteren Extremitäten und am Rumpf lässt den Einsatz größerer Stimulationselektroden zu. Dies führt zu einer Vergrößerung des Stimulationsgebiets und somit zur vermehrten Rekrutierung von Muskelfasern zur Überwindung der Schwerkraft.

6.4.1 Bridging

Diese Aktivität dient der Verbesserung der Mobilität aus der Rückenlage heraus, um den Transfer aus dem Bett in den Sitz vorzubereiten. Die Beine sind hierbei angestellt. Die Bewegung wird über eine posteriore Kippung des Beckens durch die EMG-getriggerte elektrische bilaterale Stimulation des M. gluteus maximus initiiert. Mit einem sehr kurzen Delay von 0,5 Sekunden erfolgt bilateral die Stimulation der Mm. quadriceps femoris zur zusätzlichen Überwindung der Schwerkraft. Als Abfallzeit kann beim Absenken des Beckens zur besseren exzentrischen Kontrolle eine auf 2 Sekunden verlängerte Abfallzeit gewählt werden.

In diesem Beispiel wurde eine höhere Frequenz (50 Hz) gewählt, um bei der elektrischen Stimulation mehr Muskelfaseranteile zu rekrutieren (Tab. 6.19, Abb. 6.16 und Video 6.16, Seite 93).

6.4.2 Fußheber-Sprunggelenk-Koordination bei Fußheberschwäche

Trainieren der aktiven Sprunggelenk-Dorsalextension (M. tibialis anterior) und Plantarflexion (M. gastrocnemius) durch patientenintendierte Impulsauslösung im Sitzen oder optional im Stand mit Standbeinphase auf der betroffenen und zu trainierenden Seite. Lange Anstiegs- und Abfallzeiten lassen durch Überlagerung eine dynamische Bewegung zu und vermeiden einen ungewollten Tonusanstieg in hypertonen oder reflexgesteigerten Muskelgruppen. Durch die mehrkanalige Stimulation können nicht nur die dorsalextensorischen und plantarflektorischen Komponenten, sondern auch Inversion und Eversion (M. extensor digitorum longus; M. peronaeus longus) gezielt in den Bewegungsablauf mit einbezogen und alternierend trainiert werden (Tab. 6.20, Abb. 6.17 und Video 6.17, Seite 94–95).

Tab. 6.18 Stimulationsparameter Aktivität „Oppositionsgriff"

OPPOSITIONS-GRIFF Ziel: Zusammenführen des Daumens mit dem Kleinfinger zum optionalen Aufnehmen von kleinen Objekten					
Frequenz: 35 Hz Impulsbreite: 300µs	Kontraktion 1				
	Delay	Anstiegszeit	Plateauzeit	Abfallzeit	Pause 1
Kanal 1 M. extensor carpi radialis longus	0	1	4	1	4
Kanal 2 M. opponens pollicis	1	1	3	1	4
Kanal 3 M. opponens digiti minimi	1	1	3	1	4

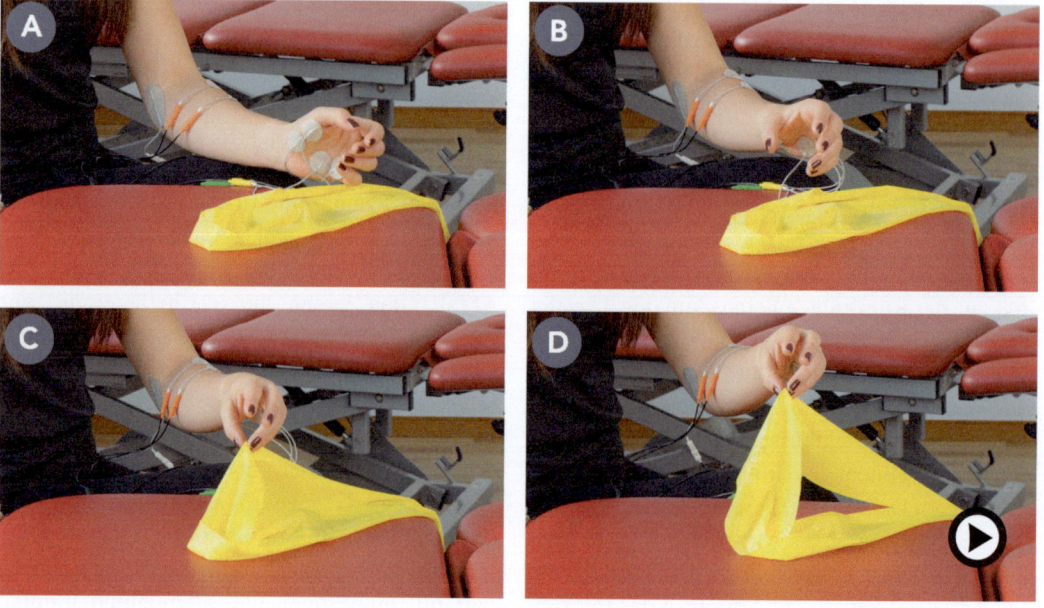

Abb. 6.15 (https://doi.org/10.1007/000-0ar) (**A–D**) Bewegungsablauf der Aktivität „Oppositionsgriff"

6 Funktionelle Elektrostimulation bei Störungen der Motorik aufgrund von Schädigung …

Tab. 6.19 Stimulationsparameter Aktivität „Bridging"

	BRIDGING Ziel: Anhebung des Beckens in Rückenlage bei angestellten Beinen mit der Absicht einer anschließenden Positionsveränderung					
Frequenz: 50 Hz **Impulsbreite: 300µs**	Kontraktion 1					
	Delay	Anstiegszeit	Plateauzeit	Abfallzeit	Pause 1	
Kanal 1 M. gluteus maximus	0	1	4	2	5	
Kanal 2 M. gluteus maximus	0	1	4	2	5	
Kanal 3 M. quadriceps femoris	0,5	1	3,5	2	5	
Kanal 4 M. quadriceps femoris	0,5	1	3,5	2	5	

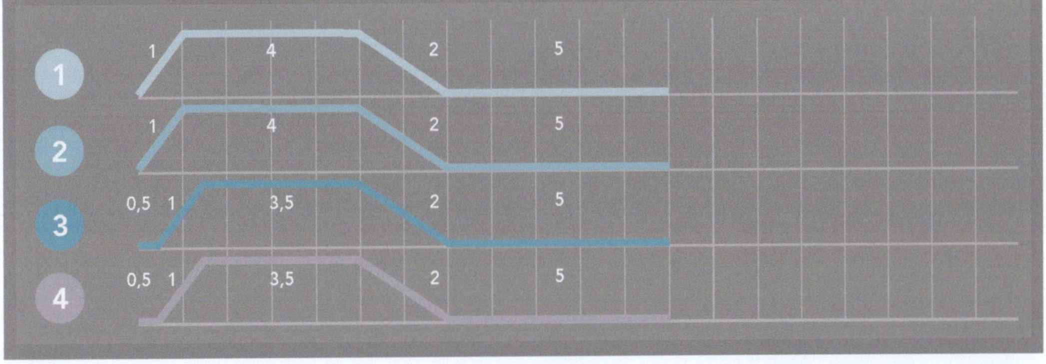

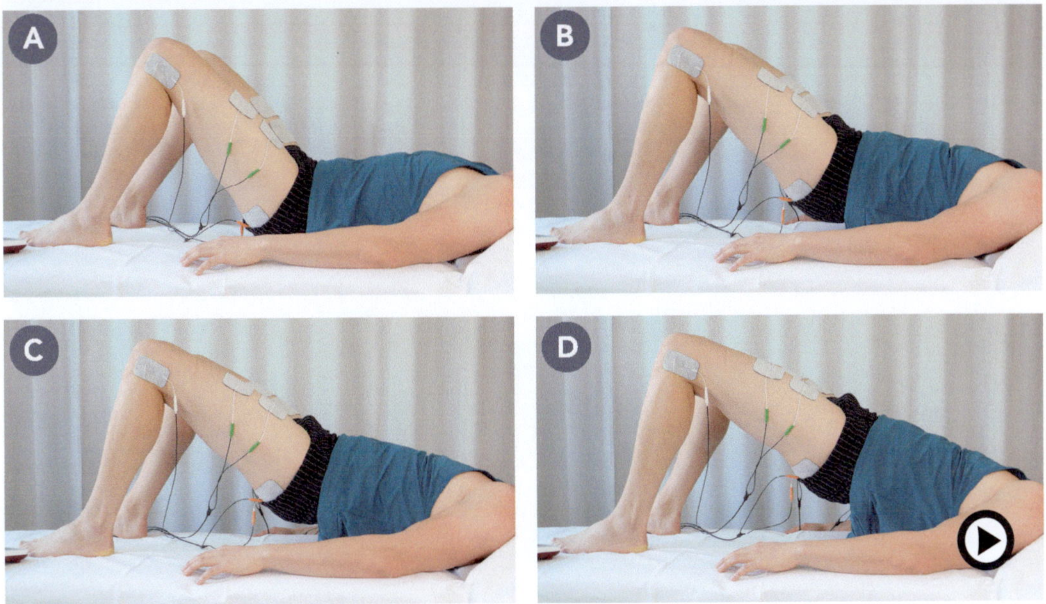

Abb. 6.16 (https://doi.org/10.1007/000-0as) (**A–D**) Bewegungsablauf der Aktivität „Bridging"

6.4.3 Aufstehen unilateral mit Stimulation der betroffenen Seite

Der Patient sitzt auf einem Stuhl in Schrittposition der Füße mit rückverlagertem betroffenem Bein. Dies führt beim Aufstehen zur Gewichtsübernahme auf diese Seite. Nach aktiver Triggerung des Dorsalextensors (M. tibialis anterior) wird über diesen bei bestehendem Punctum fixum des betroffenen Fußes der Körperschwerpunkt über das Sprunggelenk als Drehachse verlagert. Es folgen die antigravitatorisch arbeitenden Muskelgruppen (M. quadriceps; M. gastrocnemius). Zur Verhinderung einer ungewollten Kniegelenkrekurvation auf der betroffenen Seite wird der M. biceps femoris aus der Gruppe der ischiokruralen Muskelgruppe zusätzlich zeitversetzt, mit 1 Sekunde Delay, zur Kniegelenkstabilisierung aktiviert. Um die Aktivität im erreichten Stand nicht unmittelbar erneut zu triggern, kann wie dargestellt eine längere Pausenzeit gewählt werden. Ferner ist hier eine höhere Frequenz (50 Hz) zur verbesserten Muskelrekrutierung gewählt worden (Tab. 6.21, Abb. 6.18 und Video 6.18, Seite 96).

Tab. 6.20 (Stimulationsparameter Aktivität „Fußheber-Sprunggelenk-Koordination bei Fußheberschwäche")

FUSSHEBER SPRUNGGELENKS KOORDINATION (bei Fußheberschwäche) Ziel: Alternierendes Dorsal extendieren und Plantar flektieren des Sprunggelenks bei gleichzeitiger In- und Eversion						
Frequenz: 35 Hz Impulsbreite: 300µs	Kontraktion 1					
	Delay	Anstiegszeit	Plateauzeit	Abfallzeit	Pause 1	
Kanal 1 M. tibialis anterior	0	1,5	3	2	4,5	
Kanal 2 M. extensor digitorum longus	0	1,5	3	2	4,5	
Kanal 3 M. gastrocnemius	4,5	1,5	3	2	0	
Kanal 4 M. peroneus longus	4,5	1,5	3	2	0	

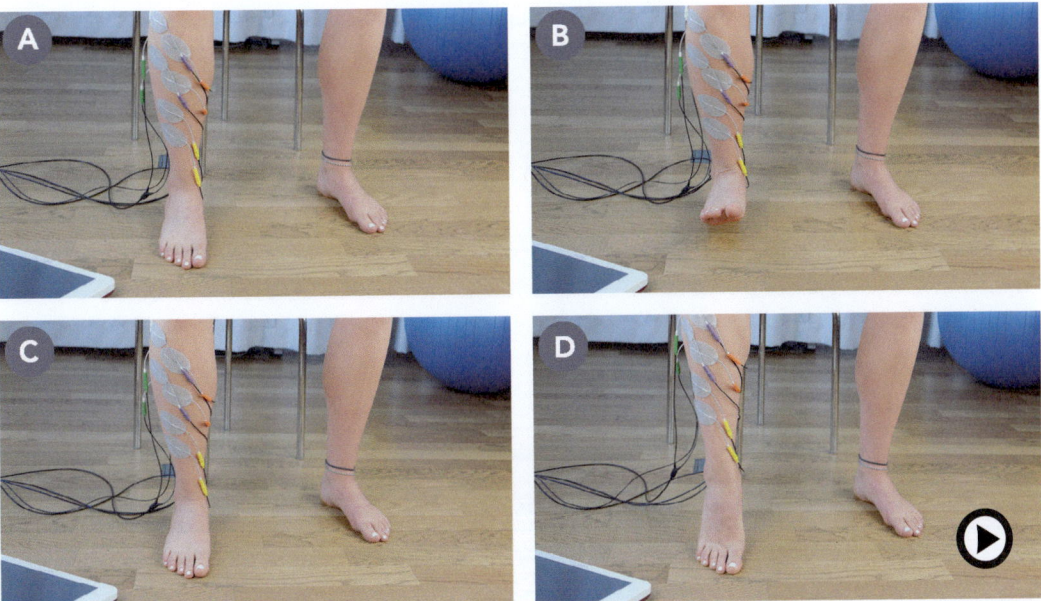

Abb. 6.17 (https://doi.org/10.1007/000-0at) (**A–D**) Bewegungsablauf der Aktivität „Fußheber-Sprunggelenk-Koordination bei Fußheberschwäche"

6.4.4 Aufstehen und Schritt auf betroffener Seite mit zweiter Kontraktion

Der Patient startet aus dem Sitzen über eine Schrittstellung, bei der das betroffene Bein rückgestellt ist. Die Aktivität des M. tibialis anterior löst die EMG-Triggerung aus und unterstützt die Vorverlagerung des Schwerpunkts über das Sprunggelenk. Der M. quadriceps femoris arbeitet antigravitatorisch und wird zum Ende der Bewegung durch den M. biceps femoris zur Verhinderung einer möglichen Kniegelenkrekurvation zusätzlich unterstützt. Die jeweils zweiten Kontraktionen für den M. quadriceps femoris und den M. tibialis anterior auf der betroffenen Seite unterstützen die gleichseitige Spielbeinphase mit aktiver Kniegelenkextension, aktiver Sprunggelenk-Dorsalextension und anschließendem Halten und exzentrischem Nachlassen der Fußheber in den Phasen „Initial Contact" zur „Loading Response". Auch bei diesem Beispiel wird eine höhere Frequenz (50 Hz) zur verbesserten Muskelrekrutierung gewählt (Tab. 6.22, Abb. 6.19 und Video 6.19, Seite 97).

6.4.5 Aufstehen bilateral (Rumpf/Bein)

Patienten mit einer erheblichen Krafteinschränkung der für das Aufstehen erforderlichen Muskelgruppen in Oberschenkel und Rumpf erhalten hier eine deutliche muskuläre Unterstützung, aber auch sensorische Führung beim Bewegungsweg. Bei dieser Aktivität ist die Auswahl möglichst großer Elektrodenpaare für die Oberschenkelmuskulatur (M. quadriceps femoris) beidseits zu beachten. Somit kann der größtmögliche Anteil kontraktiler Muskelfasern durch der Stimulation rekrutiert werden. Empfehlenswert ist die Elektrodenanlage im mittleren bis unteren Drittel der Brustwirbelsäule. Bei Stimulation der tief liegenden Rückenstrecker (M. erector spinae) werden je nach Anlageposition zusätzlich oberflächliche Muskelgruppen des M. trapezius, Pars transversa oder Pars ascendens, erreicht, die für die Retraktion des Schultergürtels und die Adduktion der beiden Scapulae verantwortlich sind (Tab. 6.23, Abb. 6.20 und Video 6.20, Seite 98).

Tab. 6.21 Stimulationsparameter Aktivität „Aufstehen unilateral mit Stimulation der betroffenen Seite"

AUFSTEHEN UNILATERAL (Stimulation betroffene Seite)
Ziel: Aufstehen aus dem Sitz über das mehrbetroffene Bein. Die Aktivität des M. tibialis unterstützt die Verlagerung des Schwerpunkts über die Drehachse Sprunggelenk

Frequenz: 50 Hz
Impulsbreite: 300μs

	Kontraktion 1				
	Delay	Anstiegszeit	Plateauzeit	Abfallzeit	Pause 1
Kanal 1 M. tibialis anterior	0	0,5	1	0,5	14
Kanal 2 M. quadriceps femoris	0,5	0,5	2	2	11
Kanal 3 M. gastrocnemius	0,5	0,5	2	2	11
Kanal 4 M. biceps femoris	1	0,5	1,5	2	11

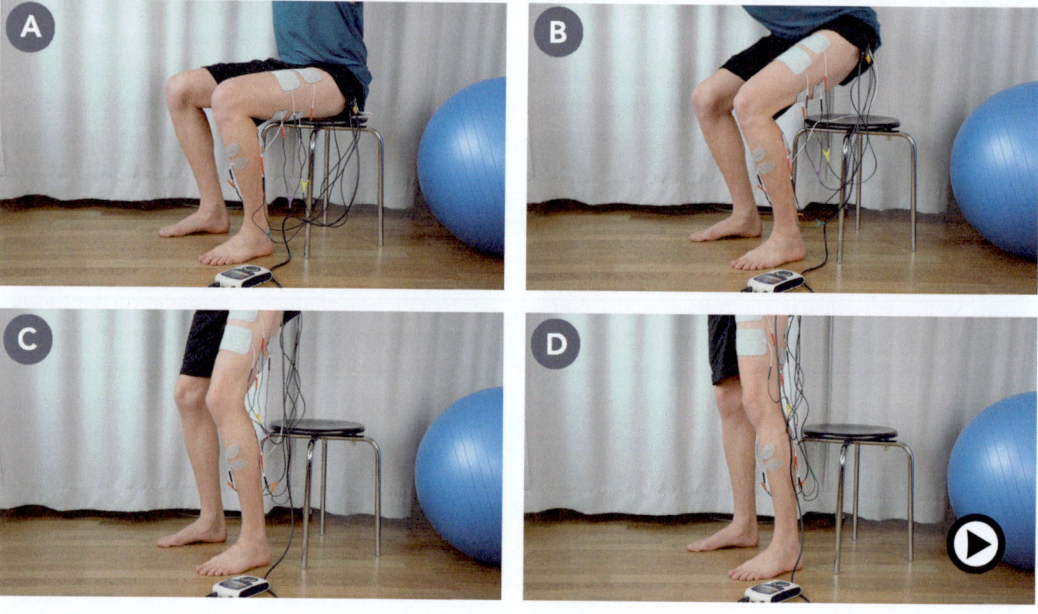

Abb. 6.18 (https://doi.org/10.1007/000-0av) (**A–D**) Bewegungsablauf der Aktivität „Aufstehen unilateral mit Stimulation der betroffenen Seite"

6 Funktionelle Elektrostimulation bei Störungen der Motorik aufgrund von Schädigung ...

Tab. 6.22 Stimulationsparameter Aktivität „Aufstehen und Schritt auf betroffener Seite mit zweiter Kontraktion"

AUFSTEHEN UND SCHRITT AUF BETROFFENER SEITE (mit 2. Kontraktion)
Ziel: Aufstehen aus Schrittstellung, betroffenes Bein rückgestellt, Schrittauslösung mit betroffenem Bein, zweite Kontraktionen für M. tibialis und M. quadriceps femoris

Frequenz: 50 Hz Impulsbreite: 300μs		Kontraktion 1				Kontraktion 2			
	Delay	Anstiegszeit	Plateauzeit	Abfallzeit	Pause 1	Anstiegszeit K2	Plateauzeit K2	Abfallzeit K2	Pause 2
Kanal 1 M. tibialis anterior	0	0	1,5	0	2	0,5	1,5	1	6
Kanal 2 M. quadriceps femoris	0	1	1,5	0,5	1	0,5	1	1	6
Kanal 3 M. biceps femoris	1,5	1	2	0,5	8	0	0	0	0

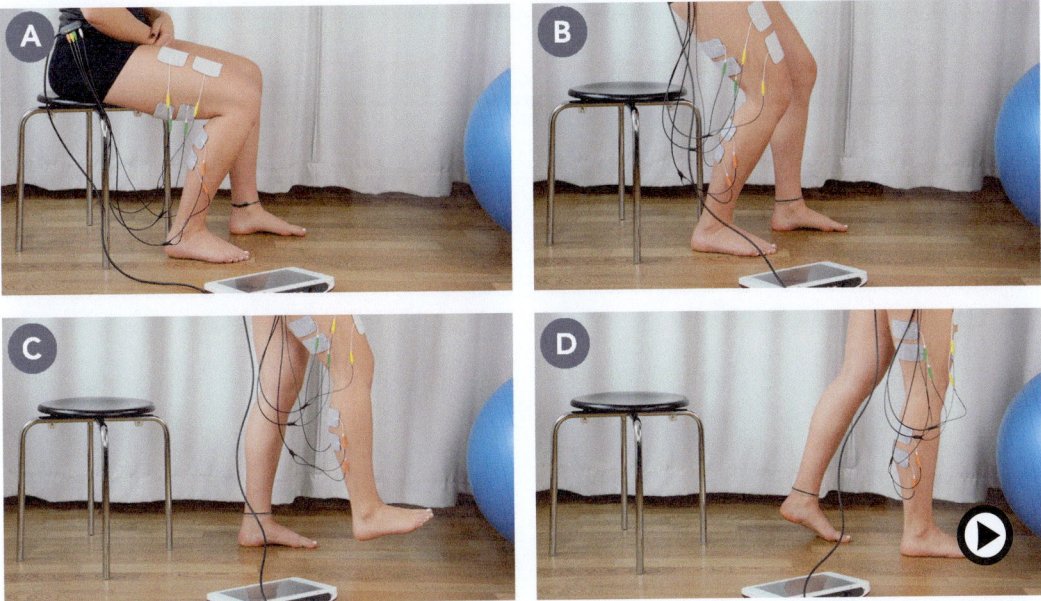

Abb. 6.19 (https://doi.org/10.1007/000-0aw) (**A–D**) Bewegungsablauf der Aktivität „Aufstehen und Schritt auf betroffener Seite mit zweiter Kontraktion"

Tab. 6.23 Stimulationsparameter Aktivität „Aufstehen bilateral (Rumpf/Bein)"

AUFSTEHEN BILATERAL (Rumpf/Bein)
Ziel: Bilaterales Aufstehen aus dem Sitz unter extensorischem Einbezug des Rumpfes

Frequenz: 50 Hz Impulsbreite: 300μs	Kontraktion 1				
	Delay	Anstiegszeit	Plateauzeit	Abfallzeit	Pause 1
Kanal 1 M. quadriceps femoris	0	1	3	2	10
Kanal 2 M. quadriceps femoris	0	1	3	2	10
Kanal 3 M. erector spinae	1	1	2	2	10
Kanal 4 M. erector spinae	1	1	2	2	10

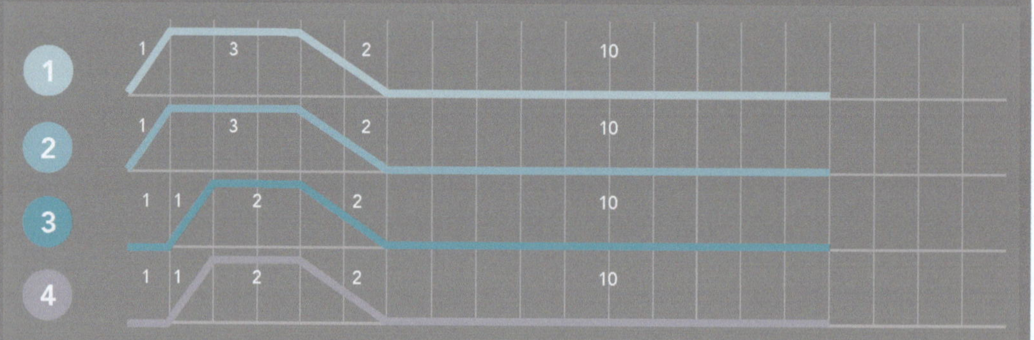

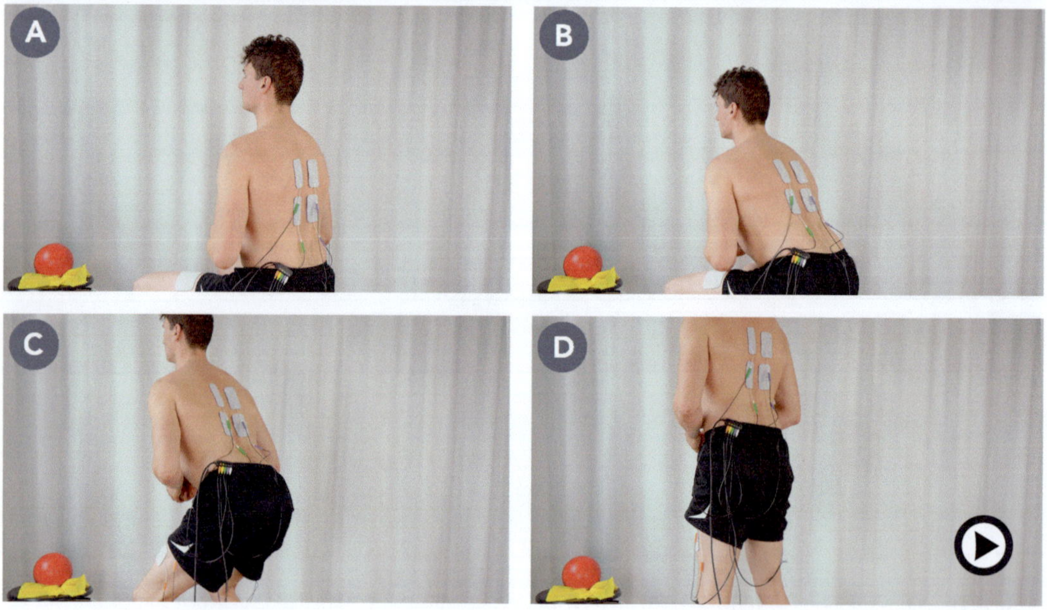

Abb. 6.20 (https://doi.org/10.1007/000-0ax) (**A–D**) Bewegungsablauf der Aktivität „Aufstehen bilateral (Rumpf/Bein)"

6.4.6 Einbeinstand

Zur Initiierung des Standbeins verlagert der Patient seinen Schwerpunkt zur betroffenen Seite hin. Die vermehrte Stabilität im Standbein „erfährt" der Patient bei der elektrischen Stimulation nach vorheriger EMG-Triggerung durch den M. quadriceps femoris. Die EMG-Triggerschwelle muss so gewählt werden, dass das Anspannen des M. quadriceps im Stand ein Überschreiten des Schwellwertes ermöglicht. Um möglichst viele Muskelanteile zu erreichen, sollten auf den Gluteal- und Oberschenkelmuskeln möglichst große Elektroden verwendet werden. Die Plateauzeit kann je nach Aktivität auf der Spielbeinphase gewählt werden. Es wird in diesem Beispiel bewusst auf eine zeitversetzte Stimulation verzichtet zugunsten einer unmittelbaren Stimulation aller beteiligten Muskelgruppen zwecks verbesserter Stabilität.

Bei dieser Ausgangsstellung bietet sich eine zusätzliche Aktivität mit der weniger betroffenen oberen Extremität bzw. der unteren Extremitäten an. Die Nutzung eines externen Aufmerksamkeitsfokus beispielweise durch den Einsatz eines Balles oder Ballons kann das motorische Lernen verstärken (Tab. 6.24, Abb. 6.21 und Video 6.21, Seite 99–100).

6.4.7 Ausfallschritt aus dem Stand

Die Aktivität wird aus dem Stand heraus initiiert. Der Patient macht mit dem betroffenen Bein einen Schritt nach vorne, belastet in Schrittstellung vermehrt das vordere Bein (M.

Tab. 6.24 Stimulationsparameter Aktivität „Einbeinstand"

EINBEINSTAND Ziel: Sicherung des Standbeines auf der betroffenen Seite						
Frequenz: 50 Hz Impulsbreite: 300µs	Kontraktion 1					
	Delay	Anstiegszeit	Plateauzeit	Abfallzeit	Pause 1	
Kanal 1 M. quadriceps femoris	0	1	10	1,5	7,5	
Kanal 2 M. gluteus medius	0	1	10	1,5	7,5	
Kanal 3 M. biceps femoris	0	1	10	1,5	7,5	
Kanal 4 M. gastrocnemius	0	1	10	1,5	7,5	

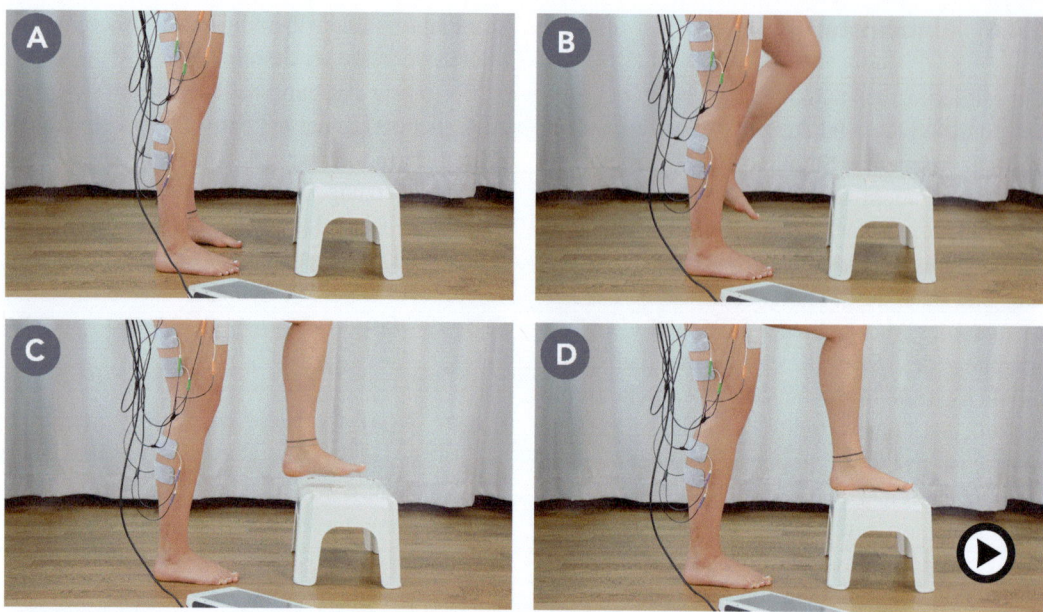

Abb. 6.21 (https://doi.org/10.1007/000-0ay) (**A–D**) Bewegungsablauf der Aktivität „Einbeinstand"

quadriceps femoris), um anschließend die Vorwärtsverlagerung des Schwerpunkts über der Unterstützungsfläche auf diesem Bein abzubremsen (M. gastrocnemius; M. biceps femoris). Die Anstiegszeit wird so kurz gewählt (0,5 Sekunden), dass eine zeitnahe muskuläre Antwort zur Bewegungskontrolle ermöglicht wird. Die EMG-Triggerung erfolgt durch die muskulären Reaktionen des M. quadriceps femoris. Die angemessene Höhe der Triggerschwelle ist zu beachten. Auf eine angepasste Größe bei der Elektrodenwahl ist zu achten (Tab. 6.25, Abb. 6.22 und Video 6.22, Seite 101).

6.4.8 Gehen am Rollator

In dieser Therapiesequenz wird unter Einbezug des betroffenen Armes und der Hand eine Stütz- und Schiebeaktivität im Rahmen der Aktivität „Gehen am Rollator" unterstützt. Somit werden Arm und Hand sinnvoll in eine Stützaktivität eingebunden, wobei der Fokus primär auf die Fortbewegung gerichtet ist. Für das Ergreifen des Rollatorgriffs können der Handgelenkextensor (M. extensor carpi radialis) und die Fingerflexoren (M. flexor digitorum superficialis) eingesetzt werden. Der Stütz wird im Ellbogengelenk durch den Extensor (M. triceps brachii) und im Schultergelenk durch den Schultergelenkflexor (M. deltoideus, Pars clavicularis) unterstützt. Diese Funktion führt bei hemiparetischem Gang in vielen Fällen beispielsweise zu einer sichtbaren Zunahme der Gangsymmetrie bei gleichzeitiger Abnahme der Zirkumduktion des Beines und daraus resultierender Steigerung der Gehgeschwindigkeit. Geringe Anstiegs- und Abfallzeiten lassen eine nahezu kontinuierliche Stimulation des Armes beim Gehen zu. Eine niedrige Frequenz (35 Hz) verhindert eine zu rasche Ermüdung der Muskulatur. Des Weiteren ist zu beachten, dass die EMG-Triggerschwelle in diesem Fall niedrig gewählt wird, sodass der Patient ohne großen Fokus auf seine Handfunktion am Rollator durchgehend mobil sein kann (Tab. 6.26, Abb. 6.23 und Video 6.23, Seite 102).

6 Funktionelle Elektrostimulation bei Störungen der Motorik aufgrund von Schädigung …

Tab. 6.25 Stimulationsparameter Aktivität „Ausfallschritt aus dem Stand"

AUSFALLSCHRITT AUS DEM STAND
Ziel: Ausführen eines Ausfallschrittes aus dem Stand heraus

Frequenz: 50 Hz
Impulsbreite: 300µs

	Kontraktion 1				
	Delay	Anstiegszeit	Plateauzeit	Abfallzeit	Pause 1
Kanal 1 M. quadriceps femoris	0	0,5	3	0,5	5
Kanal 2 M. gastrocnemius	0,5	0,5	2,5	0,5	5
Kanal 3 M. biceps femoris	0,5	0,5	2,5	0,5	5

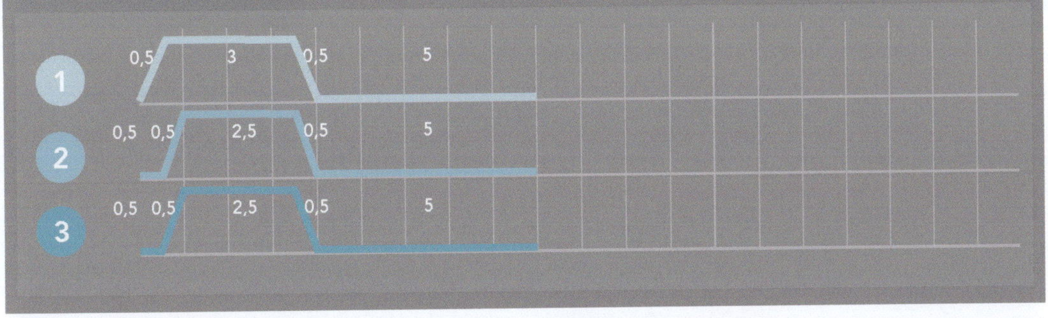

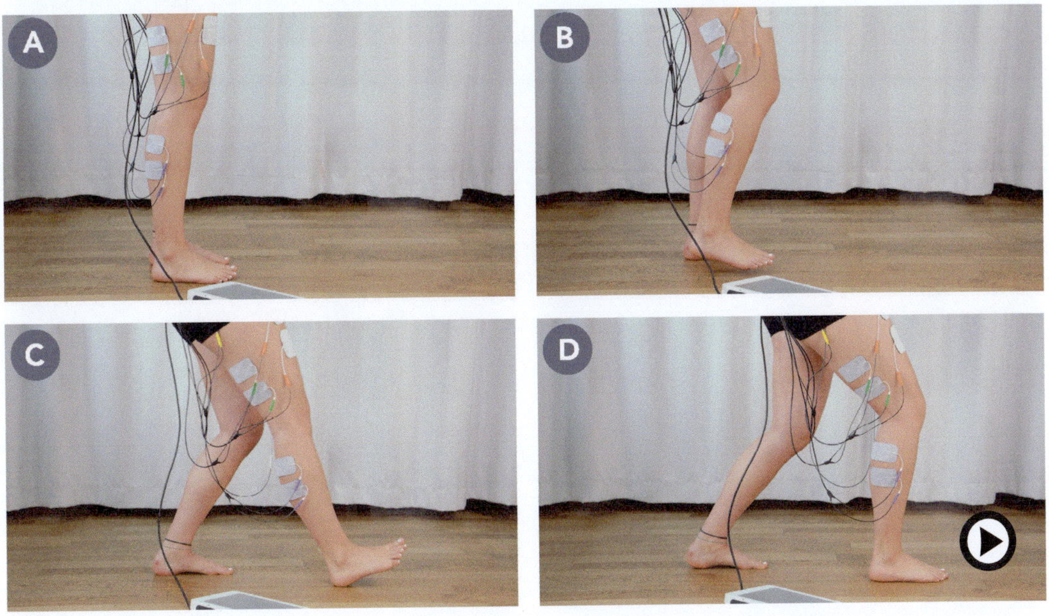

Abb. 6.22 (https://doi.org/10.1007/000-0ac) (**A–D**) Bewegungsablauf der Aktivität „Ausfallschritt aus dem Stand"

Tab. 6.26 Stimulationsparameter Aktivität „Gehen am Rollator"

GEHEN AM ROLLATOR
Ziel: Sicheres Gehen am Rollator unter Einbezug des betroffenen Armes und der Hand

Frequenz: 35 Hz
Impulsbreite: 300μs

	Kontraktion 1				
	Delay	Anstiegszeit	Plateauzeit	Abfallzeit	Pause 1
Kanal 1 M. extensor carpi radialis longus	0	0,5	19,5	0	0
Kanal 2 M. flexor digitorum superficialis	0	0,5	19,5	0	0
Kanal 3 M. triceps brachii	0,5	0,5	19	0	0
Kanal 4 M. deltoideus, Pars clavicularis	0,5	0,5	19	0	0

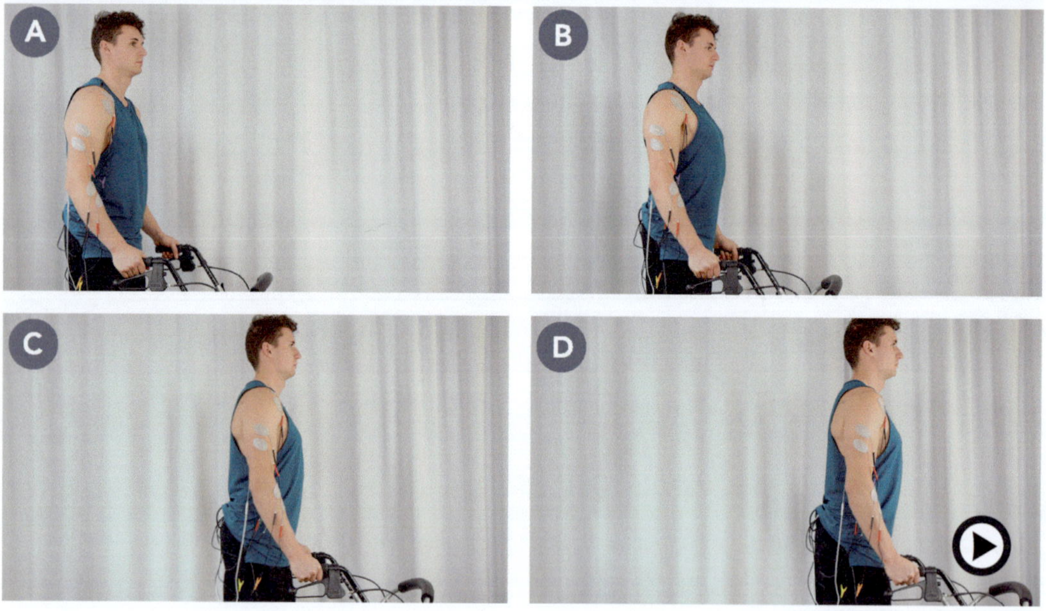

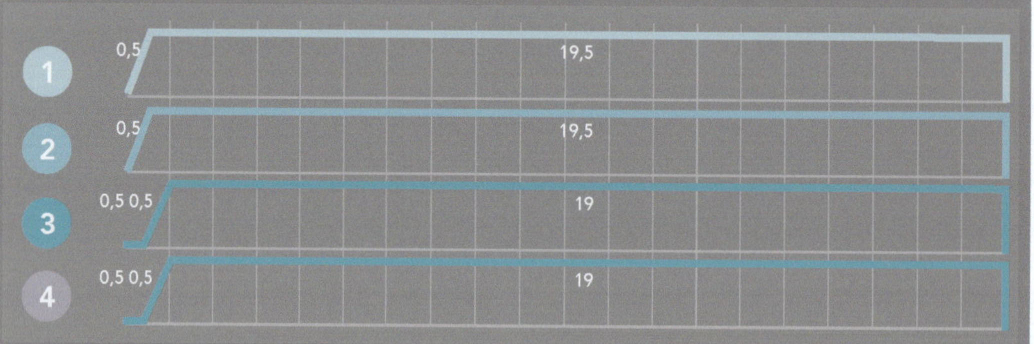

Abb. 6.23 (https://doi.org/10.1007/000-0b0) (**A–D**) Bewegungsablauf der Aktivität „Gehen am Rollator"

Literatur

Ackermann H (2010) Athaxien: assessment und management. In: Frommelt P, Lösslein H (Hrsg) Neurorehabilitation, 2. Aufl. Springer, Berlin/Heidelberg

Bähr M, Frotscher M (2009) Neurologisch-topische Diagnostik, 9. Aufl. Georg Thieme Verlag KG, Stuttgart

Chae J, Sheffler L, Knutson J (2008) Neuromuscular electrical stimulation for motor restoration in hemiplegia. Top Stroke Rehabil 15(5):412–426

Chen C et al (2015) Neuromuscular electrical stimulation of the median nerve facilitates low motor cortex excitability in patients with spinocerebellar ataxia. J Electromyogr Kinesiol 25(1):143–150

Coscia M et al (2019) Neurotechnology-aided interventions for upper limb motor rehabilitation in servere chronic stroke. Brain 142:2182–2197

van Cranenburg B (2014) Wiederherstellung nach Hirnschädigung. Theorie und Praxis der interdisziplinären Neurorehabilitation, 2. Aufl. Kiener, München

Eraifej J et al (2017) Effectiveness of upper limb functional electrical stimulation after stroke forthe improvement of activities of daily living and motor function: a systematic review and meta-analysis. Syst Rev 6(1):40

Foley N, Mehta S, Jutai J (2014) Upper extremity interventions. In: Teasell R (Hrsg) Evidence based review of stroke rehabilitation, 16. Aufl. Heart & Stroke Foundation Canadien Partnership for stroke recovery, Ottawa, S 1–208

Fries W, Freivogel S (2010) Motorische Rehabilitation Kapitel 16. In: Frommelt P, Lösslein H (Hrsg) Neurorehabilitation. Springer Verlag GmbH, Berlin/Heidelberg

Gabr U, Levine P, Page S (2005) Home-based electromyography-triggered stimulation in chronic stroke. Clin Rehabil 19(7):737–745

Garcia M et al (2016) Is the frequency in somatosensory electrical stimulation the key parameter in modulating the corticospinal excitability of healthy volunteers and stroke patients with spasticity? Neural Plasticity 2016:11

Golaszewski S, Frey V (2019) Neuromodulationin der Neurorehabilitation nach Schlaganfall. Jatros Neurologie& Psychiartrie 3:12–18

Hamzei F, Dettmers C, Rijntjes M et al (2008) The effect of cortico-spinal tract damage on primary sensorimotor cortex activation after rehabilitation therapy. Exp Brain Res 190:329–333

Hatem S et al (2016) Rehabilitation of motor function after stroke: a multiple systematic review focused on techniques to stimulate upper extremity recovery. Front Hum Neurosci 10:442

Hesse S, Werner C (2010) Funktionelle Elektrosstimulation. In: Lösslein F (Hrsg) Neurorehabilitation, 2. Aufl. Springer Verlag GmbH, Berlin/Heidelberg

Hlustik P, Solodkin A, Gullapalli R et al (2001) Somatotopy in human primary motor and somatosensory hand representations revisited. Cereb Cortex 11(4):312–321

Howlett O, Lannin N, Ada L (2015) Functional electrical stimulation improves activity after stroke: a systematic review with meta-analysis. Arch Phys Med Rehabil 96(5):934–943

Jeon S, Kim Y, Jung K, Chung Y (2017) The effects of electromyography-triggered electrical stimulation on shoulder subluxation, muscle activation, and function in persons with stroke: a pilot study. NeuroRehabilitation 40:9–75

Jones D, Bigland-Ritchie B, Edwards R (1979) Excitation frequency and muscle fatigue:mechanical responses during voluntary and stimulated contractions. Exp Neurol 64:414–427

Kapadia N et al (2020). „Functional Electrical Stimulation Therapy for Retraining Reaching and Grasping After Spinal Cord Injury and Stroke." Front Neurosci 14:718

Keeton R, Binder-Macleod S (2006) Low frequency fatigue. Phys Ther 86:1146–1150

Knutson J et al (2014) Contralaterally controlled functional electrical stimulation for recovery of elbow extension and hand opening after stroke: a pilot case series study. Am J Phys Med Rehabil 93(6):528–539

Kwakkel G, Kollen B, van der Grond J et al (2003) Probability of regaining dexterity in the flaccid upper limb: impact of severity of paresis and time since onset in acute stroke. Stroke 34(9):2181–2186

von Lewinski F et al (2009) Efficacy of EMG-triggered electrical arm stimulation in chronic hemiparetic stroke patients. Restor Neurol Neurosci 27(3):189–197

Monte-Silva K et al (2019) Electromyogram-related neuromuscular electrical stimulation for restoring wrist and hand movement in poststroke hemiplegia: a systematic review and meta-analysis. Neurorehabil Neural Repair 133(2):96–111

Nelles G (2004) Neurologische Rehabilitation. Neuronale Plastizität. Georg Thieme, Stuttgart

Patten J (1996) Neurological differential diagnosis, 2. Aufl. Springer, London

Robert Koch Institut (Hrsg) (2015) Gesundheit in Deutschland. Gesundheitsberichterstattung des Bundes. Gemeinsam getragen von RKI und Destatis. RKI, Berlin, s.n.

Schabrun S, Hiller S (2009) Evidence for the retraining of sensation after stroke: a systematic review. Clin Rehabil 23(1):27–39

Schick T et al (2017) Synergy effects of combined multichannel EMG-triggered electrical stimulation and mirror therapy in subacute stroke patients with severe or very severe arm/hand paresis. Restor Neurol Neurosci 35(3):319–332

Shumway-Cook A, Woollacott M (2001) Motor control: theory and practical applications. Lippincott Williams & Wilkins, Philadelphia

Spaich E, Svaneborg N, Jørgensen H, Andersen O (2014) Rehabilitation of the hemiparetic gait by nociceptive withdrawal reflex-based functional electrical therapy: a randomized, single-blinded study. J NeuroEngineering Rehabil 11:81

Stein C et al (2015) Effects of electrical stimulation in spastic muscles after stroke: systematic review and meta-analysis of randomized controlled trials. Stroke 46(8):2197–2205

Trepel M (2017) Neuroanatomie. Struktur und Funktion, 7. Aufl. Urban & Fischer/Elsevier GmbH, München Jena

Wang H et al (2013) Daily treatment time and functional gains of stroke patients during inpatient rehabilitation. PM & R 5(2):122–128

Winstein C, Stein J, Arena R et al (2016) Guidelines for adult stroke rehabilitation and recovery: a guideline for healthcare professionals from the American Heart Association/American Stroke Association. Stroke 47(6):e98–e169

Woytowicz J et al (2017) Determining levels of upper extremity movement impairment by applying a cluster analysis to the Fugl-Meyer assessment of the upper extremity in chonic stroke. Arch Phys Med Rehabil 98(3):456–462

Funktionelle Elektrostimulation zur Verbesserung der Mobilität

Michaela M. Pinter

Inhaltsverzeichnis

7.1	Einleitung	105
7.2	Funktionelle elektrische Stimulation des N. peronaeus – Die Methode	106
7.3	Effekt der funktionellen elektrischen Stimulation auf die Mobilität	108
7.4	Ortheseeffekt versus Therapieeffekt der funktionellen elektrischen Stimulation	112
7.5	Diskussion	113
	Literatur	114

7.1 Einleitung

Der Schlaganfall ist die häufigste Ursache für eine bleibende Behinderung im Erwachsenenalter. Jedes Jahr erkranken weltweit 15 Millionen Menschen an einem Schlaganfall, etwa ein Drittel hat konsekutiv bleibende motorische Ausfälle (Pinter und Brainin 2012). Die Gehfähigkeit nach einem Schlaganfall wiederzuerlangen ist primäres Ziel für viele der Betroffenen und somit ein wesentlicher Aspekt der Schlaganfallrehabilitation (Bohannon et al. 1991; Dobkin 2005). Ein Großteil der Schlaganfallpatienten, etwa 50 % der Betroffenen, hat in der Akutphase keine Gehfunktion und etwa 12 % benötigen in der Akutphase Unterstützung beim Gehen (Jorgensen et al. 1995). Etwa 60 % Prozent der zunächst nichtgehfähigen Schlaganfallpatienten können nach 3-monatigem Training in einer Rehabilitationseinrichtung wieder selbstständig gehen, verglichen mit nur 39 % der in einer Akuteinrichtung behandelten Schlaganfallpatienten. Diese Tatsache unterstreicht die Notwendigkeit einer spezifischen Rehabilitation nach einem Schlaganfall (Preston et al. 2011).

Die Gangdefizite nach dem Schlaganfall umfassen eine Reihe von räumlichen, zeitlichen und kinematischen Abweichungen vom normalen Gang, wie z. B. reduzierte Geschwindigkeit und längere Standphase beim nichtbetroffenen Bein, reduzierte Hüft-, Knie- und Sprunggelenkflexion während der Schwungphase und reduzierte

M. M. Pinter (✉)
Zentrum für Neurorehabilitation, Donau-Universität Krems, Krems, Österreich
e-mail: michaela.pinter@donau-uni.ac.at

Kniestreckung sowie verminderte Stabilität im Sprunggelenk während des frühen Stands beim betroffenen Bein (Olney und Richards 1996).

Gangorientiertes Training wird nach einem Schlaganfall häufig eingesetzt, und es hat sich gezeigt, dass vor allen Dingen die Gehgeschwindigkeit und die Gehstrecke durch spezifisches Training erhöht bzw. verlängert werden kann (van de Port et al. 2007). Das Training einer Beinparese nach einem Schlaganfall besteht typischerweise aus Physiotherapie mit dem Ziel der Muskelstärkung der unteren Extremität, Gehen auf unterschiedlichen Untergründen, Gehen am Laufband sowie Gleichgewichts- und Koordinationstraining (Dean et al. 2000; Laufer et al. 2001; Ada et al. 2003; Eich et al. 2004; Salbach et al. 2004; Pohl et al. 2007).

Etwa 10–20 % der wieder gehfähigen Schlaganfallpatienten leiden beim Gehen an einer unzureichenden Vorfußhebung in der Schwungphase am betroffenen Bein – einem sogenannten Fallfuß oder „drop-foot" – und sind somit bezüglich ihrer Gehgeschwindigkeit und Wegstrecke eingeschränkt sowie sturzgefährdet. Betroffen von einem „drop-foot" und den damit verbundenen Schwierigkeiten beim Gehen sind nicht nur Schlaganfallpatienten, sondern auch Patienten nach Schädel-Hirn-Trauma, nach traumatischen Rückenmarkverletzungen und mit Multipler Sklerose (Martin et al. 2006).

Unterstützend zum beschriebenen gangorientierten Training wird die FES des N. peronaeus seit ihrer Einführung durch Liberson et al. (1961) zunehmend häufiger angewandt. Etliche Studien untermauern die Unterstützung der motorischen Remission einer Beinparese nach einem Schlaganfall durch den täglichen Gebrauch der FES des N. peronaeus (Stein et al. 2010; Sabut et al. 2010; Sheffler et al. 2015). Die FES wird unter anderem bei zentral bedingter Schwäche der Vorfußhebung nach Schlaganfall, nach Hirnblutung, bei Multipler Sklerose, nach Schädel-Hirn-Trauma und bei traumatischen Querschnittsyndromen angewandt (Barret und Taylor 2010).

Im folgenden Abschnitt soll neben der Handhabung der FES des N. peronaeus ihr Effekt auf die funktionelle Mobilität anhand semiquantitativer und quantitativer Gangparameter reflektiert werden. Dazu gehört auch die Differenzierung des „Ortheseeffekts" einerseits und, des durch langfristige Anwendung der FES des N. peronaeus induzierten therapeutischen Effekts andererseits.

7.2 Funktionelle elektrische Stimulation des N. peronaeus – Die Methode

Seit Beginn der FES des N. peronaeus in den 1960er Jahren ist die Indikationsstellung unverändert. Die Krankheitsbilder, bei denen die FES häufig angewandt wird, sind in Tab. 7.1 angeführt.

Die FES des N. peronaeus dient der aktiven Unterstützung der Bewegungssequenz in der Schwungphase beim Gehen. Je nachdem, ob die Schwäche der Vorfußhebung isoliert vorkommt oder zusätzlich eine Schwäche in der Hüftbeugung während der Schwungphase besteht, werden Einkanal- oder Zweikanal-Stimulatoren verwendet.

Die FES wird entweder durch einen (an der Ferse platzierten) Fußkontaktschalter oder durch einen (in die Manschette integrierten) Beschleunigungssensor ausgelöst. Durch Abheben der Ferse vom Boden wird über den an der Ferse angebrachten drucksensitiven Fußkontaktschalter (mit Kabel oder kabellos über Funk) die elektrische Stimulation des N. peronaeus und des M. tibialis anterior

Tab. 7.1 Indikationen für die FES des N. peronaeus

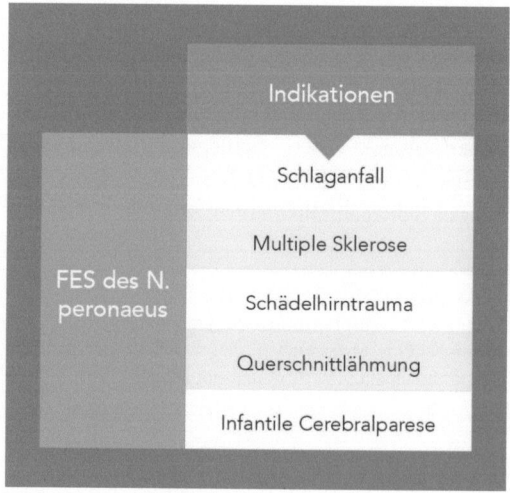

aktiviert und erst am Ende der Schwungphase durch das Aufsetzen der Ferse über den drucksensitiven Fußkontaktschalter gestoppt. Ähnlich verhält es sich bei den Beschleunigungssensoren: Durch Beugung des Knies zu Beginn der Schwungphase wird die elektrische Stimulation ausgelöst und zu Beginn der Standphase bei Streckung des Knies gestoppt (Abb. 7.1 und 7.2).

Um eine optimale Harmonisierung des Gangbildes zu erreichen, ist neben der Impulsbreite die Anpassung der Stimulationsparameter wie Anstiegsrampe, Nachlaufzeit und Abstiegsrampe an die Gehgeschwindigkeit von Bedeutung (vgl. Abb. 7.3). Folgende Prinzipien gelten:

▶ Je höher die Gehgeschwindigkeit ist, desto geringer sollten Anstiegsrampe und Nachlaufzeit sein. Besteht bei Initiierung der Schwungphase eine Spastizität, muss die Anstiegsrampe dagegen verlängert werden. Bei Instabilität im betroffen Sprunggelenk kann sowohl die Nachlaufzeit als auch die Abstiegsrampe zur Stabilisierung des betroffenen Sprunggelenks in der Standbeinphase verlängert werden.

Die für die FES des N. peronaeus häufig verwendeten Stimulationsparameter sind in ihrer Bandbreite in Tab. 7.2 angeführt.

Bei allen derzeit zur Verfügung stehenden Stimulationsgeräten sind die häufig angewandten Stimulationsparameter bereits voreingestellt – dies erleichtert die Handhabung der Stimulatoren bei der Testung der FES des N. peronaeus. Voraussetzung für eine FES-Langzeittherapie ist ein positives Ansprechen bei der Testung der FES des N. peronaeus.

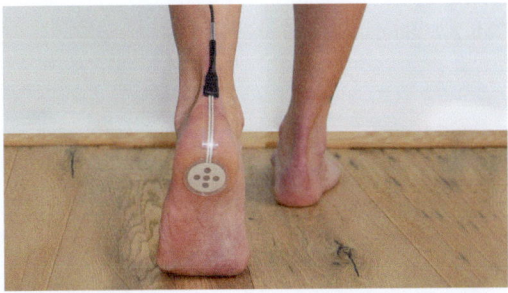

Abb. 7.2 Der Fußschalter wird an der Ferse des betroffenen Beins angebracht.

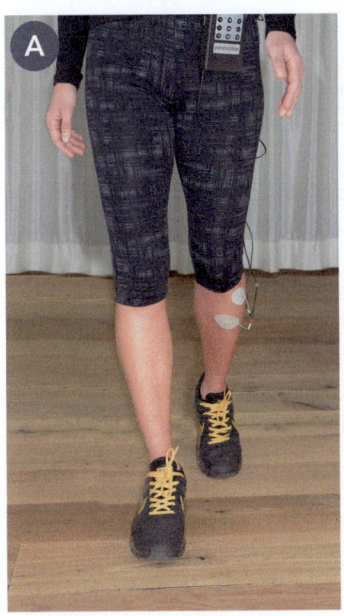
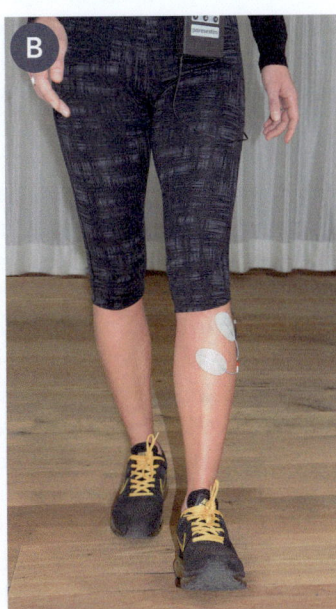
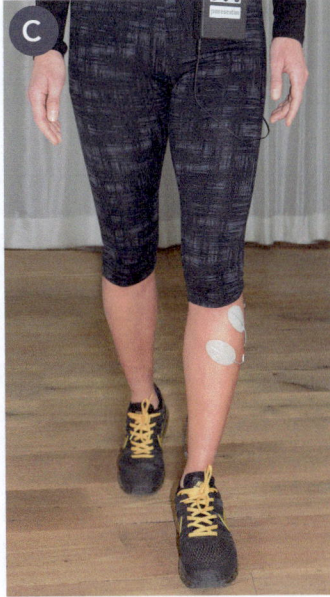

Abb. 7.1 A–C Anlage der Elektrode über dem N. peronaeus und dem M. tibialis anterior

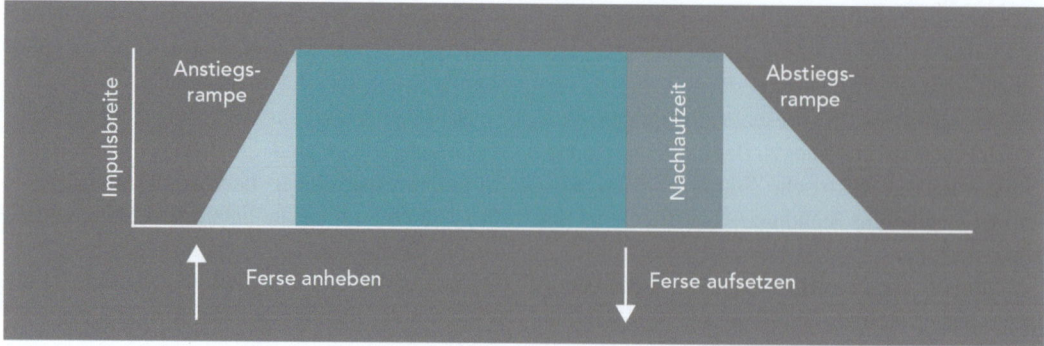

Abb. 7.3 Stimulationskurve bei FES des N. peronaeus

Tab. 7.2 Stimulationsparameter

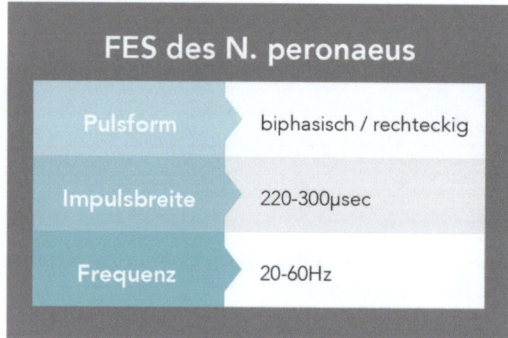

7.3 Effekt der funktionellen elektrischen Stimulation auf die Mobilität

Die Effizienz der FES in Rahmen der Verbesserung der Mobilität anhand von Gangparametern wie Gehgeschwindigkeit, Wegstrecke, Kadenz und Gangsymmetrie ist wiederholt beschrieben worden (Burridge et al. 1997; Granat et al. 1996; Lamontagne et al. 2001).

Der Effekt der FES auf die Gehgeschwindigkeit und den „Physiological Cost Index" wurde bei 26 Patienten mit einer Schwäche der Vorfußhebung unterschiedlicher neurologischer Genese (12 Schlaganfallpatienten, 6 Patienten mit traumatischen Querschnitt, 2 Patienten nach Schädel-Hirn-Trauma, 2 Patienten mit Multipler Sklerose, 2 Patienten nach Gehirntumor, 1 Patient mit hereditärer spastischer Paraparese und 1 Patient mit infantiler Zerebralparese) untersucht (Stein et al. 2006). Nach einer 3-monatigen Interventionsdauer verbesserten sich die Gehgeschwindigkeit und der „Physiological Cost Index" signifikant sowohl mit als auch ohne FES.

In der Studie von Barret und Taylor (2010) wurde neben den Gangparametern die Verbesserung der Lebensqualität bei 21 chronischen Schlaganfallpatienten und 20 Patienten mit Multipler Sklerose – induziert durch die FES des N. peronaeus – untersucht. Um Änderungen in der Lebensqualität zu dokumentieren, wurde die „Psychological Impact of Assistive Devices Scale" verwendet. Nach einer 18-wöchigen Interventionsdauer zeigten sich folgende Ergebnisse: In beiden Interventionsgruppen – Schlaganfallpatienten und Patienten mit Multipler Sklerose – kam es zu einer signifikanten Erhöhung der Gehgeschwindigkeit und konnte eine signifikante Verbesserung in den Domänen Kompetenz, Adaptierbarkeit und Selbstwertgefühl der „Psychological Impact of Assistive Devices Scale" (PIADS) festgestellt werden. Interessanterweise war die Verbesserung in den Domänen Kompetenz und Adaptierbarkeit bei Schlaganfallpatienten signifikant stärker als bei den Patienten mit Multipler Sklerose. Obwohl die FES zu einer signifikanten Verbesserung der Lebensqualität führt, konnte eine Korrelation zwischen dem objektiv gemessenen Gangparameter und der Verbesserung der Lebensqualität bedingt durch FES des N. peronaeus nicht verifiziert werden.

Der Effekt der FES kombiniert mit konventioneller Therapie bei chronischen Schlaganfallpatienten (mehr als 3 Monate nach dem Akutereignis) wurde in einer prospektiven kontrollierten (PC-) Interventionsstudie untersucht (Sabut et al. 2011). Bei 27 Patienten wurde die Kombination aus FES und konventioneller Therapie durchgeführt, während 24 Patienten eine konventionelle Therapie ohne FES über eine Interventionsdauer von 12 Wochen erhielten. Eine signifikante Verbesserung der Spastizität, der Muskelkraft und des Fugl-Meyer-Scores des betroffenen Beines konnten nach 12-wöchiger Intervention bei der FES-Gruppe im Vergleich zur Kontrollgruppe objektiviert werden. Neben einer signifikanten Erhöhung der Gehgeschwindigkeit wurde eine signifikante Reduktion der Stürze verifiziert, was eine bedeutende Relevanz für den Alltag hat.

In einer randomisierten, kontrollierten (RCT-)Studie an schlussendlich 102 chronischen Schlaganfallpatienten (Drop-out von 8 Schlaganfallpatienten) wurde Gehtraining plus FES mit der Standardtherapie (ST) verglichen (Sheffler et al. 2015). Das primäre Ziel dieser Studie war, mögliche Mechanismen zu identifizieren, welche für die Verbesserung der funktionellen Mobilität verantwortlich sind. Sowohl in der FES-Gruppe (54 Patienten) als auch in der ST-Gruppe (48 Patienten) wurden die genannten Interventionen ambulant 12 Wochen durchgeführt. Die 12-wöchige Interventionsdauer umfasste eine 5-wöchige funktionelle Trainingsphase (zwei 1-stündige Therapiesitzungen pro Woche) und eine 7-wöchige postfunktionelle Trainingsphase (drei zusätzliche 1-stündige Therapiesitzungen während der verbleibenden 7 Wochen). Während der funktionellen Trainingsphase wurden die Patienten geschult, ihre Behandlungsgeräte (FES oder Orthese) für die Mobilität zu Hause zu verwenden, falls erforderlich mit einem bereits verordneten Hilfsmittel wie z. B. einem Gehstock. Der Inhalt der Therapiesitzungen zur Geräteanwendung wurde über die Behandlungsgruppen hinweg standardisiert. Der Effekt der einzelnen Intervention, FES versus ST, wurde anhand kinematischer und kinetischer Parameter des Gangs verglichen. Messungen wurden zu folgenden Zeitpunkten durchgeführt: zu Beginn der Intervention (t1), am Ende der 12-wöchigen Intervention (t2) sowie 12 Wochen (t3) und 24 Wochen (t4) nach dem Ende der Intervention. Bei sämtlichen Untersuchungen inklusive der quantitativen Ganganalyse (QGA) trugen die Patienten der FES-Gruppe keinen Stimulator. Bei der ST-Behandlungsgruppe waren, wenn bereits verordnet, Orthesen erlaubt. Prinzipiell wurden bei Patienten mit einer milden Schwäche der Vorfußhebung keine Orthesen verordnet, anders als bei Patienten mit deutlicher Schwäche in der Vorfußhebung. Insgesamt 86 % der 48 Schlaganfallpatienten der ST-Gruppe wurde bereits im Vorfeld eine Orthese verordnet. Als wesentliche Ergebnisse dieser Studie sind hervorzuheben: Sowohl das Gangtraining mit FES des N. peronaeus als auch die Standardtherapie führten zu Verbesserungen in der Hüftflexion am Beginn der Schwungphase und der Plantarflexion im Sprunggelenk beim Abstoßen, was zu einer signifikant verbesserten Gehgeschwindigkeit, Kadenz und Schrittlänge führte. Zwischen den beiden Behandlungsgruppen gab es jedoch keine Unterschiede. Interessanterweise verzeichneten beide Behandlungsgruppen eine Abnahme der Dorsalextension im Sprunggelenk während der Schwungphase. Für die Autoren sind die klinischen Implikationen dieses Befundes unklar. Eine Übersicht der zitierten Studien mit Einkanalstimulator ist in Tab. 7.3 angeführt.

Wie bereits erwähnt, kann in der Schwungphase neben der Dorsalextension des Fußes auch die Hüftbeugung geschwächt sein. Dies führt zu einer Zirkumduktion des betroffenen Beins. Neben der FES des N. peronaeus wird der M. quadriceps bzw. der M. biceps femoris zur Unterstützung der Hüft- und Kniebeugung stimuliert und dadurch die Schwungphase beim Gehen aktiv unterstützt. In diesem Falle muss ein *Zweikanalstimulator* angewandt werden.

In der ersten Studie von Springer et al. (2012) wurde neben dem N. peronaeus der M. quadriceps oder der M. biceps femoris stimuliert. Eingeschlossen wurden insgesamt 45 Patienten mit einer Hemiparese unterschiedlicher Genese (40 Patienten nach einem Schlaganfall, 2 Patienten nach einem Schädel-Hirn-Trauma und 2 Patienten nach einem Gehirntumor). Nach einer Interventionsperiode von 6 Wochen führte die zusätzliche Stimulation des Oberschenkels mit dem Zweikanalstimulator zu einer signifikanten Verbesserung der Gehgeschwindigkeit und der Gangsymmetrie gegenüber der alleinigen Stimulation des N. peronaeus. Eine signifikant höhere Gehgeschwindigkeit unter Zweikanalstimulation (N. peronaeus

Tab. 7.3 Übersicht der angeführten Studien mit Einkanalstimulation

Autoren	Studie	Probanden & Intervention	Dauer der Intervention	Primärer Outcome	Sekundärer Outcome
Stein et al. 2006	Kohorte	26 P-FES	3 Monaten	signifikante erhöhte Geschwindigkeit	signifikant erhöhter Physiological Cost Index
Barret und Taylor 2010	Kohorte	21 P-FES-S 20 P-FES MS	18 Wochen	signifikante Verbesserung in allen Domänen des PIADS	Schlaganfallpatienten überlegen MS-Patienten
Sabut et al. 2011	PC Studie	27 P-FES-S 24 KT	12 Wochen	signifikant erhöhte Gehgeschwindigkeit und reduzierte Stürze	signifikante Verbesserung der Spastizität, der Muskelkraft und des FM-Scores
Scheffler et al. 2015	RCT Studie	54 P-FES-S 48 ST	12 Wochen	signifikante Verbesserung der Gehgeschwindigkeit, Kadenz & Schrittlänge in beiden Gruppen	kein Unterschied zwischen den Gruppen

plus M. biceps femoris oder M. quadriceps) verglichen mit Einkanalstimulation (N. peronaeus) war objektivierbar (Springer et al. 2012).

In einer zweiten Studie wurden bei 16 chronischen Schlaganfallpatienten die kinematischen Parameter der unteren Extremität nach einer Interventionsdauer von 6 Wochen mit Zweikanal-FES über den N. peronaeus und M. biceps femoris untersucht (Springer et al. 2013a, b). Die kinematischen Parameter wurden zu Beginn der Studie und nach 6-wöchiger Intervention unter folgenden Konditionen abgeleitet: Einkanal-FES des N. peronaeus versus Zweikanal-FES des N. peronaeus und M. biceps femoris versus keine FES. Bei neun Patienten mit Hüftextensionsschwäche kam es durch die zusätzliche Bizepsstimulation zu einer Verbesserung der Hüftextension während der terminalen Standbeinphase. Bei sieben Patienten mit Hyperextension im Knie konnte durch zusätzliche Bizepsstimulation eine Reduktion der Kniehyperextension während der Standbeinphase erreicht werden und somit die Gangökonomie verbessert werden (Springer et al. 2013a).

In einer dritten Studie wurde bei 36 chronischen Schlaganfallpatienten untersucht, inwieweit Schlaganfallpatienten mit unterschiedlicher Gehgeschwindigkeit in gleichem Ausmaß von der Zweikanal-FES profitieren (Springer et al. 2013b). Die Gehgeschwindigkeit wurde in einem 2-Minuten-Gehtest mit und ohne Zweikanal-FES untersucht. Es erfolgte jeweils eine Testung vor Beginn der Studie und nach 6 Wochen täglicher Applikation der Zweikanal-FES. Vor Analyse der Daten wurden die Schlaganfallpatienten entsprechend ihrer anfänglichen Gangkategorien in drei funktionelle Bewegungsklassen stratifiziert. Gefunden

Tab. 7.4 Übersicht der angeführten Studien mit Zweikanalstimulation

Autoren	Studie	Probanden & Intervention	Dauer der Intervention	Primärer Outcome	Sekundärer Outcome
Springer et al. 2012	Kohorte	45 S P-FES versus P-BF-FES	6 Wochen	Gehgeschwindigkeit mit P-BF-FES signifikant höher als bei P-FES allein	
Springer et al. 2013	Kohorte	16 S P-FES versus P-BF-FES	6 Wochen	Gehgeschwindigkeit mit P-BF-FES signifikant höher als bei P-FES allein	verbesserte Hüftextension in der Standbeinphase & reduzierte Kniehyperextension unter P-BF-FES vs. P-FES
Springer et al. 2013	Kohorte	36 S P-BF-FES 3 FGK	6 Wochen	bei eingeschränkter Gehfähigkeit verbesserte sich die Gehgeschwindigkeit um 63% bei Gehfähigkeit außerhalb der Wohnung verbesserte sich die Gehgeschwindigkeit um 25,5%	

wurde, dass die Zweikanal-FES die Gehgeschwindigkeit in allen 3 funktionellen Gangkategorien verbessert. Schlaganfallpatienten mit eingeschränkter Gehfähigkeit im Haushalt verbesserten ihre Gehgeschwindigkeit um 63,3 %, Schlaganfallpatienten mit funktioneller Gehfähigkeit im öffentlichen Bereich nur um 25,5 %. Die Schlussfolgerung der Autoren war, dass die Zweikanal-FES die Gehgeschwindigkeit bei Schlaganfallpatienten positiv beeinflusst, unabhängig von der anfänglichen Gehgeschwindigkeit. Darüber hinaus kann die Erhöhung der Gehgeschwindigkeit durch Zweikanal-FES den Gehstatus einer Person in eine höhere funktionelle Kategorie verbessern (Springer et al. 2013a). Eine Übersicht der zitierten Studien mit Zweikanalstimulator ist in Tab. 7.4 angeführt.

Auch wenn nahezu alle FES-Studien bei Patienten mit chronischen neurologischen Erkrankungen durchführt wurden, ist erwiesen, dass die im akuten Stadium applizierte FES des N. peronaeus zu einer Verbesserung der Motorik führt (Hausmann et al. 2015). In einer randomisiert kontrollierten Studie an 46 akuten Schlaganfallpatienten – im Schnitt 9 Tage nach dem Akutereignis – wurde die tägliche 30-minütige FES bei einer Interventionsperiode von 3 Wochen mit Placebostimulation und mit einer Kontrollgruppe ohne Stimulation verglichen. Insgesamt 84,6 % der Patienten der FES-Gruppe waren nach der Interventionsperiode fähig zu gehen, im Unterschied zu 60 % der Gruppe mit Placebostimulation und 46,2 % der Kontrollgruppe. Vor diesem Hintergrund sollte die FES per se nicht nur bei chronischen Schlaganfallpatienten angewandt werden, sondern die FES des N. peronaeus sollte fixer Bestandteil der Frührehabilitation sein.

7.4 Ortheseeffekt versus Therapieeffekt der funktionellen elektrischen Stimulation

Die FES des N. peronaeus soll bei Patienten mit distal betonter Beinparese durch Aktivierung der Dorsalextension in der Schwungphase den Gang „normalisieren", die Gehgeschwindigkeit erhöhen und die Wegstrecke vergrößern. Unter „Orthese-Effekt " wird die unmittelbar durch die FES induzierte, prompte Verbesserung des Gehens im Vergleich zum Gehen ohne FES verstanden. Als „Therapie-Effekt " wird nach mehrwöchiger Anwendung der FES eine langfristige Verbesserung des Gehens ohne FES verglichen mit der Eingangsuntersuchung ohne FES verstanden (Street et al. 2017).

Der Langzeiteffekt und somit der Therapieeffekt der FES wurde bereits 2009 an insgesamt 16 Schlaganfallpatienten bzw. Patienten mit Schädel-Hirn-Trauma nachgewiesen (Laufer et al. 2009). Nach täglicher Anwendung der FES – über 12 Monate – verbesserten sich alle 16 Patienten signifikant in der Gehgeschwindigkeit verglichen mit 2-monatiger täglicher Anwendung von FES und verglichen mit dem Wert vor Beginn der FES. Interessanterweise war nach 12-monatiger FES auch ohne FES eine signifikante Verbesserung in allen Gehtests inklusive Gehen über Hindernisse und Teppich gegenüber der Testung vor Beginn der 12-monatigen täglichen Verwendung der FES zu objektivieren – verglichen mit der Eingangsuntersuchung ohne FES. Somit postulieren die Autoren der Studie neben dem „Ortheseeffekt" der FES auch einen Therapieeffekt und halten fest, dass die FES per se bei Langzeitanwendung der Peronaeusorthese überlegen ist (Laufer et al. 2009).

In einer aktuellen Studie wurde ebenfalls die Präsenz eines langfristigen Therapieeffekts der FES des N. peronaeus bei 133 chronischen Schlaganfallpatienten untersucht (Street et al. 2017). Um einen langfristigen Therapieeffekt zu objektivieren, wurde der modifizierte 10-Minuten-Gehtest (10 minutes walking test – 10 MWT) vor Beginn der FES und im Schnitt nach einer etwa 20-wöchigen kontinuierlichen Anwendung der FES erhoben. Zwanzig Wochen nach Studienbeginn wurde die FES noch von 124 Patienten (93 %) genutzt, schlussendlich standen von 104 Patienten vollständige Datensätze zur Auswertung zur Verfügung. Der häufigste Grund für den Ausschluss (von immerhin 13 Patienten) aus der Analyse war eine zu geringe Aufenthaltsdauer, um alle Outcome-Messungen durchführen zu können. Neun Teilnehmer mussten aufgrund von kognitiver Dysfunktion ausgeschlossen werden, 2 wegen Problemen bei der Finanzierung der FES. Weitere 2 Patienten brachen die Studie wegen Schmerzen beim Gehen ab und 2 Patienten wegen „Unannehmlichkeiten" bedingt durch die FES. Nur ein Patient brach die Studie wegen des wiederholten Auftretens von Beinspasmen bei der FES ab. Hautirritationen sind eine der häufigsten Nebenwirkungen der FES. So kam es während der Studie bei 12 % der Patienten zu geringfügigen und vorübergehenden Hautreizungen. In allen Fällen konnte die FES ohne Unterbrechung fortgesetzt werden.

Als wesentliches Ergebnis wurde in der Studie eine signifikante Differenz der Gehgeschwindigkeit ohne FES zu Beginn der Studie verglichen mit der Gehgeschwindigkeit ohne FES nach 20-wöchiger täglicher Anwendung der FES und somit ein Therapieeffekt der FES bei langfristiger Anwendung nachgewiesen. Ein unmittelbarer Ortheseeffekt zu Beginn der Studie und ein totaler Ortheseeffekt nach 20-wöchiger FES-Intervention waren ebenfalls signifikant. Die Autoren interpretieren die gefundenen Ergebnisse dahingehend, dass der Hauptnutzen der FES des N. peronaeus im Ortheseeffekt besteht. Jedoch halten sie auch fest, dass bei langfristiger Anwendung der FES des N. peronaeus ein Therapieeffekt gefunden wird – vor allen Dingen bei weniger beeinträchtigten Schlaganfallpatienten (Street et al. 2017). Eine Übersicht der beiden zitierten Studien zum Therapieeffekt ist in Tab. 7.5 angeführt.

Der Therapieeffekt bei Langzeitanwendung der FES wird untermauert durch die Studie von Everaert et al. (2010). Anhand neurophysiologischer Parameter konnte gezeigt werden, dass nach 12 Monaten täglicher FES-Anwendung die maximale willkürliche Kontraktion der aktiven Dorsalextension bei Patienten nach einem Schlaganfall um 48 % und bei Patienten mit Multipler Sklerose um 17 % zunahm und dass sich die Amplitude der

Tab. 7.5 Orthese- versus Therapieeffekt der funktionellen elektrischen Stimulation

Autoren	Studie	Probanden & Intervention	Dauer der Intervention	Outcome – Therapie-Effekt
Laufer et al. 2009	Kohorte	16 S P-FES	12 Monate	Gehgeschwindigkeit ohne P-FES nach 12-monatiger täglicher FES signifikant höher verglichen mit der Gehgeschwindigkeit ohne P-FES zu Beginn
Street et al. 2017	Kohorte	104 S P-FES	20 Wochen	Gehgeschwindigkeit ohne P-FES nach 20-wöchiger täglicher FES signifikant höher verglichen mit der Gehgeschwindigkeit ohne P-FES zu Beginn

motorisch evozierten Potenziale (MEP) über dem motorischen Kortex bei Patienten nach einem Schlaganfall um 50 % und bei Patienten mit Multipler Sklerose um 27 % erhöht. Die Autoren kamen aufgrund der beschriebenen Ergebnisse zu folgendem Schluss: Die regelmäßige Anwendung von FES induziert eine Aktivierung der Areale des motorischen Kortex und der residualen absteigenden kortikospinalen Bahnen. Dies mag auch die Erklärung dafür sein, dass die Gehgeschwindigkeit auch ohne FES nach 1-jähriger täglicher FES – im Sinne des Therapieeffekts – höher ist als vor Beginn der FES (Everaert et al. 2010).

7.5 Diskussion

Zusammenfassend kann festgehalten werden: Die kontinuierliche Einkanal- und Zweikanal-FES führt zu einer Ökonomisierung des Gangbildes, zu einer Kräftigung der stimulierten Muskeln, zu einer Abnahme der Spastizität und der Sturzfrequenz sowie zu einer Zunahme der Schrittlänge, der Gehgeschwindigkeit und der Ausdauer beim Gehen.

Im Weiteren kann unter Langzeit-FES eine Verbesserung der Lebensqualität beobachtet werden (Barret und Taylor 2010). Darüber hinaus führt die tägliche Anwendung der FES zu einer Aktivierung kortikaler motorischer Areale und residualer efferenter neuronaler Bahnen (Everaert et al. 2010).

Reflektiert man die zitierten Studien mit Einkanal-FES so zeigt sich, dass der unmittelbare Effekt der FES des N. peronaeus hinsichtlich signifikanter Erhöhung der Gehgeschwindigkeit immer gegeben ist, wenn die FES auch während der Endtests eingeschaltet ist (Stein et al. 2006; Barret und Taylor 2010; Sabut et al. 2010). Lediglich in der Studie von Sheffler et al. (2015), in der die Endtests ohne FES durchgeführt wurden, zeigt sich zwar eine signifikante Verbesserung der Gehgeschwindigkeit sowohl in der FES-Gruppe als auch in der Standardtherapiegruppe, jedoch kein Unterschied im Trainingseffekt beider Gruppen. Die gefundenen Ergebnisse sind ausschließlich auf die in der Studie durchgeführte Untersuchungskondition zurückzuführen.

Festgehalten werden muss auch, dass die Zweikanal-FES der Einkanal-FES in allen angeführten Studien überlegen ist (Springer et al. 2012, 2013a, b). Dieses Faktum ist darauf zurückzuführen, dass eine isolierte, distal betonte Beinparese eher selten ist und meist eine zusätzliche Schwäche in der Hüftbeugung und der Kniebeugung vorliegt.

Auch sollte noch kurz auf die Unterscheidung zwischen Orthese- und Therapieeffekt der FES eingegangen werden. Festgehalten werden muss: Um einen Therapieeffekt und die damit einhergehende Aktivierung der motorischen Kortexareale und der residualen efferenten kortikospinalen Bahnen zu erreichen, ist eine tägliche Langzeit-

FES von mindestens 6 Monaten Conditio sine qua non (Laufer et al. 2009; Street et al. 2017).

Schlussendlich – die Ergebnisse der Applikation der FES des N. peronaeus bei akuten Schlaganfallpatienten reflektierend (Hausmann et al. 2015) – sollte die FES nicht nur bei chronischen Schlaganfallpatienten angewandt werden, sondern auch regelhafter Bestandteil der Frührehabilitation bei akuten Schlaganfallpatienten sein.

Fazit
Die FES sollte nicht nur bei chronischen Schlaganfallpatienten angewandt werden, sondern fixer Bestandteil der Frührehabilitation bei akuten Schlaganfallpatienten sein.

Literatur

Ada L, Dean CM, Hall JM, Bampton J, Crompton S (2003) A treadmill and overground walking program improves walking in persons residing in the community after stroke: a placebo-controlled, randomized trial. Arch Phys Med Rehabil 84:1486–1491

Barret C, Taylor P (2010) The effect of the Odstock Drop Foot Stimulator on perceived quality of life for people with stroke and multiple sclerosis. Neuromodulation 13(1):58–64

Bohannon RW, Horton MG, Wikholm JB (1991) Importance of four variables of walking to patients with stroke. Int J Rehabil Res 14:246–250

Burridge JH, Taylor PN, Hagan SA, Wood DE, Swain ID (1997) The effects of common peroneal stimulation on the effort and speed of walking: a randomized controlled trial with chronic hemiplegic patients. Clin Rehabil 11(3):201–210

Dean CM, Richards CL, Malouin F (2000) Task-related circuit training improves performance of locomotor tasks in chronic stroke: a randomized, controlled pilot trial. Arch Phys Med Rehabil 81:409–417

Dobkin BH (2005) Clinical practice. Rehabilitation after stroke. N Engl J Med 352(16):1677–1684

Eich HJ, Mach H, Werner C, Hesse S (2004) Aerobic treadmill plus Bobath walking training improves walking in subacute stroke: a randomized controlled trial. Clin Rehabil 18:640–651

Everaert DG, Thompson AK, Chong SL, Stein RB (2010) Does functional electrical stimulation for foot drop strengthen corticospinal connections? Neurorehabil Neural Repair 24(2):168–177

Granat MH, Maxwell DJ, Ferguson AC, Lees KR, Barbenel JC (1996) Peroneal stimulator: evaluation for the correction of spastic drop-foot in hemiplegia. Arch Phys Med Rehabil 77:19–24

Hausmann J, Sweeney-Reed C, Sobiaray U, Matzke M, Heinze HJ, Voges J, Buentjen L (2015) Functional electrical stimulation through direct 4-channel nerve stimulation to improve gait in multiple sclerosis: a feasibility study. J Neuroengineerung Rehabil 12:100. https://doi.org/10.1186/s12984-015-0096-3

Jorgensen HS, Nakayama H, Raaschou HO, Olsen TS (1995) Recovery of walking function in stroke patients: the Copenhagen Stroke Study. Arch Phys Med Rehabil 76:27–32

Lamontagne A, Malouin F, Richards CL (2001) Locomotor-specific measure of spasticity of plantarflexor muscles after stroke. Arch Phys Med Rehabil 82:1696–1704

Laufer Y, Dickstein R, Chefez Y, Marcovitz E (2001) The effect of treadmill training on the ambulation of stroke survivors in the early stages of rehabilitation: a randomized study. J Rehabil Res Dev 38:69–78

Laufer Y, Ring H, Sprecher E, Hausdorff JM (2009) Gait in individuals with chronic hemiparesis: one year follow-up of the effect of a neuroprothesis that ameliorates foot drop. J Neurol Phys Ther 33:104–110

Liberson WT, Holmquest HJ, Scot D, Dow M (1961) Functional electrotherapy: stimulation of the peroneal nerve synchronized with the swing phase of the gait of hemiplegic patients. Arch Phys Med Rehabil 42:101–105

Martin CL, Phillips BA, Kilpatrick TJ, Butzkueven H, Tubridy N, McDonald E, Galea MP (2006) Gait and balance impairment in early multiple sclerosis in the absence of clinical disability. Mult Scler 12:620–628

Olney SJ, Richards C (1996) Hemiparetic gait following stroke. Part I: characteristics. Gait Posture 4:136–148

Pinter MM, Brainin M (2012) Rehabilitation after stroke in older people. Maturitas 71(2):104–108

Pohl M, Werner C, Holzgraefe M, Kroczek G, Mehrholz J, Wingendorf I, Hoölig G, Koch R, Hesse S (2007) Repetitive locomotor training and physiotherapy improve walking and basic activities of daily living after stroke: a single-blind, randomized multicentre trial (DEutsche GAngtrainerStudie, DEGAS). Clin Rehabil 21:17–27

van de Port IG, Wood-Dauphinee S, Lindeman E, Kwakkel G (2007) Effects of exercise training programs on walking competency after stroke: a systematic review. Am J Phys Med Rehabil 86:935–951

Preston E, Ada L, Dean CM, Stanton R, Waddington G (2011) What is the probability of patients who are nonambulatory after stroke regaining independent walking? A systematic review. Int J Stroke 6:531–540

Sabut SK, Sikdar C, Mondal R, Kumar R, Mahadevappa M (2010) Restoration of gait and motor recovery by functional elektrical stimulation therapy in persons with stroke. Disabil Rehabil 32:1594–1603

Sabut SK, Sikdar C, Kumar R, Mahadevappa M (2011) Functional electrical stimulation of dorsflexor muscle: effect on dorsiflexor strength, plantarflexor spasticity, and motor recovery in stroke patients. NeuroRehabilitation 29:393–400

Salbach NM, Mayo NE, Wood-Dauphinee S, Hanley JA, Richards CL, Cote R (2004) A task-orientated intervention enhances walking distance and speed in the first year post stroke: a randomized controlled trial. Clin Rehabil 18:509–519

Sheffler LR, Taylor PN, Balley SN, Gunzler DD, Burrke JH, Ijzermann MJ, Chae J (2015) Surface peroneal nerve stimulation in lower limb hemiparesis: effect on quantitative gait parameters. Am J Phys Med Rehabil 94(5):341–357

Springer S, Vatine JJ, Lipson R, Wolf A, Laufer Y (2012) Effects of dual-channel functional electrical stimulation on gait performance in patients with hemiparesis. Sci World J 2012:530906. https://doi.org/10.1100/2012/530906

Springer S, Laufer Y, Becher M, Vatine JJ (2013a) Dual-channel functional electrical stimulation improvements in speed-based gait classifications. Clin Interv Aging 8:271–277

Springer S, Vatine JJ, Wolf A, Laufer Y (2013b) The effects of dual-channel functional electrical stimulation on stance phase sagittal kinematic in patients with hemiparesis. J Electromyogr Kinesil 23(2):476–482

Stein RB, Chong S, Everaert DG, Rolf R, Thompson AK, Whittaker M, Robertson J, Fung J, Preuss R, Momose K, Ihashi K (2006) A multicenter trial of a footdrop stimulator controlled by a tilt sensor. Neurorehabil Neural Repair 20:371–379

Stein RB, Everaert DG, Thompson AK, Chong SL, Whittaker M, Robertson J, Kuether G (2010) Long-term therapeutic and orthotic effects of a foot drop stimulator on walking performance in progressive and nonprogressive neurological disorders. Neurorehabil Neural Repair 24:152–167

Street T, Swain I, Taylor P (2017) Training and orthotic effects related to functional electrical stimulation of the peroneal nerve in stroke. J Rehabil Med 49:113–119

Strukturelle und Funktionelle Elektrostimulation bei Schädigung des unteren motorischen Neurons

Ines Bersch-Porada

Inhaltsverzeichnis

8.1	Denervation	118
8.2	Differenzierung zwischen unterer und oberer Motoneuronschädigung	120
8.3	Klinisches Erscheinungsbild	121
8.4	Anwendungsgebiete	121
8.5	Abnahme der Querschnittfläche eines Muskels bei Denervationsatrophie	122
8.6	Erhalt von kontraktilen Muskelfasern	124
8.7	Effekt auf die Knochenstruktur	124
8.8	Stimulation denervierter Muskulatur in der neurologischen Erholung als Reinnervationsförderung	125
8.9	Stimulationsparameter und Stimulationsaufbau	127
8.10	Elektroden	129
8.11	Hautirritationen	129

Elektronisches Zusatzmaterial Die elektronische Version dieses Kapitels enthält Zusatzmaterial, das berechtigten Benutzern zur Verfügung steht https://doi.org/10.1007/978-3-662-61705-2_8. Die Videos lassen sich mit Hilfe der SN More Media App abspielen, wenn Sie die gekennzeichneten Abbildungen mit der App scannen.

I. Bersch-Porada (✉)
Leiterin International FES Centre, Schweizer Paraplegiker Zentrum, Nottwil, Schweiz
e-mail: ines.bersch@paraplegie.ch

© Springer-Verlag GmbH Deutschland, ein Teil von Springer Nature 2021
T. Schick (Hrsg.), *Funktionelle Elektrostimulation in der Neurorehabilitation*,
https://doi.org/10.1007/978-3-662-61705-2_8

8.12 **Praktische Beispiele der Stimulation denervierter Muskulatur** 129
    8.12.1 Stimulation der Glutealmuskulatur 129
    8.12.2 Stimulation der Gluteal- und Ischiokruralmuskulatur 131
    8.12.3 Stimulation der Fußheber 131
    8.12.4 Stimulation des M. triceps surae 132
    8.12.5 Stimulation des M. deltoideus 133
    8.12.6 Stimulation der Ellbogenflexoren 135
    8.12.7 Vierkanalstimulation denervierter Armmuskulatur 136
    8.12.8 Stimulation des M. triceps brachii in Funktion 137
    8.12.9 Stimulation der intrinsischen Handmuskulatur 138
    8.12.10 Stimulation des ersten dorsalen M. interosseus 141
    8.12.11 Stimulation des M. extensor carpi radialis 142
    8.12.12 Stimulation des M. extensor digitorum communis 142
    8.12.13 Stimulation des M. extensor carpi ulnaris in Funktion 144

8.13 **Teilinnervierte/teildenervierte Muskulatur** 145

Literatur 147

In den letzten 20 Jahren hat die Elektrostimulation bei einer Schädigung des zweiten oder unteren Motoneurons (Lower Motor Neuron, LMN) immer mehr an Bedeutung gewonnen. In der klinischen Praxis wird der Stimulation denervierter und teildenervierter Muskulatur erhöhte Aufmerksamkeit gewidmet. Diese Entwicklung geht hauptsächlich auf die vielversprechenden Ergebnisse des Research and Innovation Staff Exchange (RISE-)Projekts zurück. In dem EU-Projekt konnte gezeigt werden, dass die Elektrostimulation denervierter Muskulatur bei Menschen mit Querschnittlähmung die Muskelmasse erhöht und ihre Trophik in den unteren Extremitäten verbessert (Mödlin et al. 2005). Außerdem konnten bereits strukturell in Fett- und Bindegewebe veränderte Muskeln durch Elektrostimulation wieder zu kontraktilem Muskelgewebe umgebaut werden (Helgason et al. 2005; Carraro et al. 2005). Ein limitierender Faktor der zuvor erwähnten Effekte scheint jedoch eine zunehmende Zeitdauer nach Querschnittlähmung bzw. nach Schädigung des unteren Motoneurons zu sein (Kern und Carraro 2014; Kern et al. 2004a; Kesar et al. 2008). Im Tierversuch an Ratten wurden die Veränderungen des Muskelfaserquerschnitts und die Wirkung von Elektrostimulation in Abhängigkeit vom Zeitpunkt der Anwendung nach der Schädigung untersucht (Koh et al. 2017). Es konnte gezeigt werden, dass der Muskelfaserquerschnitt bei Elektrostimulation bei sofortigem Beginn der Stimulation nach der Verletzung zunahm und die Struktur wieder normalisiert werden konnte (Koh et al. 2017).

8.1 Denervation

Der Prozess der Denervation eines Muskels lässt sich in vier chronologisch ablaufenden Schritten beschreiben: Nach einigen Tagen treten zunächst erste Fibrillationen auf, gefolgt von einem Verlust bei elektrisch evozierter tetanischer Kontraktion. Nach einigen Monaten kommt es dann zu einer Auflösung der kontraktilen Strukturen im Muskel und endet schließlich nach Jahren in einer Umwandlung von Muskelfasern in Fett- und Bindegewebe (Kern et al. 2004b) (Abb. 8.1).

Die besten Ergebnisse in Bezug auf die strukturelle Umwandlung in kontraktiles Muskelgewebe durch direkte Muskelstimulation wurden in Tierversuchen innerhalb von 3 Jahren nach Eintritt einer spinalen Lähmung beobachtet (Ashley et al. 2007). Dennoch konnten Muskeln auch noch 5 Jahre nach Denervation in einem Zeitraum von 2 Jahren täglicher direkter Muskelstimulation teilweise in kontraktile Strukturen umgewandelt werden (Kern et al.

8 Strukturelle und Funktionelle Elektrostimulation bei Schädigung des unteren motorischen Neurons

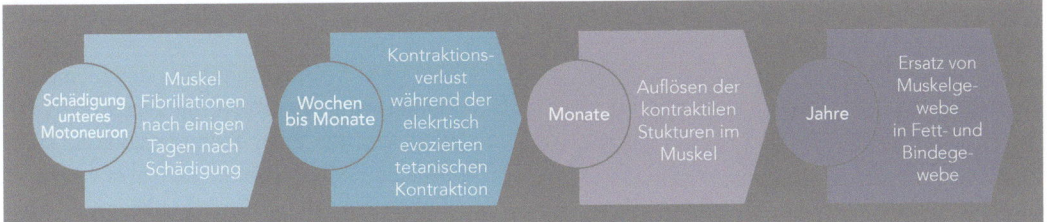

Abb. 8.1 Chronologischer Ablauf des Degenerationsprozesses im Muskel

2017; Carraro et al. 2017). Denervierte Muskeln reagieren nicht auf kurze Stimulationsimpulse im Bereich von Mikrosekunden (μs), wie sie für innervierte Muskeln verwendet werden. Sie benötigen Impulse mit einer längeren Impulsdauer im Bereich von Millisekunden (ms), um eine Muskelreaktion zu erreichen (Tab. 8.1). 100 ms entsprechen 0,1 μs.

In einem Stimulationsprotokoll, welches in den ersten 12 Wochen nur aus Einzelkontraktionen bestand, wurde eine Trainingsintensität von fünf bis sieben Mal pro Woche 30 Minuten lang verwendet. Im Anschluss an die 12 Wochen folgte eine kurze Aufwärmphase mit Einzelkontraktionen, gefolgt von einer Trainingsphase mit tetanischen Kontraktionen (Kern et al. 2010). Die Zeitdauer bei chronischer Querschnittlähmung, bis es zur Auslösung einer tetanischen Kontraktion kommen kann, beträgt in aller Regel einige Monate (Mödlin et al. 2005). Eine tetanische Kontraktion kann bei einer Pulsdauer von 40 ms, einer Pulspause von 10 ms und Bursts („Impulspaketen") von 2 s ausgelöst werden. In vielen Studien wurde die Stimulation des M. quadriceps, der Mm. ischiocrurales und des M. gluteus maximus durchgeführt, um das Stehen und Gehen für Menschen mit tiefer Querschnittlähmung zu ermöglichen bzw. zu trainieren. Es stellte sich heraus, dass die Querschnittfläche der denervierten Muskelfasern durch frühe Elektrostimulation vergrößert werden konnte und strukturelle, degenerative Veränderungen verhindert werden konnten (Koh et al. 2017).

Ziele und Stimulationsparameter stehen in Abhängigkeit von der Zeitdauer nach Eintritt ei-

Tab. 8.1 Unterschiede in den Stimulationsparametern bei Schädigungen des oberer bzw. unteren Motoneurons (UMN bzw. LMN).

	oberes Motoneuron	unteres Motoneuron
Impulsdauer (ms/μs)	250 - 600 μs	35 - 200 ms
Frequenz (Hz)	20 - 50 Hz	0.25 - 22 Hz
Amplitude (mA)	20 - 140 mA	10 - 160 mA
Schwellform	Biphasisch rechteckig	Biphasisch rechteckig / Biphasisch dreieckig / Biphasisch trapezoidal

ner Schädigung des LMN. Von einer *akuten/subakuten* Schädigung wird bis zu 2 Jahren nach Eintritt der Schädigung gesprochen, über 2 Jahre hinaus von einer *chronischen* Schädigung (Abb. 8.2). Diese Einteilung steht in Abhängigkeit zu den chronologisch ablaufenden Phasen des Denervationsprozesses.

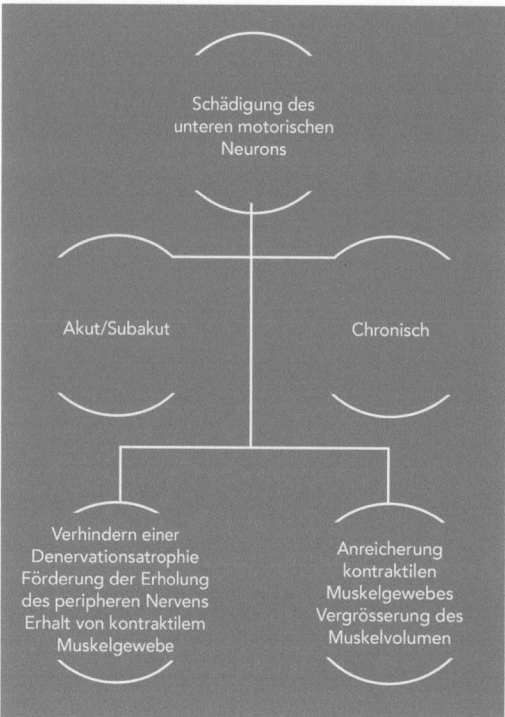

Abb. 8.2 Behandlungsziele bei Schädigung des unteren motorischen Neurons in der akut/subakuten und chronischen Phase nach Querschnittlähmung

8.2 Differenzierung zwischen unterer und oberer Motoneuronschädigung

In aller Regel erfolgt die Elektrostimulation über die Nerven (neuromuskuläre elektrische Stimulation, (NMES)), um Aktionspotenziale auszulösen. Unter den Elektroden wird ein elektrisches Feld erzeugt, das die Zellmembran benachbarter Nervenzellen depolarisiert. Wird die kritische Schwelle überschritten, werden Aktionspotenziale über die neuromuskuläre Verbindung übertragen, und eine Muskelkontraktion wird ausgelöst. Die FES basiert auf der physiologischen Grundlage, dass Nervenfasern mit einer kürzeren Impulsbreite erregbar sind als Muskelfasern. So muss bei der Stimulation über den Nerv das LMN vom Vorderhorn des Rückenmarks bis zu den neuromuskulären Übergängen im Muskel intakt sein, um eine Muskelkontraktion auslösen zu können (Peckham et al. 1976).

Fazit

Wenn keine Muskelkontraktion durch eine Stimulation via Nerv erfolgt, muss das LMN betroffen sein. Bei einer Teilinnervation ist keine vollständige Muskelkontraktion zu erwarten.

Daher kann die Elektrostimulation als diagnostisches Instrument zur Erkennung einer Schädigung des LMN verwendet werden (Bersch et al. 2019). Bei der Untersuchung von Muskeln der unteren Extremität können herkömmliche große bis mittelgroße Elektroden z. B. am M. quadriceps oder an der Wadenmuskulatur genutzt werden. Die Identifizierung von motorischen Punkten oder die Erkennung einer teilweisen oder vollständigen Schädigung des LMN in den unteren Gliedmaßen ist aufgrund der einzelnen Muskelschichten und ihrer nur teilweise überlappenden Anordnung einfach. Im Gegensatz dazu sind die Muskeln der oberen Gliedmaßen, insbesondere die der Unterarmmuskulatur, in zwei Schichten angeordnet. Kann ein Muskel aufgrund überlappender Muskelschichten nicht selektiv an einem motorischen Punkt getestet werden, ist eine eindeutige Differenzierung zwischen einer Schädigung des LMN oder des UMN nicht möglich. Hier liegen Grenzen in dieser klinisch zuverlässigen Methodik.

Die Medical Research Council (MRC-)Scale kann verwendet werden, um den Muskel in innerviert, teilinnerviert und denerviert zu klassifizieren. Hierbei prüft die MRC-Scale den Bewegungsumfang durch die Elektrostimulation. Ein Muskel wird im Fall von ≥3 MRC unter der Testung mit Elektrostimulation als innerviert, bei <3 MRC als teilweise innerviert/denerviert und denerviert, wenn keine Muskelkontraktion provoziert werden konnte, klassifiziert.

Zur Testung kann ein herkömmlicher Neurostimulator verwendet werden (Abb. 8.3). Zusätzlich werden eine Punktelektrode und eine Referenzelektrode benötigt. Je nach Größe des Zielmuskels kann der Kopf der Punktelektrode bei der Testung größer (Abb. 8.4) oder kleiner gewählt werden. Die Stimulationsparameter für die Testung liegen bei 250–300 μs Impulsbreite, 35 Hz. Die Amplitude liegt je nach Muskelarchitektur und Größe bei 20–100 mA.

8 Strukturelle und Funktionelle Elektrostimulation bei Schädigung des unteren motorischen Neurons

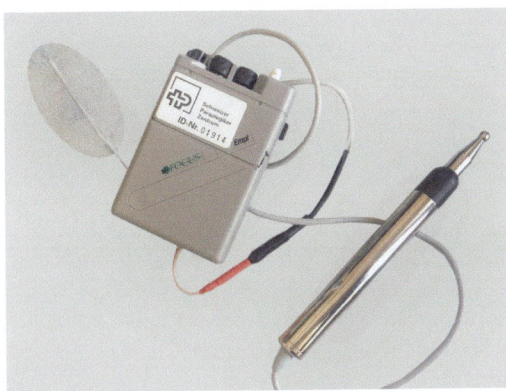

Abb. 8.3 Neurostimulator mit Punktelektrode (0,5 cm)

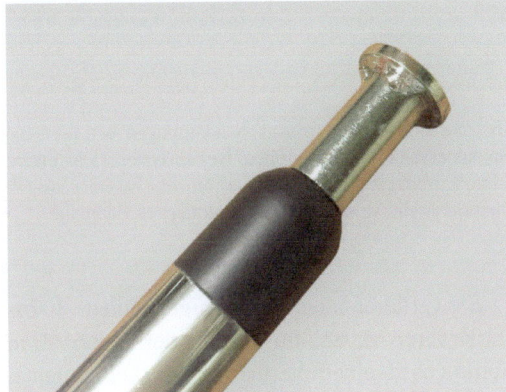

Abb. 8.4 Punktelektrode mit größerem Kopf (1 cm)

8.3 Klinisches Erscheinungsbild

Die Identifikation eines denervierten Muskels setzt neben der klinischen und neurophysiologischen Diagnostik auch die Kenntnis der Wahrscheinlichkeit einer degenerativen Schädigung bei verschiedenen neurologischen Krankheits- und Erscheinungsbildern voraus. Zudem ist die Zielsetzung zu definieren, die den Behandlungsgrund beschreibt. Des Weiteren gehören entsprechende Assessments dazu, die den Behandlungsverlauf evaluieren. In der klinischen Praxis kommen z. B. selektive periphere Nervenläsionen an der unteren und oberen Extremität, Schädigungen des Plexus brachialis oder lumbalis, das Guillain-Barré-Syndrom, Querschnittlähmungen, periphere Neuropathien und, eher seltener, die Charcot-Marie-Tooth-(CMT-) Erkrankung vor. Bei Betroffenen mit einer Querschnittlähmung im Bereich des zentralen Nervensystems ist zu beachten, dass neben einer Schädigung des UMN häufig auf dem Niveau der Verletzung sowie ein Segment darüber und/oder darunter auch eine Schädigung des LMN vorliegen kann (Abb. 8.5A und B). Die Unterscheidung, ob eine Schädigung des LMN vorliegt oder nicht, kann erst nach 8–10 Tagen getroffen werden, da akut geschädigte Axone solange noch Aktionspotenziale übertragen können (Carraro et al. 2005; Salmons et al. 2005).

Bei einer Schädigung des LMN sind die Reflexbögen nicht mehr intakt. Es kommt in Folge zu einer Areflexie der Fremd- und Eigenreflexe und zu einer Atonie mit konsekutiver degenerativer Muskelatrophie.

8.4 Anwendungsgebiete

Die Stimulation hat einen Effekt auf die Förderung der axonalen Regeneration und Reinnervation nach Verletzung des peripheren Nervs. Es gibt wissenschaftliche Evidenz, dass die Stimulation nach Verletzungen des peripheren Nervs einen positiven Einfluss auf das Aussprossen von Nervenendigungen und die Plastizität hat. Die postoperative elektrische Stimulation des Nervs nach Nervennaht für eine Stunde konnte die Freisetzung von Brain-Derived Neurotrophic Factor (BDNF) und einer assoziierten proregenerativen Aktivierung erhöhen (Gordon et al. 2010). Des Weiteren konnte eine Förderung der Wachstumsgeschwindigkeit der sensorischen und motorischen Axone über die Nahtstelle nachgewiesen werden (Brushart et al. 2005). Die Stimulation scheint einen positiven Einfluss auf die Regenerationsfähigkeit der axotomierten motorischen und sensorischen Neuronen zu haben. In der postoperativen Nachbehandlung stellt sich die Kombination von funktionellen Bewegungsübungen in Kombination mit Elektrostimulation als Therapie der Wahl dar (Gordon und English 2016). Die Kombination von Stimulation und Bewegung zeigte eine bessere frühzeitige Reinnervation als beide Behandlungsmethoden allein (Asensio-Pinilla et al. 2009).

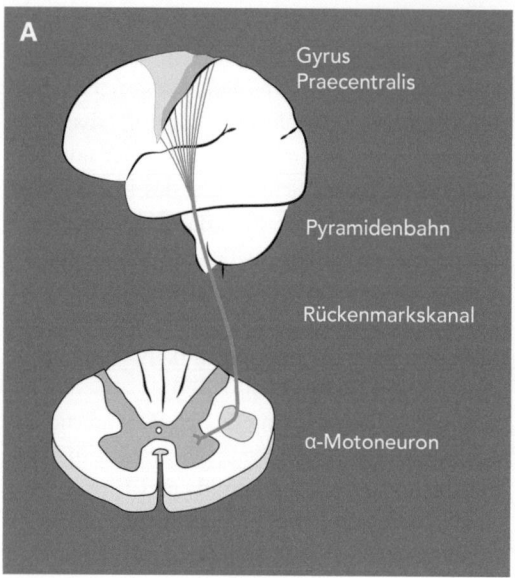 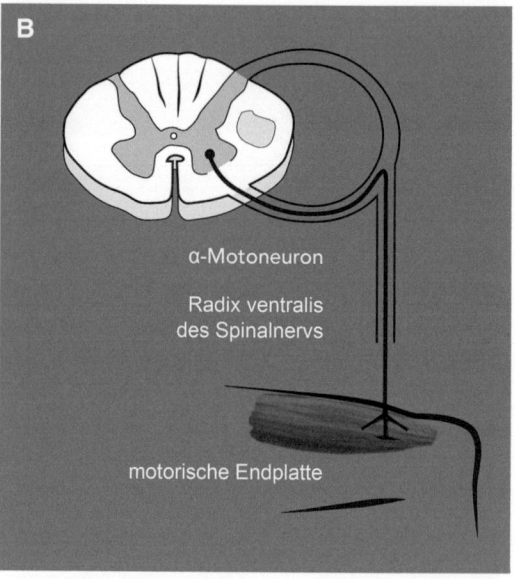

Abb. 8.5 (**A**) Das obere Motoneuron. Schädigungen betreffen das zentrale Nervensystem. Das obere Motoneuron reicht vom Gyrus praecentralis über die Pyramidenbahn bis zur motorischen Vorderhornzelle.

(**B**) Das untere Motoneuron. Schädigungen betreffen die Spinalnerven und das periphere Nervensystem. Das untere Motoneuron reicht von der Vorderhornzelle im Rückenmark über die Radix ventralis bis zur motorischen Endplatte

> **Fazit**
>
> Zur Erhaltung des Muskelgewebes und der Kontraktionsfähigkeit kann die direkte Muskelstimulation des Zielmuskels nach erfolgtem chirurgischem Nerventransfer durchgeführt werden. Zur Unterstützung der Reinnervation und Regeneration wird diese in Kombination mit funktionellen Übungen und einer zusätzlichen Stimulation via Nerv empfohlen.

8.5 Abnahme der Querschnittfläche eines Muskels bei Denervationsatrophie

Ist das LMN betroffen, kommt es zur Muskelfaseratrophie. Die Trophik, die durch Muskelkontraktionen und chemische Substanzen, die an der Synapse freigesetzt werden und die Proteinsynthese im Muskel beeinflussen, ist gestört. Die Muskelfasern, die die Innervation verlieren, verändern sich strukturell. Sie verlieren innerhalb weniger Monate 80 bis 90 % ihrer Masse. Im Verlauf der Denervation kommt es zu einem Verlust der Muskelfilamente, aber zu keiner Muskelfasernekrose. Die Muskelfaseratrophie zeigt sich in einer Abnahme des Muskelquerschnitts.

Personen mit einer Querschnittlähmung unterhalb von TH 12 haben in aller Regel eine Schädigung des LMN im Bereich der Skelettmuskulatur der unteren Extremitäten als Folge einer vollständigen Läsion der Cauda equina. Die Folge einer langfristigen Denervation ist die Abnahme der Muskelmasse und der Dicke der Epidermis (Kern et al. 2017; Albertin et al. 2018). Beides kann durch den Einsatz der direkten Stimulation der von der Lähmung betroffenen Muskeln aufgehalten und/oder wiederhergestellt werden. Es konnte im Rahmen des bereits erwähnten RISE-Projekts der positive Einfluss auf die Muskelstruktur und das Volumen durch gezielte Muskelstimulation bewiesen werden. So zeigte sich (Kern et al. 2010), dass die durchschnittliche Größenzunahme der Muskelfasern im Bereich des M. vastus lateralis nach 2 Jahren regelmäßiger Stimulation signifikante 75 %

betrug: von 16,6 ± 14,3 mm (n = 48) auf 29,1 ± 23,3 (n = 35) mm (Kern et al. 2010). Dies bedeutet, dass eine Stimulation der Gesäß- und der Ischiokruralmuskulatur als Hypertrophietraining durchgeführt werden kann. Für Menschen mit einer Paraplegie unterhalb TH12, die eine schlaffe Lähmung haben und zu ausgeprägten Denervationsatrophien neigen, stellt diese Art der Stimulation eine Dekubitusprophylaxe dar. Durch den Polstereffekt, der erzielt werden kann, wird der Druck auf eine größere Fläche verteilt, und Druckspitzen besonders unter den Tuber ossis ischii werden gemindert (Smit et al. 2012). Es wurde die Zunahme der Dicke der Epidermis im Verlauf einer 2-jährigen täglichen elektrischen Stimulation untersucht. Der Effekt zeigte sich in einer Zunahme von 47,6 ± 8,8 µm auf 60,8 ± 12,7 µm (Albertin et al. 2018). Diese Beobachtung kann in der Prävention von Druckstellen und anderen Hautdefekten bei Diabetikern und in der Geriatrie genutzt werden.

Denervationsatrophien können die Gelenkbeweglichkeit beeinflussen und Kontrakturen begünstigen. Dies kann der Fall sein, wenn das synergistische Zusammenspiel einer Muskelgruppe durch Schädigung des LMN in den Antagonisten gestört ist. In der Rehabilitation von Menschen mit Querschnittlähmung kann sich dies im klinischen Bild des sogenannten hypertonen M. biceps brachii bei einer Tetraplegie mit Läsionsniveau C6 zeigen. Hierbei hat der M. triceps brachii aufgrund seiner segmentalen Innervationshöhe eine Schädigung des zugehörigen LMN erlitten. Der M. biceps brachii wird willkürlich innerviert. In der Folge kommt es zu einer dauerhaften Aktivierung des Agonisten (M. biceps brachii) ohne entsprechende Reflexaktivität des Antagonisten (M. triceps brachii), der einer Verkürzung der Ellbogenbeugung entgegenwirken könnte (Bryden et al. 2004; Mulcahey et al. 1999). Eine ähnliche Situation zeigt sich im Unterarm bei denerviertem M. pronator teres und willkürlich innerviertem M. supinator in Form einer Supinationskontraktur (Bersch et al. 2019).

Thomas und Kollegen untersuchten die Erregbarkeit der Motoneuronen nach einer Querschnittlähmung. Sie fanden heraus, dass die intrinsische Erregbarkeit der Motoneuronen Ausmaß und Stärke von unwillkürlichen Muskelkontraktionen verändern kann. Darüber hinaus wird erwähnt, dass die Erregbarkeit im Zentrum der Läsion und ein bis zwei Segmente darunter geringer ist und weiter vom Läsionszentrum entfernt zunimmt (Thomas et al. 2017; Zijdewind et al. 2012). Diese Beobachtung korreliert mit der Erklärung, dass das LMN um das Läsionszentrum herum geschädigt und daher die Erregbarkeit der Motoneuronen reduziert ist. Eine andere Studie untersuchte bei Menschen mit einer Querschnittlähmung die Erregbarkeit in Muskelspindeln bei statisch gedehnten Muskeln (Macefield 2013). Demzufolge besitzen Muskelspindeln empfindliche Rezeptoren, die auf unterschiedliche Spannungen in den Skelettmuskeln reagieren. Eine Aktivierung in longitudinaler Richtung führte zu einer Erregung der Ia- und II-Afferenzen in der Muskelspindel (Hulliger et al. 1977). Die Reizung der Muskelspindelafferenzen ist abhängig von der Ruhelänge eines Muskels. Sie kann durch drei Faktoren gesteigert werden: Druck und/oder Zug auf den Muskelbauch, Druck und/oder Zug auf die Sehne oder Bewegung des Gelenks in eine Richtung, die die Muskeldehnung erhöht (Burke et al. 1988).

Die Vermutung liegt nahe, dass eine übermäßige Dehnung z. B. durch Lagerungsschienen oder andere therapeutische Interventionen die Afferenzen des Agonisten wenigstens vorübergehend anregt. Somit wirkt dieser Effekt dem eigentlichen Vorhaben, die Beweglichkeit zu erhalten oder sogar zu vergrößern, entgegen.

Im Bereich der unteren Extremität kann sich klinisch eine ähnliche Situation bei der Entstehung von Spitzfüßen zeigen. Hierbei hat der M. triceps surae als Agonist eine Schädigung des UMN und der M. tibialis anterior als Antagonist eine Schädigung des LMN. Die erhöhte Aktivierung des Agonisten (M. triceps surae) ohne Reflexaktivität des dazugehörigen Antagonisten mit Denervationsatrophie (M. tibialis anterior) kann das Entstehen von Spitzfüssen begünstigen. Bislang ist letztere neuromuskuläre Dysbalance wissenschaftlich noch nicht untersucht worden.

Der Verlust der Reflexaktivität des Antagonisten unterstützt die Überaktivität und somit das Kontrakturrisiko des Agonisten. Die Konsequenz wäre eine Elektrostimulation des Antagonisten, um die synergistische Aktivität auszugleichen.

8.6 Erhalt von kontraktilen Muskelfasern

Die direkte Muskelstimulation kann den Denervationsprozess im Muskel aufhalten. Darüber hinaus ist es auch möglich, bereits in Binde- und Fettgewebe umgewandelte Muskulatur wieder in kontraktiles Muskelgewebe zu konvertieren (Kern et al. 2005). Durch die Stimulation können die Anzahl und Länge von Muskelfasern, die Querschnittsfläche eines Muskels, die Kontraktionsgeschwindigkeit und die Muskelkraft erhalten werden (Lømo et al. 2014). Die besten Ergebnisse konnten innerhalb der ersten 3 Jahre nach Schädigung des LMN nachgewiesen werden (Koh et al. 2017).

Fazit

Es kommt bei der Elektrostimulation zu einer strukturellen und funktionellen Wiederherstellung eines Muskels ohne Willkürkontrolle. Ob dies als therapeutisches Ziel in der Behandlung sinnhaft ist, entscheiden die Fragestellung und die Zielformulierung. Es gibt Zielformulierungen, die das Vorgehen rechtfertigen. Ein Beispiel war die Prävention von Druckstellen bei Menschen mit einer schlaffen Lähmung, die die Stimulation als Hypertrophietraining wie weiter oben beschrieben anwenden.

Eine andere Indikation kann der strukturelle Erhalt eines Muskels vor einem geplanten Nerventransfer oder einer Nervennaht sein. Dies umfasst die Gruppe von Menschen mit einer Schädigung des Plexus brachialis oder Menschen mit einer Tetraplegie, die durch einen Nerventransfer verbesserte Funktionen in Arm und Hand erhalten. In der letzten Gruppe ist es wichtig, dass der Empfängermuskel keine Degeneration aufweist (Fox et al. 2018). Oftmals ist eine Schädigung des LMN im Empfängermuskel eine Kontraindikation für den geplanten Eingriff. Ist der Empfängermuskel jedoch teilweise oder vollständig denerviert, kann die frühzeitige Stimulation des Muskels die strukturelle Umwandlung des Muskels in Binde- und Fettgewebe verhindern und so optimale Voraussetzungen zum Funktionsgewinn nach der Operation gewährleisten (Bersch et al. 2019). Dies könnte einer größeren Gruppe von Betroffenen einen Nerventransfer ermöglichen.

Ein struktureller Erhalt von Muskulatur bzw. die Rückumwandlung eines binde- und fettgewebig veränderten Muskels stellt auch eine Veränderung in der Elastizität dar und kann sich auf Funktionen positiv auswirken, obwohl es zu keiner verbesserten motorischen Kontrolle gekommen ist. Ein klinisches Beispiel ist der Verlust der Willkürmotorik in der Wadenmuskulatur. Bei der Fortbewegung wird die Muskulatur der langen und kurzen Zehenbeuger kompensatorisch eingesetzt, um den fehlenden Abdruck zu ersetzen. Dies führt nach einiger Zeit zu einer Krallenzehenstellung, die u. a. Probleme in der Schuhversorgung darstellen kann. Es kann auf Höhe der dorsalen Zehenendgelenke zu Druckstellen kommen. Wird die Wadenmuskulatur stimuliert, sodass kontraktiles Muskelgewebe entsteht, verändert sich die Elastizität des Muskels und somit das Abdruckverhalten. Mit der Zeit kommen die Zehen in eine extendierte Stellung, und die Gefahr der Druckstellen nimmt ab. Das Gehen wird von den Betroffenen als „stabiler" beschrieben. Voraussetzung ist allerdings, dass es nicht bereits zu kapsulären Kontrakturen in den Zehengelenken kam. Diese beschriebene klinische Beobachtung rechtfertigt eine Stimulation auch ohne motorische Verbesserung. Sie erfordert eine gute Compliance der Betroffenen, da die Stimulation dauerhaft fortgesetzt werden muss, um das Ergebnis beizubehalten. Dies betrifft jegliche Art der Stimulation, bei der keine neurologische Erholung zu erwarten ist.

8.7 Effekt auf die Knochenstruktur

Die mechanischen Eigenschaften eines Knochens sind abhängig von der Mineraldichte eines Knochens, der trabekulären Struktur und der organischen Zusammensetzung. Die kortikalen Bereiche der Knochen der unteren Extremität liegen im mittleren Teil des Schienbeins und des Oberschenkels, der trabekuläre Knochen befindet sich im distalen Oberschenkel und im proximalen Schienbein.

Innerhalb der ersten Jahre nach der Rückenmarkverletzung nimmt die Knochenmineraldichte im Oberschenkelknochen um etwa 45 % und im Schienbeinknochen um 56 % ab. Dazu kommt, dass die Häufigkeit von Frakturen bei Menschen mit einer Querschnittlähmung doppelt so hoch ist wie bei Menschen ohne Querschnittlähmung. Die häufigsten Frakturen treten bei Querschnittgelähmten im distalen Oberschenkel und proximalen Schienbein auf.

Mechanische Knochenbelastungen sowie Muskelkontraktionen sind wichtige Faktoren für die Aufrechterhaltung der Knochendichte. Die Stimulation denervierter Muskeln wirkt sich positiv auf die Knochensteifigkeit aus (Gargiulo et al. 2011). Die Stimulation sollte, wenn möglich, in belasteter Position oder mit Last gegen die Schwerkraft erfolgen.

8.8 Stimulation denervierter Muskulatur in der neurologischen Erholung als Reinnervationsförderung

Der Effekt der direkten Muskelstimulation auf die Reinnervation unter dem Aspekt des motorischen Lernens ist wissenschaftlich nicht hinreichend bewiesen. Klinische Beobachtungen weisen jedoch auf einen positiven Effekt hin. Bei einer retrospektiven Datenanalyse wurde die AIS (*ASIA Impairment Scale*) zu Beginn der additiven Stimulation zur herkömmlichen Behandlung und am Ende der Behandlungsserie erhoben. Das Ende der Behandlungsserie wurde durch die gewünschte Verbesserung, das „expected outcome", festgelegt und erklärt das unterschiedlich große Behandlungsvolumen der Patienten (Tab. 8.2).

Die Klassifikation einer Querschnittlähmung erfolgt gemäß der American Spinal Injury Association (ASIA). Die *ASIA Impairment Scale* (AIS) ist unterteilt in A–E. Sie dient der Kategorisierung von sensorischen und motorischen Defiziten bei Menschen mit Querschnittlähmung und besteht aus einer 5-Punkte-Skala und der Klassifizierung von A–E.

Alle 15 in Tab. 8.3 abgebildeten Patienten hatten eine traumatische Querschnittlähmung und erhielten die Stimulation in der akuten/subakuten Phase nach Trauma. Die Daten der 15 Patienten ergeben ein repräsentatives Bild, bei dem die Stimulation zum motorischen Lernen und zur Reinnervation eingesetzt wird.

Alle stimulierten Patienten verbesserten sich in der Zeit, in der additiv die Stimulation durchgeführt wurde, um mindestens einen Wert in der AIS-Klassifizierung. Selbstverständlich kann hier nicht der Rückschluss gezogen werden, dass

Tab. 8.2 ASIA Impairment Scale (AIS)

A	Keine motorischen oder sensorischen Funktionen in den sakralen Segmenten S4-S5 erhalten.
B	Sensorische aber keine motorischen Funktionen unterhalb des neurologischen Niveaus, inklusive der sakralen Segmente S4-S5, erhalten.
C	Motorische Funktion unterhalb des neurologischen Niveaus erhalten und mehr als die Hälfte der Kennmuskeln unterhalb des neurologischen Niveaus müssen einen Wert kleiner 3 (motor exam guide) aufweisen.
D	Motorische Funktion unterhalb des neurologischen Niveaus erhalten und mindestens die Hälfte der Kennmuskeln unterhalb des neurologischen Niveaus müssen einen Wert von 3 (motor exam guide) oder grösser aufweisen.
E	Motorische und sensorische Funktionen sind normal.

Tab. 8.3 Nicht publizierte Daten, die im Rahmen des Jahreskongresses der International Functional Electrical Stimulation Society (IFESS) 2018 im Schweizer Paraplegiker Zentrum präsentiert wurden (Abkürzungen: AIS = ASIA Impairment Scale, m = männlich, w = weiblich, L = lumbal, T = thorakal, C = zervikal)

Patient ID	Geschlecht	Alter	AIS Anfang	AIS Ende	Läsionsniveau	Stimulierte Muskulatur	Zeit zwischen Schädigung und Stimulationsbeginn (Monate)	Anzahl Behandlungen
1	m	64	C	D	L1	Glutealmuskulatur, Hamstrings	1	17
2	m	52	A	C	L3	Glutealmuskulatur, Hamstrings	5	36
3	w	28	A	B	T10/L1	Glutealmuskulatur, Hamstrings	3	43
4	m	42	B	D	T12	Glutealmuskulatur, Hamstrings	3	43
5	w	18	C	D	T12/L2	Glutealmuskulatur, Hamstrings	3	55
6	m	30	B	D	T10/T12	Glutealmuskulatur, Hamstrings	1	24
7	m	65	A	C	T77	Glutealmuskulatur, Hamstrings	3	35
8	w	59	B	C	T9/T11	Glutealmuskulatur, Hamstrings	1	27
9	w	80	C	D	L1	Tibialis anterior	5	15
10	m	19	C	D	C4/C5	Delta	13	7
11	w	80	C	D	L1	Quadriceps	5	15
12	m	64	C	D	C4	Finger-, Handextensoren	1	32
13	m	29	C	D	L1	Glutealmuskulatur, Hamstrings	1	22
14	m	59	B	C	L3	Glutealmuskulatur, Hamstrings	2	7
15	m	75	C	D	C4	Finger-, Handextensoren	6	22

die Stimulation dafür allein verantwortlich ist. Wie die klinische Evidenz zeigt, sollte sie zu einem komplementären Therapieprogramm mit eingesetzt werden.

Im Widerspruch zur vorhandenen Literatur wird der M. quadriceps in der klinischen Praxis bei AIS-A-Patienten nur selten stimuliert (Kern et al. 2004a; Kern et al. 2010; Boncompagni et al. 2007; Stickler et al. 2008). Dies könnte die Ursache für das relativ schlechte funktionelle Ergebnis hinsichtlich der Steh- oder Gehfähigkeit eines vollständig querschnittgelähmten Patienten (T12–L1) sein, wenn nur die ventrale Muskelkette stimuliert wird. Der Wunsch der Patienten, das Gehen oder Stehen wieder zu erlernen, basiert sehr oft auf dem Vergleich, wie es vor der Querschnittlähmung war. Diese Vorstellungen korrelieren nicht mit dem Resultat, die eine Stimulation des M. quadriceps erzielt. Die alleinige Stimulation des M. quadriceps bewirkt eine Knieextension und leicht Hüftflexion. Die Stabilität im Becken fehlt, da die Hüftextensoren nicht willkürlich innerviert werden. Die Fortbewegung ist häufig nur im Parallelbarren möglich. Zudem muss viel Gewicht auf die obere Extremität gegeben werden. Darüber hinaus ist das Gehen oft mit einer bestimmten Gehgeschwindigkeit und der Anforderung verbunden, mindestens eine Hand zum Tragen von Gegenständen zu benutzen. Die klinische Erfahrung hat gezeigt, dass sich diese Patientengruppe im täglichen und sozialen Leben mit einem Rollstuhl als weniger behindert betrachtet. Motorisch inkomplette Patienten (AIS-C oder -D) oder Patienten mit einer Läsion unterhalb L2 bemerken nach regelmäßiger Stimulation der Ischiokrural- (Hamstring-) und Gesäßmuskulatur mehr Stabilität beim Stehen und Gehen aufgrund von strukturellen Veränderungen (Gargiulo et al. 2011) und in einigen Fällen eine Zunahme der willkürlichen Muskelaktivität (Koh et al. 2017).

8.9 Stimulationsparameter und Stimulationsaufbau

In Abhängigkeit von der Dauer des Bestehens einer Schädigung des LMN spricht man von der akuten, subakuten oder chronischen Phase nach Schädigung. Die akute und subakute Phase umfasst den Zeitraum von der Schädigung bis 2 Jahre danach. Nach 2 Jahren kann die Schädigung als chronisch bezeichnet werden (Mödlin et al. 2005; Mayr et al. 2003; Kern et al. 2017). Entsprechend der Zeitdauer der Schädigung erfolgen der Aufbau der Stimulation und die Wahl der Stimulationsparameter. Bestenfalls beginnt die Stimulation in der *akuten und subakuten Phase nach Schädigung* des LMN. Hier ist in aller Regel mit einer geringen strukturellen Veränderung im Muskel zu rechnen. Nach einer kurzen Stimulations-Aufwärmphase kann mit der Stimulations-Trainingsphase begonnen werden und eine tetanische Kontraktion provoziert werden.

Die Aufwärmphase besteht aus Einzelimpulsen und dient dazu, die Erregbarkeit der Muskelfasern heraufzusetzen. Außerdem stellt sie eine gute Vorbereitung der Haut auf die sich anschließende intensive Stimulation dar, bei der es zu einer starken Stromapplikation kommt. Empfehlenswert ist eine Aufwärmphase von 3 Minuten. Diese ist vor jeder Anwendung durchzuführen und verändert sich bezüglich Zeit und Parametern nicht. Die sich anschließende Trainingsphase dauert 30 Minuten (Tab. 8.4).

Nicht immer kann zu Beginn der Gesamtbehandlung mit der vollen 30-minütigen Stimulationszeit begonnen werden. Dies hängt zu einem von der individuellen Verträglichkeit der Stimulation ab und zum anderen von der Ermüdbarkeit des stimulierten Muskels. Beides muss bei der Erstaustestung beurteilt werden. Wie und mit welcher Stimulationsintensität (Amplitude) die Stimulation toleriert wird, ist individuell unterschiedlich. Sowohl Stimulationszeit als auch Stimulationsintensität können nach mehrmaliger Anwendung gesteigert werden. Basierend auf klinischer Erfahrung kann man die Stimulationszeit alle 2–3 Tage bei täglicher Anwendung um jeweils 5 Minuten steigern. Die Intensität (Amplitude) ist abhängig von der Muskelgröße. Klinisch sollte es das Ziel sein, eine eindeutige Kontraktion des gesamten Muskels zu erreichen. Falls die dafür notwendigen Parameter nach mehrmaliger Stimulation nicht toleriert werden, kann die Impulsform von Rechteck auf Dreieck verändert werden. Letztendlich sollte eine Stimulationsbehandlung pro Muskelgruppe 33 Minuten dauern. Diese setzt sich aus 3 Minuten Aufwärmprogramm und 30 Minuten Trainingsprogramm zusammen.

In der *chronischen Phase nach Schädigung* des LMN kann nicht direkt mit einer Muskelantwort gerechnet werden. Das Aufwärmprogramm besteht auch hier aus Einzelimpulsen mit noch niedrigerer Frequenz (0,86 Hz). Das anschließende Trainingsprogramm besteht ebenfalls aus Einzelimpulsen mit einer Frequenz von 2 Hz (Tab. 8.5). Dies stellt das Training bis zum Erreichen einer tetanischen Muskelkontraktion dar. Wann eine tetanische Kontraktion erreicht werden kann, ist individuell verschieden und hängt vom Ausmaß der Muskeldegeneration ab. Basierend auf klinischen Erfahrungen kann es bis zu 18 Monate dauern, bis eine tetanische Kontraktion provoziert werden kann (Abb. 8.6). Hier ist sowohl vom behandelnden Team als auch vom Betroffenen eine hohe Compliance und viel Disziplin gefragt, um die Stimulation bestenfalls täglich, aber zumindest fünfmal wöchentlich durchzuführen. Dies kann und muss in der Heimtherapie bei regelmäßiger Kontrolle des Behandlers erfolgen. Häufig bedarf es einer Hilfsperson, die bei der Fixierung der Elektroden und/oder Bedienung des Stimulationsgerätes behilflich ist. Je nach Anzahl der zu stimulierenden Muskeln (33 Minuten pro Muskel) ist eine Vor- und Nachbereitungszeit von 10–15 Minuten hinzuzurechnen.

Tab. 8.4 Empfohlene Stimulationsparameter für die akute/subakute Phase nach Schädigung des unteren Motoneurons (ms = Millisekunde, s = Sekunde, Min. = Minute, Hz = Hertz). Angabe der Pulslängen über beide Phasen

Impulsform	Impulsdauer (in mS)	Impulspause (in mS)	Schwelldauer (in S)	Schwellpause (in S)	Behandlungszeit (in Min.)	Frequenz
Rechteck	200	500	11	11	3	1.42 Hz
Rechteck	40	10	2	2	5-30	20 Hz
Rechteck	35	10	2	2	5-30	22 Hz

Tab. 8.5 Empfohlene Stimulationsparameter für die chronische Phase nach Schädigung des unteren Motoneurons (Abkürzungen: ms = Millisekunden, sec = Sekunden, Min. = Minuten, Hz = Hertz (Frequenz der Stimulation)). Angabe der Pulslänge über beide Phasen

Impulsform	Impulsdauer (in mS)	Impulspause (in mS)	Schwelldauer (in S)	Schwellpause (in S)	Behandlungszeit (in Min.)	Frequenz
Rechteck	150	1000	11	11	3	0.86 Hz
Rechteck	100	400	4	4	5-30	2 Hz
Rechteck	40	10	2	2	5-30	20 Hz

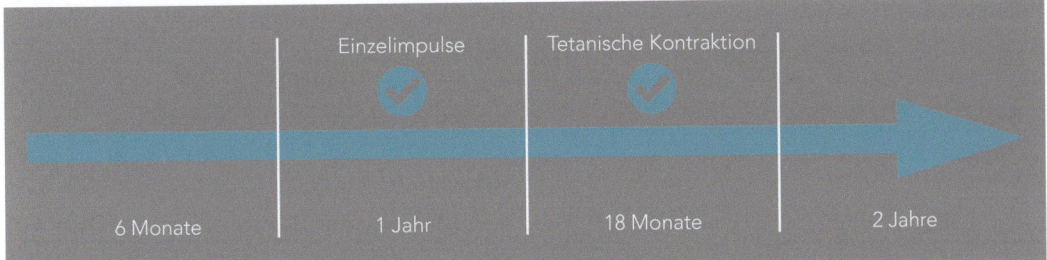

Abb. 8.6 Zeitstrahl bei chronischer Schädigung des unteren Motoneurons zur Erreichung einer tetanischen Kontraktion

8.10 Elektroden

Bei direkter Muskelstimulation kommt es zur Applikation von hohen Stromintensitäten, bedingt durch die langen Impulsbreiten. Es ist zwingend entweder mit Sicherheitselektroden und salzfreiem Gel oder Schwammtaschen mit entsprechenden Elektroden zu arbeiten. Bei der Anwendung von Gel wird dieses großzügig auf der gesamten Elektrodenfläche verteilt. Es ist darauf zu achten, dass auch an den Rändern ausreichend Elektrodengel vorhanden ist. Die Schwammtaschen für die Elektroden werden mit Wasser durchtränkt und leicht ausgedrückt. Sie müssen gut nass sein, sollten jedoch nicht tropfen. Speziell zugelassene Selbstklebeelektroden dürfen nur bei Impulsbreiten bis zu 200 ms verwendet werden. Die anschließende Hautkontrolle ist in allen Fällen durchzuführen.

8.11 Hautirritationen

Eine flächige Rötung nach der Stimulation, die nach 2 Stunden abklingt, ist zu erwarten, da die Stimulation einen durchblutungsanregenden Effekt hat. Dieser ist bezogen auf die Trophik der Haut als positiv zu bewerten. Entstehen nach der Stimulation jedoch punktförmige rote Flecke unter den Elektroden oder ist ausschließlich der Rand der Elektrode scharf abgezeichnet, ist von einer unerwünschten Hautirritation auszugehen. Kommt es außerdem nach 1 bis 2 Stunden zu Bläschenbildung auf den roten Flecken, ist von einer Verbrennung auszugehen. Die Stimulation darf auf keinen Fall weitergeführt werden. Der Grund der Verbrennung ist zu eruieren. Des Weiteren ist zu beachten, dass die Stimulation nie auf Hautdefekten durchgeführt werden darf.

Die regelmäßige Erneuerung von Sicherheitselektroden, Schwammtaschen und zugehöriger Elektroden und Selbstklebeelektroden ist notwendig. Hierbei sind die Empfehlungen und Richtlinien des Herstellers zu beachten.

▶ Unter den erwähnten Sicherheitsaspekten ist die direkte Muskelstimulation bedenkenlos durchführbar und stellt bei sachgemäßer Anwendung keine Gefahr dar.

8.12 Praktische Beispiele der Stimulation denervierter Muskulatur

Die folgenden Beispiele sind eine Auswahl von Behandlungsmöglichkeiten und geben einen Überblick, wie und unter welcher Fragestellung denervierte Muskulatur stimuliert werden kann.

8.12.1 Stimulation der Glutealmuskulatur

Indikation
Hypertrophietraining
  Prävention von Druckstellen

Ausgangsstellung
Bauchlage.

Elektroden

Sicherheitselektroden mit salzfreiem Gel oder Schwammtaschen der gleichen Größe mit entsprechenden Elektroden zum Einstecken

Fixierung

Zur Testung empfiehlt es sich, die Elektroden manuell zu halten. Die Reizantwort kann, wenn sie schwach ist, durch die Palpation gut beurteilt werden. Danach können die Elektroden mit Fixierfolie oder Elastikbändern befestigt werden (Abb. 8.7). Es muss unbedingt darauf geachtet werden, dass die Elektrode vollständig Kontakt hat und gleichmäßig mit Gel bedeckt ist.

Behandlungsvolumen

Einmal täglich, fünf bis sieben Mal pro Woche, je 30–45 Minuten.

Die Stimulationsparameter sind in Tab. 8.6 dargestellt.

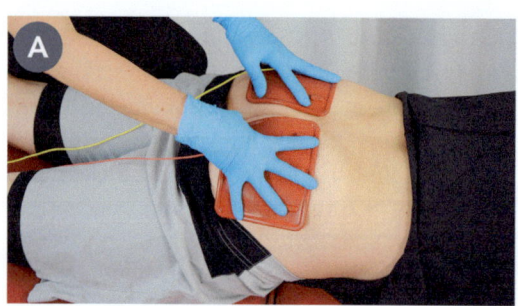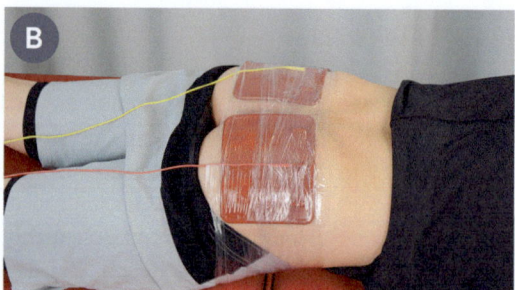

Abb. 8.7 Stimulation der Glutealmuskulatur mit Sicherheitselektroden in Bauchlage

Tab. 8.6 Stimulation der Glutealmuskulatur bei akuter und chronischer Schädigung in Bauchlage

Akute/subakute Schädigung	Impulsdauer (ms)	Impulspause (ms)	Schwelldauer (s)	Schwellpause (s)
Aufwärmprogramm	200	500	11	11
Trainingsprogramm	35	10	2	2

Chronische Schädigung	Impulsdauer (ms)	Impulspause (ms)	Schwelldauer (s)	Schwellpause (s)
Aufwärmprogramm	150	1000	11	11
Trainingsprogramm	100	400	4	4
Trainingsprogramm	40	10	2	2

8.12.2 Stimulation der Gluteal- und Ischiokruralmuskulatur

Indikation
Hypertrophietraining
   Prävention von Druckstellen
   Förderung der Reinnervation/des motorischen Lernens

Ausgangsstellung
Bauchlage.
   Stand z. B. im Freistehbarren nach Richter.
   Stand im Parallelbarren.

Elektroden
Sicherheitselektroden mit salzfreiem Gel oder Schwammtaschen der gleichen Größe mit entsprechenden Elektroden zum Einstecken. Die Größe der Elektrode wird je nach Konstitution des Patienten gewählt. Die proximale Elektrode wird auf der Glutealmuskulatur, die distale Elektrode auf der Ischiokruralmuskulatur platziert. Abb. 8.8. zeigt die zwei Möglichkeiten. In der Praxis wird eine Elektrodengröße bilateral angewandt.

Schalter
Wenn vorhanden, kann bei trainierten Patienten ein externer Schalter benutzt werden, der die Stimulation auslöst. Dieser ist zu empfehlen, wenn die Stimulation während gangspezifischer Übungen im Gehbarren angewandt wird.

Fixierung
Mit Fixierfolie oder Elastikbändern können die Elektroden befestigt werden. Es muss unbedingt darauf geachtet werden, dass die Elektrode vollständigen Kontakt hat und gleichmäßig mit Gel bedeckt ist (Abb. 8.8).

Behandlungsvolumen
Einmal täglich, fünf bis sieben Mal pro Woche, je 30–45 Minuten.
   Zweimal täglich 20 Minuten bei der Zielsetzung Reinnervation/motorisches Lernen.
   Die Stimulationsparameter sind in Tab. 8.7 dargestellt.

8.12.3 Stimulation der Fußheber

Indikation
Förderung der Reinnervation/des motorischen Lernens
   Erhalt von kontraktilen Muskelfasern

Ausgangsstellung
Im Sitzen mit frei hängendem Bein.
   Im Sitzen mit auf dem Boden platziertem Fuß.

Elektroden
Schwammtaschen mit entsprechenden Elektroden zum Einstecken. Die Platzierung der Elektroden hängt von der Muskulatur ab, die stimuliert werden soll. Eine Platzierung Richtung Schienbeinkante erreicht den M. tibialis anterior, weiter lateral werden die Mm. peronei erreicht. Eine Platzierung dazwischen ergibt eine Stimulation beider Muskelgruppen.

Abb. 8.8 Stimulation der Glutealmuskulatur im Stehen

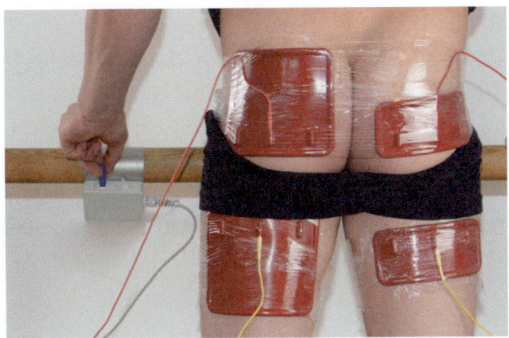

Tab 8.7 Stimulation bei akuter und chronischer Schädigung im Stehen

Akute/subakute Schädigung	Impulsdauer (ms)	Impulspause (ms)	Schwelldauer (s)	Schwellpause (s)
Aufwärmprogramm	200	500	11	11
Trainingsprogramm	35	10	2	2

Chronische Schädigung	Impulsdauer (ms)	Impulspause (ms)	Schwelldauer (s)	Schwellpause (s)
Aufwärmprogramm	150	1000	11	11
Trainingsprogramm	100	400	4	4
Trainingsprogramm	35-40	10	2	2

Fixierung

Zur Testung empfiehlt es sich, die Elektroden manuell zu halten. Die Reizantwort kann, wenn sie schwach ist, durch die Palpation gut beurteilt werden. Danach können die Elektroden mit Fixierfolie oder Elastikbändern befestigt werden. Es muss unbedingt darauf geachtet werden, dass die Elektroden vollständigen Kontakt haben (Abb. 8.9, 8.10).

Behandlungsvolumen

Einmal täglich, fünf bis sieben Mal pro Woche, je 30 Minuten zum Erhalt der Kontraktilität.

Zweimal täglich 20 Minuten bei der Zielsetzung Reinnervation/motorisches Lernen.

Die Stimulationsparameter sind in Tab. 8.8 dargestellt.

8.12.4 Stimulation des M. triceps surae

Indikation

Förderung der Reinnervation/des motorischen Lernens

Erhalt von kontraktilen Muskelfasern (z. B. zur Vermeidung und/oder Verminderung von Krallenzehen bei Schwäche oder Parese des Muskels)

Ausgangsstellung

Im Sitzen mit auf dem Boden platziertem Fuß; diese Ausgangsstellung empfiehlt sich in der chronischen Phase, wenn noch keine tetanische Kontraktion provoziert werden kann.

Stand:

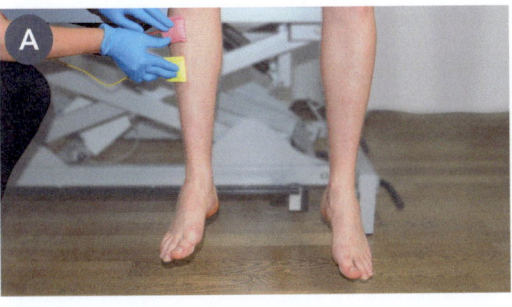
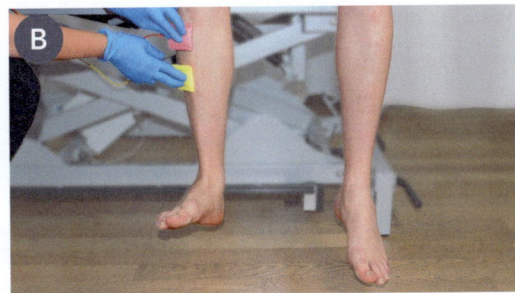

Abb. 8.9 Stimulation des M. tibialis anterior

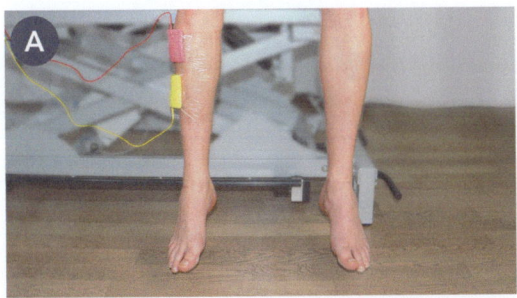
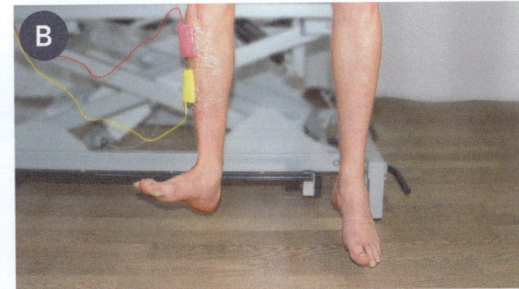

Abb. 8.10 Stimulation der Mm. peronei

Während der Abdruckphase bei gangspezifischen Übungen, ggf. mit Schalter zur Auslösung der Stimulation zum erwünschten Zeitpunkt.

Elektroden
Schwammtaschen mit entsprechenden Elektroden zum Einstecken.

Fixierung
Mit Fixierfolie oder Elastikbändern können die Elektroden befestigt werden. Es muss unbedingt darauf geachtet werden, dass die Elektroden vollständigen Kontakt haben (Abb. 8.11 und Video 8.11).

Behandlungsvolumen
Einmal täglich, fünf bis sieben Mal pro Woche, je 30 Minuten zum Erhalt der Kontraktilität.
Zweimal täglich 20 Minuten bei der Zielsetzung Reinnervation/motorisches Lernen.

Die Stimulationsparameter sind in Tab. 8.9 dargestellt.

8.12.5 Stimulation des M. deltoideus

Indikation
Förderung der Reinnervation/des motorischen Lernens
Erhalt von kontraktilen Muskelfasern (z. B. zur Subluxationsprophylaxe oder präoperativ vor rekonstruktiven Eingriffen).

Ausgangsstellung
Im Sitzen, Arm/Arme 30 Grad abduziert und Ellbogen 90–100 Grad flektiert.

Elektroden
Selbstklebeelektroden oder Schwammtaschen mit entsprechenden Elektroden zum Einstecken. Die Wahl von Klebeelektroden oder Schwamm-

Tab. 8.8 Stimulation der Fußheber bei akuter und chronischer Schädigung

Akute/subakute Schädigung	Impulsdauer (ms)	Impulspause (ms)	Schwelldauer (s)	Schwellpause (s)
Aufwärmprogramm	200	500	11	11
Trainingsprogramm	35	10	2	2

Chronische Schädigung	Impulsdauer (ms)	Impulspause (ms)	Schwelldauer (s)	Schwellpause (s)
Aufwärmprogramm	150	1000	11	11
Trainingsprogramm	100	400	4	4
Trainingsprogramm	35	10	2	2

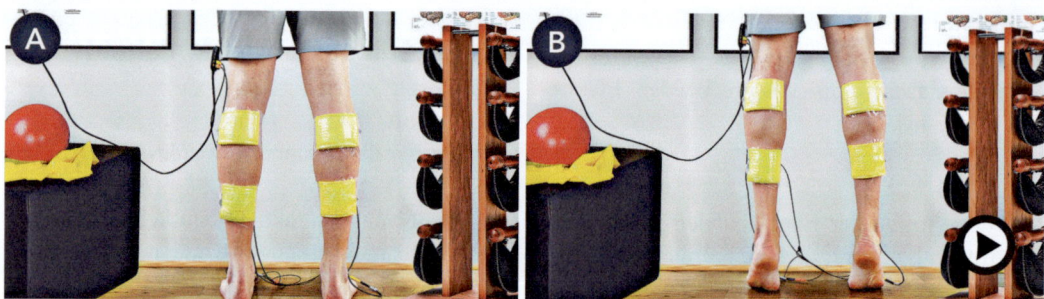

Abb. 8.11 (https://doi.org/10.1007/000-0b3) Stimulation des M. triceps surae in Kombination mit Aktivität

taschen ist abhängig von den Stimulationsparametern.

Fixierung
Bei der Verwendung von Schwammelektroden können die Elektroden mit Fixierfolie oder Elastikbändern befestigt werden. Es muss unbedingt darauf geachtet werden, dass die Elektroden vollständigen Kontakt haben. Dies ist in der Praxis im Bereich des Oberarms nicht einfach. Oft empfiehlt es sich, mit Klebeelektroden zu arbeiten (Abb. 8.12).

Behandlungsvolumen
Einmal täglich, fünf bis sieben Mal pro Woche, je 30 Minuten zum Erhalt der Kontraktilität.

Zweimal täglich 20 Minuten bei der Zielsetzung Reinnervation/motorisches Lernen.

Tab. 8.9 Stimulation des M. triceps surae bei akuter und chronischer Schädigung

Akute/subakute Schädigung	Impulsdauer (ms)	Impulspause (ms)	Schwelldauer (s)	Schwellpause (s)
Aufwärmprogramm	200	500	11	11
Trainingsprogramm	35	10	2	2

Chronische Schädigung	Impulsdauer (ms)	Impulspause (ms)	Schwelldauer (s)	Schwellpause (s)
Aufwärmprogramm	150	1000	11	11
Trainingsprogramm	100	400	4	4
Trainingsprogramm	35	10	2	2

Die Stimulationsparameter sind in Tab. 8.10 dargestellt.

▶ Die Anwendung mit den oben beschriebenen Parametern beinhaltet einen Dreieckimpuls. Das Behandlungsbeispiel bezieht sich vorwiegend auf die akute/subakute Phase nach Schädigung des LMN.

8.12.6 Stimulation der Ellbogenflexoren

Indikation
Förderung der Reinnervation/des motorischen Lernens
Erhalt von kontraktilen Muskelfasern (z. B. präoperativ vor rekonstruktiven Eingriffen)

Ausgangsstellung
Im Sitzen mit um 30 Grad abduziertem Arm und um ca. 80 Grad flektiertem Ellbogen.

Je nachdem, welcher der Flexoren primär stimuliert werden soll, ändert sich die Stellung des Unterarms und die Elektrodenplatzierung. Bei Stimulation des M. biceps brachii wird der Unterarm supiniert, die Elektroden werden auf beiden Köpfen des Muskels platziert. Bei der Stimulation des M. brachialis wird der Unterarm proniert, und die Elektroden werden medial vom Caput breve des M. biceps brachii platziert. Die selektive Stimulierung des M. brachialis ist schwierig. Als klinisches Kriterium, ob dies weitgehend gelingt, dient die pronatorische Bewegung des Unterarmes während der Stimulation. Bei gleich bleibender Pronation unter Ellbogenflexion ist mit einer mehrheitlichen Erregung des M. brachialis zu rechnen.

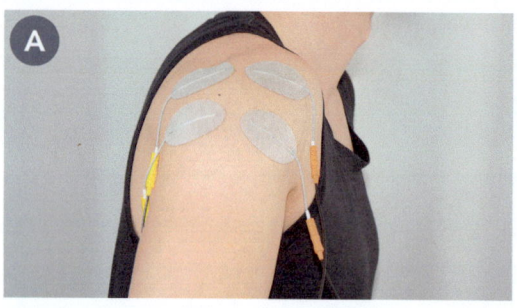 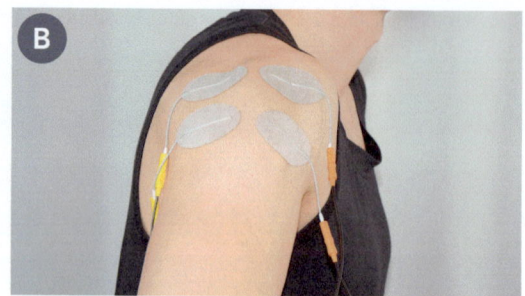

Abb. 8.12 Stimulation des M. deltoideus in allen Anteilen. Die Pars acromialis wird durch die flächendeckende Elektrodenplatzierung mitberücksichtigt.

Tab. 8.10 Stimulation des M. deltoideus bei akuter/subakuter Schädigung

Akute/subakute Schädigung	Impulsdauer (ms)	Impulsabstand (ms)	Schwelldauer (s)
Aufwärmprogramm	10	30	3

Elektroden
Selbstklebeelektroden oder Schwammtaschen mit entsprechenden Elektroden zum Einstecken. Die Wahl von Klebeelektroden oder Schwammtaschen ist abhängig von den Stimulationsparametern.

Fixierung
Bei der Verwendung von Schwammelektroden können die Elektroden mit Fixierfolie oder Elastikbändern befestigt werden. Es muss unbedingt darauf geachtet werden, dass die Elektroden vollständigen Kontakt haben (Abb. 8.13 und Video 8.13).

Behandlungsvolumen
Einmal täglich, fünf bis sieben Mal pro Woche, je 30 Minuten zum Erhalt der Kontraktilität.
Zweimal täglich 20 Minuten bei der Zielsetzung Reinnervation/motorisches Lernen.
Die Stimulationsparameter sind in Tab. 8.11 dargestellt.

▶ Die Anwendung mit den oben beschriebenen Parametern beinhaltet einen Dreieckimpuls. Das Behandlungsbeispiel bezieht sich vorwiegend auf die akute/subakute Phase nach Schädigung des unteren motorischen Neurons.

8.12.7 Vierkanalstimulation denervierter Armmuskulatur

Im Behandlungsbeispiel werden der M. deltoideus mit allen Anteilen, der M. triceps brachii und der M. brachioradialis gemeinsam stimuliert.

Indikation
Förderung der Reinnervation/des motorischen Lernens
Erhalt von kontraktilen Muskelfasern (z. B. bei Plexus-brachialis-Läsionen präoperativ)

Ausgangsstellung
Im Sitzen mit um 30 Grad abduziertem Arm und um ca. 80 Grad flektiertem Ellbogen.

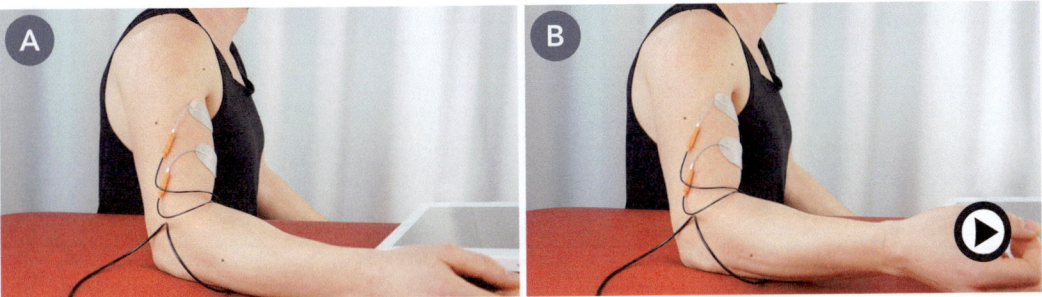

Abb. 8.13 (https://doi.org/10.1007/000-0b2) Stimulation des M. biceps brachii

Tab. 8.11 Stimulation der Ellbogenflexoren bei akuter/subakuter Schädigung

Akute/subakute Schädigung	Impulsdauer (ms)	Impulsabstand (ms)	Schwelldauer (s)
Aufwärmprogramm	10	30	3

Elektroden
Selbstklebeelektroden oder Schwammtaschen mit entsprechenden Elektroden zum Einstecken. Die Wahl von Klebeelektroden oder Schwammtaschen ist abhängig von den Stimulationsparametern.

Fixierung
Bei der Verwendung von Schwammelektroden können die Elektroden mit Fixierfolie oder Elastikbändern befestigt werden. Es muss unbedingt darauf geachtet werden, dass die Elektroden vollständigen Kontakt haben. Auch hier stellt die Fixierung der Schwammelektroden im Bereich des Deltoideus eine Herausforderung dar, die bei der entstehenden Bewegung nicht den Kontakt verlieren dürfen (Abb. 8.14 und Video 8.14).

Behandlungsvolumen
Einmal täglich, fünf bis sieben Mal pro Woche, je 30 Minuten zum Erhalt der Kontraktilität.
Zweimal täglich 20 Minuten bei der Zielsetzung Reinnervation/motorisches Lernen.
Die Stimulationsparameter sind in Tab. 8.12 dargestellt.

▶ Die Anwendung mit den oben beschriebenen Parametern beinhaltet einen Dreieckimpuls. Das Behandlungsbeispiel bezieht sich vorwiegend auf die akute/subakute Phase nach Schädigung des LMN.

8.12.8 Stimulation des M. triceps brachii in Funktion

Indikation
Förderung der Reinnervation/des motorischen Lernens
Erhalt von kontraktilen Muskelfasern (z. B. präoperativ vor rekonstruktiven Eingriffen)

Ausgangsstellung
Im Sitzen mit extendierten Armen. Die Hände werden neben dem Körper platziert, damit es bei der Stimulation zu einer Stützaktivität kommen kann.

Elektroden
Selbstklebeelektroden oder Schwammtaschen mit entsprechenden Elektroden zum Einstecken. Die Wahl von Selbstklebeelektroden oder Schwammtaschen ist abhängig von den Stimulationsparametern.

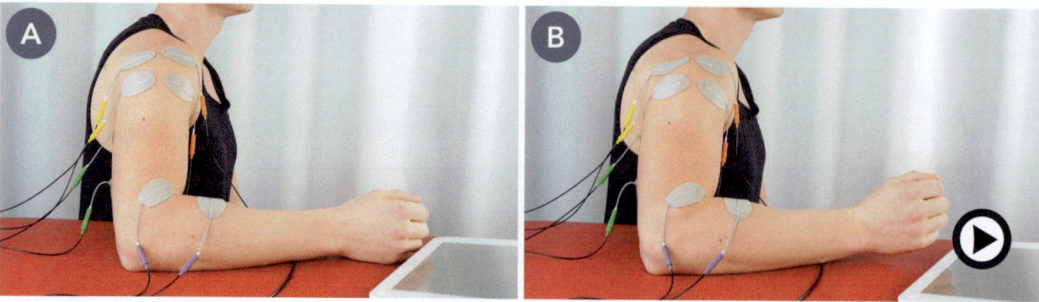

Abb. 8.14 (https://doi.org/10.1007/000-0b1) Stimulation des M. deltoideus mit allen Anteilen, des M. triceps brachii und des M. brachioradialis

Tab. 8.12 Stimulation denervierter Armmuskulatur bei akuter/subakuter Schädigung

Akute/subakute Schädigung	Impulsdauer (ms)	Impulsabstand (ms)	Schwelldauer (s)
Aufwärm-programm	10	30	3

Fixierung
Bei der Verwendung von Schwammelektroden können die Elektroden mit Fixierfolie oder Elastikbändern befestigt werden. Es muss unbedingt darauf geachtet werden, dass die Elektroden vollständigen Kontakt haben (Abb. 8.15 und Video 8.15).

Behandlungsvolumen
Einmal täglich, fünf bis sieben Mal pro Woche, je 30 Minuten zum Erhalt der Kontraktilität.

Zweimal täglich 20 Minuten bei der Zielsetzung Reinnervation/motorisches Lernen.

Die Stimulationsparameter sind in Tab. 8.13 dargestellt.

▶ Die Anwendung mit den oben beschriebenen Parametern beinhaltet einen Dreieckimpuls.
Das Behandlungsbeispiel bezieht sich vorwiegend auf die akute/subakute Phase nach Schädigung des LMN.

8.12.9 Stimulation der intrinsischen Handmuskulatur

Indikation
Förderung der Reinnervation/des motorischen Lernens

Erhalt von kontraktilen Muskelfasern (z. B. als Vorbereitung auf rekonstruktive chirurgische Interventionen)

Die intrinsische Handmuskulatur ist für das Greifen von entscheidender Bedeutung. Die Gruppe der dorsalen Mm. interossei sichert den korrekte Ablauf der Fingergelenkbeugung. Bei Verlust der Elastizität oder Degeneration kommt es beim Greifen zu einer Art Krallenhand. Eine

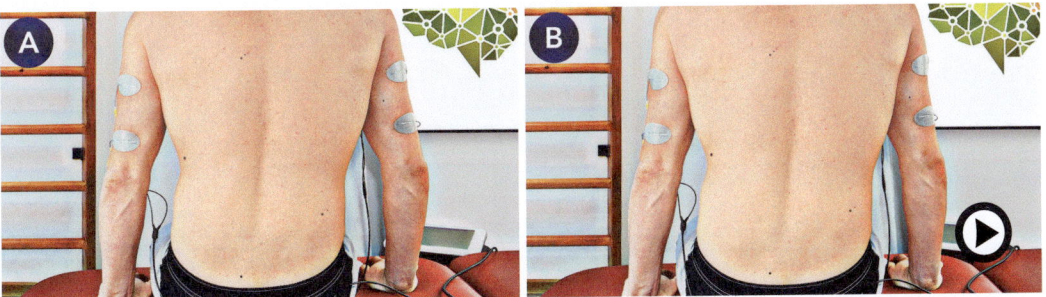

Abb. 8.15 (https://doi.org/10.1007/000-0b4) Stimulation des M. triceps brachii in Aktivierung (Stützfunktion). Stimulationsparameter

Tab. 8.13 Stimulation des M. triceps brachii bei akuter/subakuter Schädigung

Akute/subakute Schädigung	Impulsdauer (ms)	Impulsabstand (ms)	Schwelldauer (s)
Aufwärmprogramm	10	30	3

ausreichende Beweglichkeit der Grundgelenke sichert den Faustschluss.

Ausgangsstellung
Im Sitzen.

Elektroden
Schwammtaschen mit entsprechenden Elektroden zum Einstecken.

Fixierung
Bei der Verwendung von Schwammelektroden können die Elektroden mit Fixierfolie oder Elastikbändern befestigt werden. Es muss unbedingt darauf geachtet werden, dass die Elektroden vollständigen Kontakt haben.

Behandlungsvolumen
Einmal täglich, fünf bis sieben Mal pro Woche, je 30 Minuten zum Erhalt der Kontraktilität.

Zweimal täglich 20 Minuten bei der Zielsetzung Reinnervation/motorisches Lernen.

Die anschließende Bildfolge zeigt die Anlage der Elektroden aus verschiedenen Perspektiven sowie die Möglichkeit der Fixation mit einer Folie (Abb. 8.16, 8.17, 8.18).

Die Stimulationsparameter sind in Tab. 8.14 dargestellt.

▶ Die primäre Indikation dieser Behandlungsmethode betrifft die akute und subakute Phase nach Schädigung des LMN. Ob es bei der Stimulation in der chronischen Phase zu einer Verkürzung der intrinsischen Muskulatur und zu einer Zunahme der Beweglichkeit und Elastizität kommt, ist wissenschaftlich noch nicht bewiesen. Klinische Beobachtungen weisen jedoch darauf hin, dass es bei bestehenden Kontrakturen zu einer Zunahme der Beweglichkeit kommt.

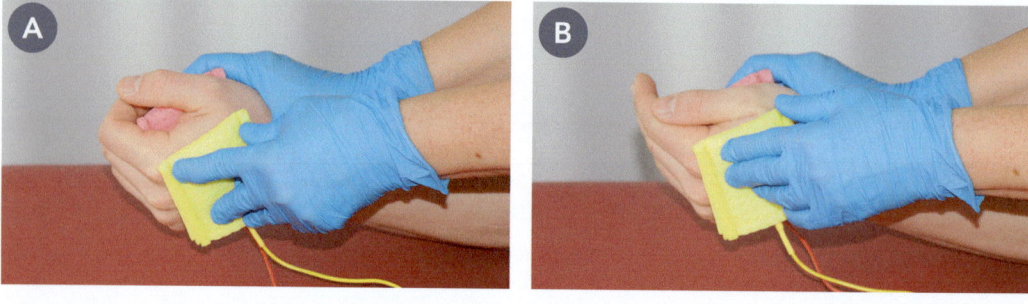

Abb. 8.16 Stimulation der intrinsischen Handmuskulatur; A mit Stimulation B, ohne Stimulation (dorsale Ansicht)

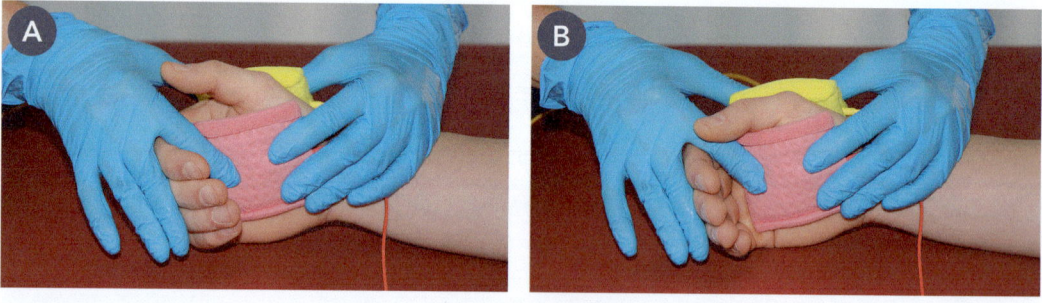

Abb. 8.17 Stimulation der intrinsischen Handmuskulatur; A ohne Stimulation, B mit Stimulation (ventrale Ansicht)

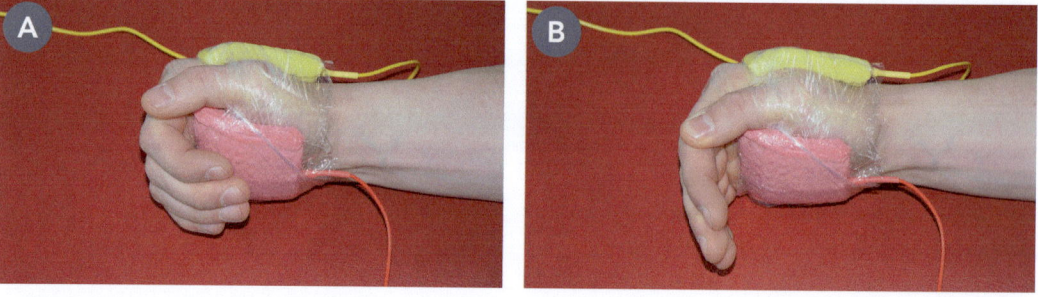

Abb. 8.18 Stimulation der intrinsischen Handmuskulatur; A ohne Stimulation, B mit Stimulation (mit Folienfixierung)

Tab. 8.14 Stimulation der intrinsischen Handmuskulatur bei akuter/subakuter Schädigung

Akute/subakute Schädigung	Impulsdauer (ms)	Impulspause (ms)	Schwelldauer (s)	Schwellpause (s)
Aufwärmprogramm	200	500	11	11
Trainingsprogramm	35	10	2	2

8.12.10 Stimulation des ersten dorsalen M. interosseus

Indikation
Förderung der Reinnervation/des motorischen Lernens bezogen auf den Lateralgriff und die Positionierung des Daumens auf Höhe des Mittelgelenks des Zeigefingers.

Erhalt von kontraktilen Muskelfasern (z. B. als Vorbereitung auf rekonstruktive chirurgische Interventionen)

Ausgangsstellung
Im Sitzen.

Elektroden
Schwammtaschen mit entsprechenden Elektroden zum Einstecken.

Fixierung
Bei der Verwendung von Schwammelektroden können die Elektroden mit Fixierfolie oder Elastikbändern befestigt werden. Es muss unbedingt darauf geachtet werden, dass die Elektroden vollständigen Kontakt haben (Abb. 8.19).

Behandlungsvolumen
Einmal täglich, fünf bis sieben Mal pro Woche, je 30 Minuten zum Erhalt der Kontraktilität.

Zweimal täglich 20 Minuten bei der Zielsetzung Reinnervation/motorisches Lernen.

Die Stimulationsparameter sind in Tab. 8.15 dargestellt.

▶ Die primäre Indikation dieser Behandlungsmethode betrifft die akute und subakute Phase nach Schädigung des unteren motorischen Neurons. Ob es bei der Stimulation in der chronischen Phase zu einer Verkürzung der intrinsischen Muskulatur und zu einer Zunahme der Beweglichkeit und Elastizität kommt, ist wissenschaftlich noch nicht bewiesen. Klinische Beobachtungen weisen jedoch darauf hin, dass es bei bestehenden Kontrakturen zu einer Zunahme der Beweglichkeit kommt.

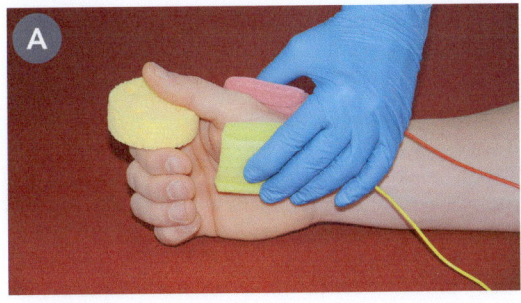
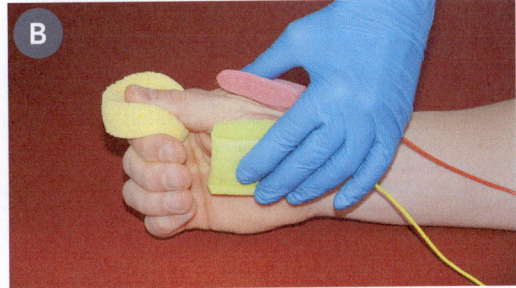

Abb. 8.19 Stimulation des M. interosseus dorsalis I in Funktion

Tab. 8.15 Stimulation des M. interosseus dorsalis I bei akuter/subakuter Schädigung

Akute/subakute Schädigung	Impulsdauer (ms)	Impulspause (ms)	Schwelldauer (s)	Schwellpause (s)
Aufwärmprogramm	200	500	11	11
Trainingsprogramm	35	10	2	2

8.12.11 Stimulation des M. extensor carpi radialis

Indikation
Förderung der Reinnervation/des motorischen Lernens

Erhalt von kontraktilen Muskelfasern (z. B. als Vorbereitung auf rekonstruktive chirurgische Interventionen)

Ausgangsstellung
Im Sitzen.

Elektroden
Schwammtaschen mit entsprechenden Elektroden zum Einstecken. Im Bereich des Unterarmes liegen die einzelnen Muskeln dicht neben- und übereinander. Das Stimulieren einer selektiven Bewegung oder eines einzelnen Muskels ist entsprechend schwierig und nicht immer möglich. Kleine Elektroden sowie die präzise Platzierung sind hilfreich.

Fixierung
Bei der Verwendung von Schwammelektroden können die Elektroden mit Fixierfolie oder Elastikbändern befestigt werden. Zur Testung empfiehlt es sich, die Elektroden manuell zu halten. Die Reizantwort kann, wenn sie schwach ist, durch die Palpation gut beurteilt werden.

In seltenen Fällen zeigt es sich, dass der Andruck durch Folie oder Bänder zu hoch ist und es zu einer Aktivierung der Antagonisten kommt („spill over"). Wenn die Stimulation sinnhaft durchgeführt werden soll, müssen die Elektroden manuell ohne großen Druck gehalten werden.

Auch hierbei muss darauf geachtet werden, dass die Elektroden vollständigen Kontakt haben (Abb. 8.20 und Abb. 8.21).

Behandlungsvolumen
Einmal täglich, fünf bis sieben Mal pro Woche, je 30 Minuten zum Erhalt der Kontraktilität.

Zweimal täglich 20 Minuten bei der Zielsetzung Reinnervation/motorisches Lernen.

Die Stimulationsparameter sind in Tab. 8.16 dargestellt.

▶ Aktuell betrifft die primäre Indikation dieser Behandlungsmethode die akute und subakute Phase nach Schädigung des LMN.

8.12.12 Stimulation des M. extensor digitorum communis

Indikation
Förderung der Reinnervation/des motorischen Lernens

Erhalt von kontraktilen Muskelfasern (z. B. als Vorbereitung auf rekonstruktive chirurgische Interventionen)

Ausgangsstellung
Im Sitzen.

Elektroden
Schwammtaschen mit entsprechenden Elektroden zum Einstecken. Im Bereich des Unterarmes liegen die einzelnen Muskeln dicht neben- und übereinander. Besonders die Muskeln der Gruppe aus M. extensor carpi radialis, M. extensor carpi

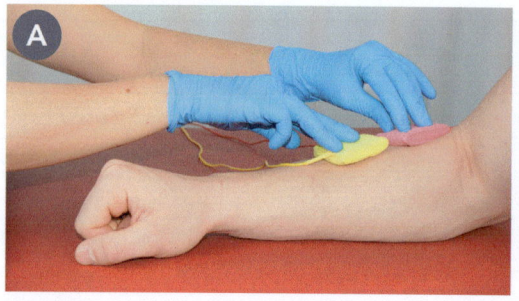
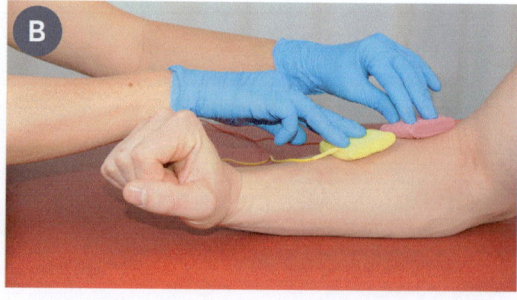

Abb. 8.20 Stimulation des M. extensor carpi radialis; (**A**) vor Stimulation, (**B**) bei Stimulation mit manueller Fixierung der Elektroden

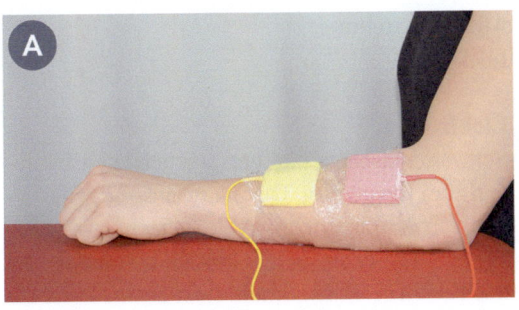 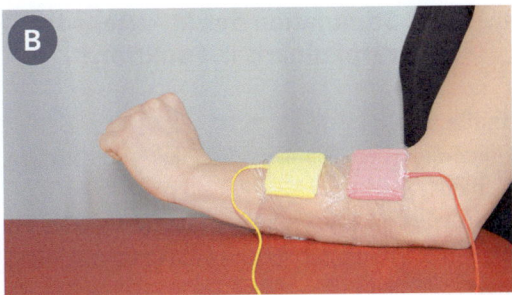

Abb. 8.21 Stimulation des M. extensor carpi radialis; (**A**) vor Stimulation; (**B**) bei Stimulation

Tab. 8.16 Stimulation bei akuter/subakuter Schädigung

Akute/subakute Schädigung	Impulsdauer (ms)	Impulspause (ms)	Schwelldauer (s)	Schwellpause (s)
Aufwärmprogramm	200	500	11	11
Trainingsprogramm	35	10	2	2

ulnaris und M. extensor digitorum communis sind schwer oder gar nicht selektiv zu stimulieren. Wichtig ist, die optimale Position der Elektroden zu finden, um die bestmögliche Selektivität der gewünschten Bewegung zu erhalten. Kleine Elektroden sowie die präzise Platzierung sind hilfreich.

Fixierung
Bei der Verwendung von Schwammelektroden können die Elektroden mit Fixierfolie oder Elastikbändern befestigt werden. Zur Testung empfiehlt es sich, die Elektroden manuell zu halten. Die Reizantwort kann, wenn sie schwach ist, durch die Palpation gut beurteilt werden. In seltenen Fällen zeigt es sich, dass der Andruck durch die Folie oder Bänder zu hoch ist und es zu einer Aktivierung der Antagonisten kommt („spill over"). Wenn die Stimulation sinnhaft durchgeführt werden soll, müssen die Elektroden ohne großen Druck manuell gehalten werden. Auch muss darauf geachtet werden, dass die Elektroden vollständigen Kontakt haben (Abb. 8.22 und 8.23).

Behandlungsvolumen
Einmal täglich, fünf bis sieben Mal pro Woche, je 30 Minuten zum Erhalt der Kontraktilität.

Zweimal täglich 20 Minuten bei der Zielsetzung Reinnervation/motorisches Lernen.

Die Stimulationsparameter sind in Tab. 8.17 dargestellt.

▶ Aktuell betrifft die primäre Indikation dieser Behandlungsmethode die akute und subakute Phase nach Schädigung des unteren motorischen Neurons.

8.12.13 Stimulation des M. extensor carpi ulnaris in Funktion

Indikation

Förderung der Reinnervation/des motorischen Lernens

Erhalt von kontraktilen Muskelfasern (z. B. als Vorbereitung auf rekonstruktive chirurgische Interventionen)

Balancierung der Handgelenkextension auch bei chronischer Schädigung des LMN.

Ausgangsstellung

Im Sitzen.

Elektroden

Schwammtaschen mit entsprechenden Elektroden zum Einstecken. Der M. extensor carpi ulnaris ist in der Gruppe mit M. extensor carpi radialis und M. extensor digitorum communis am leichtesten selektiv stimulierbar. Dennoch ist das Stimulieren einer selektiven Bewegung oder eines einzelnen Muskels schwierig. Kleine

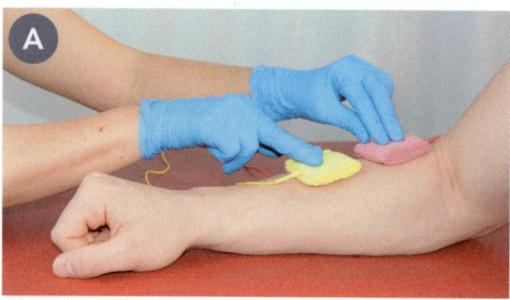
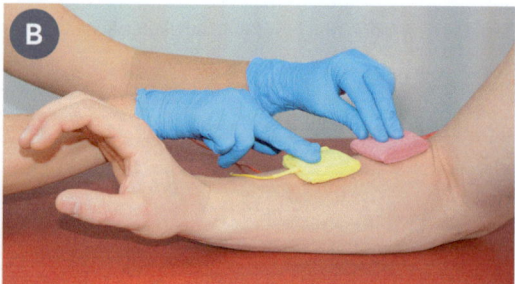

Abb. 8.22 Stimulation des M. extensor digitorum communis; (**A**) vor Stimulation; (**B**) bei Stimulation mit manueller Fixierung der Elektroden

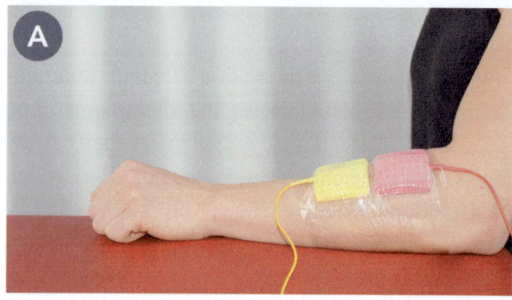
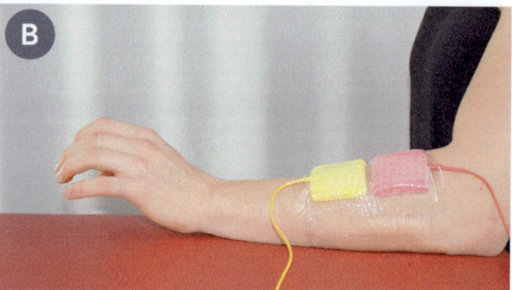

Abb. 8.23 Stimulation des M. extensor digitorum communis; (**A**) vor Stimulation; (**B**) bei Stimulation

Tab. 8.17 Stimulation des M. extensor digitorum communis bei akuter/subakuter Schädigung

Akute/subakute Schädigung	Impulsdauer (ms)	Impulspause (ms)	Schwelldauer (s)	Schwellpause (s)
Aufwärmprogramm	200	500	11	11
Trainingsprogramm	35	10	2	2

Elektroden sowie die präzise Platzierung sind hilfreich.

Fixierung
Bei der Verwendung von Schwammelektroden können die Elektroden mit Fixierfolie oder Elastikbändern befestigt werden (Abb. 8.24 und Video 8.24).

Behandlungsvolumen
Einmal täglich, fünf bis sieben Mal pro Woche, je 30 Minuten zum Erhalt der Kontraktilität.

Zweimal täglich 20 Minuten bei der Zielsetzung Reinnervation/motorisches Lernen.

Die Stimulationsparameter sind in Tab. 8.18 dargestellt.

▶ **Wichtig** Alle Unterarmmuskeln können gegen Widerstand stimuliert werden. Ob dies zum Einsatz kommt, entscheidet sowohl die Zielsetzung als auch die strukturelle Situation des Muskels. Werden Widerstände eingesetzt, muss ein denervierter Muskel einen gewissen Trainingsstand haben. Dies kann mit steigender Stimulationsdauer und -intensität erreicht werden.

Die Ermüdbarkeit eines Muskels unter Stimulation kann klinisch beurteilt werden, indem man die Qualität und Quantität der Muskelkontraktion beurteilt. Es wird die Qualität des Bewegungsumfangs während der Stimulation beobachtet und dokumentiert. Bei Abnahme des Bewegungsumfangs kann klinisch von einer Ermüdung ausgegangen werden.

8.13 Teilinnervierte/teildenervierte Muskulatur

Von teilinnervierter Muskulatur spricht man, wenn in einem Muskel oder einer Muskelgruppe eine gemischte UMN- und LMN-Schädigung oder eine gemischte Form von vorhandener Willkürmotorik und Denervation vorliegt. Letzteres bedeutet, dass der Muskel willentlich im geringen Ausmass aktiviert werden kann, jedoch bei einer Elektrostimulation via Nerv keine bis nur geringe Kontraktionen provoziert werden können. Bei der direkten Muskelstimulation kann jedoch eine gute kräftige Kontraktion ausgelöst werden.

Dies kann im Fall einer Rückenmarkverletzung vorkommen. Man kann um das Verletzungsgebiet vier Gruppen einteilen:
1. Muskeln, die durch supraläsionale Segmente innerviert werden und der willkürlichen Kontrolle des Gehirns unterliegen.
2. Muskeln, die durch infraläsionale Segmente innerviert werden und durch eine erhöhte Reflexaktivität und Muskelschwäche gekennzeichnet sind. Sie werden nicht willkürlich kontrolliert.
3. Muskeln, die im Zentrum der Läsion segmental innerviert sind, wo die zugehörigen Vorderhornzellen geschädigt sind. Sie weisen also eine Läsion des LMN auf. Das klinische

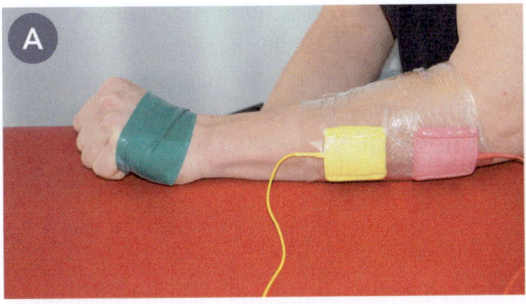
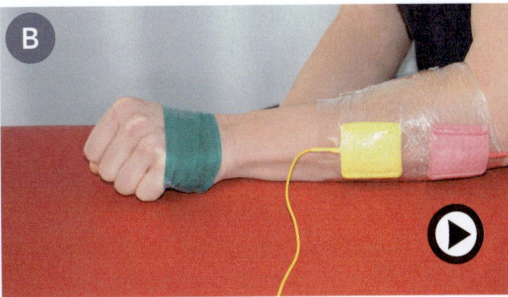

Abb. 8.24 (https://doi.org/10.1007/000-0b5) Stimulation des M. extensor carpi ulnaris gegen Widerstand; (**A**) vor Stimulation; (**B**) bei Stimulation

Tab. 8.18 Stimulation des M. extensor carpi ulnaris bei akuter/subakuter und bei chronischer Schädigung

Akute/subakute Schädigung	Impulsdauer (ms)	Impulspause (ms)	Schwelldauer (s)	Schwellpause (s)
Aufwärmprogramm	200	500	11	11
Trainingsprogramm	35	10	2	2
Chronische Schädigung	Impulsdauer (ms)	Impulsdauer (ms)	Schwelldauer (s)	Schwellpause (s)
Aufwärmprogramm	150	1000	11	11
Trainingsprogramm	100	400	4	4
Trainingsprogramm	40	10	2	2

Erscheinungsbild dieser Muskeln ist ähnlich wie bei einer peripheren Läsion. Es kommt zu einer schlaffen Lähmung mit Denervations- und Degenerationszeichen.
4. Muskeln, die in der Nähe des Läsionszentrums (ein Segment oberhalb oder unterhalb) innerviert werden. Diese können eine teilweise Denervation oder Innervation aufweisen.

Neben den Menschen mit einer Querschnittlähmung können z. B. solche mit einer lumbalen Nervenwurzelkompression, einem Guillain-Barré-Syndrom oder einer CMT-Erkrankung teilinnervierte Muskulatur aufweisen. Hierbei ist es die Mischung aus vorhandener Willkürmotorik und Denervation in einem Muskel oder einer Muskelgruppe. Das Erscheinungsbild der Nervenwurzelkompression, bedingt durch Protrusion oder Prolaps einer Bandscheibe, ist klinisch am häufigsten. Die Patienten kommen mit Paresen oder Plegien der Fuß- und Zehenheber in die therapeutische Behandlung. Eine frühzeitige Kombinationsbehandlung aus Elektrostimulation und funktionellen Übungen ist zu empfehlen. Eine sinnhafte Kombination mit der Elektrostimulation via Muskel und/oder Nerv stellt das Prinzip der Irradiation dar. Kann das Behandlungsvolumen in der ambulanten Behandlung nicht täglich umgesetzt werden, bietet sich die Abgabe eines Stimulationsgerätes für die selbstständige Heimbehandlung an (vgl. Kap. 12). So kann die Stimulation in der zeitlichen Frequenz umgesetzt werden, welche den bestmöglichen Reiz auf das periphere und zentrale Nervensystem ausübt.

> **Fazit**
>
> Bei der Anwendung von Elektrostimulation in der Behandlung stellt sich die Frage nach der

Parameterwahl oder, in anderen Worten, die Frage, ob via Nerv oder Muskel stimuliert werden soll. Bei der Auswahl der Stimulation ist zu beachten, dass teilweise denervierte Muskelfasern nicht auf die Stimulation via Nerv reagieren. Nervenfasern sind ab 50 µs (0,05 ms) Impulsdauer erregbar, während Muskelfasern längere Impulsdauern über 10 ms benötigen. Teilweise willkürlich innervierte Muskelfasern können nicht die gesamte Muskelfunktion ersetzen und kompensieren, einschließlich Kraft, Volumen und Koordination.

Es gibt mehrere Behandlungsansätze, die verfolgt werden können. Der Zielmuskel kann sowohl mit direkter Muskelstimulation als auch über den Nerv stimuliert werden. Bestenfalls wird beides innerhalb einer Behandlung durchgeführt. Das bedeutet, dass erst 30 Minuten Stimulation über den Nerv und im Anschluss 30 Minuten direkte Muskelstimulation erfolgt.

Es ist auch möglich, in einer Behandlung nur die direkte Muskelstimulation einzusetzen und in der nächsten Behandlung via Nerv zu stimulieren. Bestenfalls erfolgt dies im täglichen Wechsel.

Ist der Muskel teilweise willkürlich innerviert kann er mit herkömmlichen Behandlungsmethoden aktiv trainiert werden und die denervierten Anteile mit direkter Muskelstimulation.

Ein Behandlungserfolg ist vom Zeitpunkt nach einer Läsion und von deren Ausmaß abhängig und kann nach Wochen oder erst nach Jahren erzielt werden. In der akuten und subakuten Phase nach der Läsion kann gegebenenfalls eine Erholung erwartet werden. Es bedarf regelmäßiger Neubewertungen des Innervationsstatus der stimulierten Muskulatur. Im Laufe der Zeit kann sich dieser ändern. Außerdem ist eine zeitnahe Anpassung der Stimulationsparameter erforderlich. Zum Teil können auch strukturelle, nichtfunktionale Veränderungen in einem Muskel zu einer Verbesserung führen. Veränderungen der Muskelstruktur können die Restfunktion unterstützen.

Literatur

Albertin G, Hofer C, Zampieri S et al. (2018) In complete SCI patients, long-term functional electrical stimulation of permanent denervated muscles increases epidermis thickness. Neurol Res 40:277–282

Asensio-Pinilla E, Udina E, Jaramillo J, Navarro X (2009) Electrical stimulation combined with exercise increase axonal regeneration after peripheral nerve injury. Exp Neurol 219:258–265

Ashley Z, Salmons S, Boncompagni S et al. (2007) Effects of chronic electrical stimulation on long-term denervated muscles of the rabbit hind limb. J Muscle Res Cell Motil 28:203–217

Bersch I, Koch-Borner S, Fridén J (2019) Motor point topography of fundamental grip actuators in tetraplegia – implications in nerve transfer surgery. J Neurotrauma. https://doi.org/10.1089/neu.2019.6444

Boncompagni S, Kern H, Rossini K et al. (2007) Structural differentiation of skeletal muscle fibers in the absence of innervation in humans. Proc Natl Acad Sci U S A 104:19.339–19.344

Brushart TM, Jari R, Verge V et al. (2005) Electrical stimulation restores the specificity of sensory axon regeneration. Exp Neurol 194:221–229

Bryden AM, Kilgore KL, Lind BB, Yu DT (2004) Triceps denervation as a predictor of elbow flexion contractures in C5 and C6 tetraplegia. Arch Phys Med Rehabil 85:1880–1885

Burke D, Gandevia SC, Macefield G (1988) Responses to passive movement of receptors in joint, skin and muscle of the human hand. J Physiol Lond 402:347–361

Carraro U, Rossini K, Mayr W, Kern H (2005) Muscle fiber regeneration in human permanent lower motoneuron denervation: relevance to safety and effectiveness of FES-training, which induces muscle recovery in SCI subjects. Artif Organs 29:187–191

Carraro U, Kern H, Gava P et al. (2017) Recovery from muscle weakness by exercise and FES: lessons from Masters, active or sedentary seniors and SCI patients. Aging Clin Exp Res 29:579–590

Fox IK, Miller AK, Curtin CM (2018) Nerve and tendon transfer surgery in cervical spinal cord injury: individualized choices to optimize function. Top Spinal Cord Inj Rehabil 24:275–287

Gargiulo P, Reynisson PJ, Helgason B et al. (2011) Muscle, tendons, and bone: structural changes during denervation and FES treatment. Neurol Res 33:750–758

Gordon T, English AW (2016) Strategies to promote peripheral nerve regeneration: electrical stimulation and/or exercise. Eur J Neurosci 43:336–350

Gordon T, Amirjani N, Edwards DC, Chan KM (2010) Brief post-surgical electrical stimulation accelerates axon regeneration and muscle re innervation without affecting the functional measures in carpal tunnel syndrome patients. Exp Neurol 223:192–202

Helgason T, Gargiulo P, Jóhannesdóttir F et al. (2005) Monitoring muscle growth and tissue changes induced by electrical stimulation of denervated degenerated muscles with CT and stereolithographic 3D modeling. Artif Organs 29:440–443

Hulliger M, Matthews PB, Noth J (1977) Static and dynamic fusimotor action on the response of IA fibres to low frequency sinusoidal stretching of widely ranging amplitude. J Physiol Lond 267:811–838

Kern H, Carraro U (2014) Home-based functional electrical stimulation for long-term denervated human muscle: history, basics, results and perspectives of the Vienna rehabilitation strategy. Eur J Transl Myol 24:3296

Kern H, Boncompagni S, Rossini K et al. (2004a) Long-term denervation in humans causes degeneration of both contractile and excitation- contraction coupling apparatus, which is reversible by functional electrical stimulation (FES): a role for myofiber regeneration? J Neuropathol Exp Neurol 3:919–931

Kern H, Boncompagni S, Rossini K et al. (2004b) Long-term denervation in humans causes degeneration of both contractile and excitation-contraction coupling apparatus, which is reversible by functional electrical stimulation (FES): a role for myofiber regeneration? J Neuropathol Exp Neurol 63:919–931

Kern H, Rossini K, Carraro U et al. (2005) Muscle biopsies show that FES of denervated muscles reverses human muscle degeneration from permanent spinal motoneuron lesion. JRRD 42:43–53

Kern H, Carraro U, Adami N et al. (2010) Home-based functional electrical stimulation rescues permanently denervated muscles in paraplegic patients with complete lower motor neuron lesion. Neurorehabil Neural Repair 24:709–721

Kern H, Hofer C, Loefler S et al. (2017) Atrophy, ultra-structural disorders, severe atrophy and degeneration of denervated human muscle in SCI and Aging. Implications for their recovery by functional electrical stimulation, updated 2017. Neurol Res 39:660–666

Kesar T, Chou L-W, Binder-Macleod SA (2008) Effects of stimulation frequency versus pulse duration modulation on muscle fatigue. J Electromyogr Kinesiol 18:662–671

Koh ES, Kim HC, Lim J-Y (2017) The effects of electromyostimulation application timing on denervated skeletal muscle atrophy. Muscle Nerve 56:E154–E161

Lømo T, Westgaard RH, Hennig R, Gundersen K (2014) The response of denervated muscle to long-term electrical stimulation. Eur J Transl Myol 24(1):3294.doi: https://doi.org/10.4081/ejtm.2014.3300

Macefield VG (2013) Discharge rates and discharge variability of muscle spindle afferents in human chronic spinal cord injury. Clin Neurophysiol 124:114–119

Mayr W, Hofer C, Bijak M et al. (2003) Functional electrical stimulation (FES) of denervated muscles: existing and prospective technological solutions. Basic Appl Myol 6:287–290

Mödlin M, Forstner C, Hofer C et al. (2005) Electrical stimulation of denervated muscles: first results of a clinical study. Artif Organs 29:203–206

Mulcahey MJ, Smith BT, Betz RR (1999) Evaluation of the lower motor neuron integrity of upper extremity muscles in high level spinal cord injury. Spinal Cord 37:585–591

Peckham PH, MORTIMER JT, Marsolais EB (1976) Upper and lower motor neuron lesions in the upper extremity muscles of tetraplegics. Paraplegia 14:115–121. https://doi.org/10.1038/sc.1976.19

Salmons S, Ashley Z, Sutherland H et al. (2005) Functional electrical stimulation of denervated muscles: basic issues. Artif Organs 29:199–202

Smit CAJ, Haverkamp GLG, de Groot S et al. (2012) Effects of electrical stimulation-induced gluteal versus gluteal and hamstring muscles activation on sitting pressure distribution in persons with a spinal cord injury. Spinal Cord 50:590–594

Stickler Y, Martinek J, Hofer C, Rattay F (2008) A finite element model of the electrically stimulated human thigh: changes due to denervation and training. Artif Organs 32:620–624

Thomas CK, Häger CK, Klein CS (2017) Increases in human motoneuron excitability after cervical spinal cord injury depend on the level of injury. J Neurophysiol 117:684–691

Zijdewind I, Gant K, Bakels R, Thomas CK (2012) Do additional inputs change maximal voluntary motor unit firing rates after spinal cord injury? Neurorehabil Neural Repair 26:58–67

Sensorisch afferente Stimulation

Stefan M. Golaszewski

Inhaltsverzeichnis

9.1 Einleitung 149
9.2 Sensorisch-afferente Stimulation 149
    9.2.1 Neurobiologie der sensorisch-afferenten Stimulation 149
    9.2.2 Sensorisch-afferente Elektrostimulation 151
9.3 SAES in der Neurorehabilitation 156
    9.3.1 Sensorimotorische Parese nach Schlaganfall 156
    9.3.2 Therapie des Neglekts 157
9.4 Diskussion 159
Literatur 159

9.1 Einleitung

Sensorisch-afferente Stimulation ist ein Verfahren der nichtinvasiven Hirnstimulation (Non-Invasive Brain Stimulation, NIBS), das Neuromodulation insbesondere auf synaptischer Ebene im Bereich des sensorimotorischen Kortex induziert (Christova et al. 2013; Gallasch et al. 2015; Golaszewski et al. 2012). Bei der sensorisch-afferenten Elektrostimulation (SAES) kommen elektrische Stimuli in kontinuierlichen Serien oder zeitlich strukturierten Stimulationsmustern zur Anwendung, wodurch peripher Aktionspotenziale in afferenten Nervenfasern ausgelöst werden, die zu einem erhöhten sensorisch-afferenten Input in sensorimotorische Hirnzentren führen. SAES entwickelt sich zurzeit im Bereich der NIBS zu einer vielversprechenden, adjuvanten Intervention in Kombination mit herkömmlicher sensorimotorischer Therapie in zeitlicher Korrelation zur Verbesserung des Outcomes in der Neurorehabilitation.

9.2 Sensorisch-afferente Stimulation

9.2.1 Neurobiologie der sensorisch-afferenten Stimulation

Synapsen können hochgradig plastisch sein und die Stärke ihrer synaptischen Transmission aufgrund einer „intrinsischen" Änderung ihrer eige-

---

Der Autor ist kurz vor der Veröffentlichung des Buches überraschend verstorben. Dieser Buchbeitrag vermittelt einen Teil seines umfangreichen Wissens und der praxisrelevanten Erfahrungen zur therapeutischen Elektrostimulation.

S. M. Golaszewski

nen Aktivität oder durch eine Veränderung des synaptischen Inputs von anderen Nervenzellen „extrinsisch" verändern. Intrinsische und extrinsische synaptische Plastizität werden als die grundlegenden neurobiologischen Mechanismen für Gedächtnis, Lernen und Restitution von verloren gegangenen Funktionen angesehen.

Das Modell der *Langzeitpotenzierung* ("long-term potentiation, LTP) und der *Langzeitdepression* ("long-term depression, LTD) ② und ③ in Abb. 9.1) beschreibt eine extrinsische Veränderung der Stärke einer synaptischen Transmission (Keller et al. 1990). Durch sensorisch-afferente Stimulationen werden neuromodulatorische Effekte auch im Bereich der Kurzzeit- („short-term plasticity", STP, ① in Abb. 9.1) und der strukturellen *Neuroplastizität* mit Aussprossung neuer Synapsen („synaptic sprouting", ④ in Abb. 9.1) und Ausbildung neuer anatomischer Verbindungen („wiring") im Nervensystem induziert. Durch erhöhten sensorisch-afferenten Input bei SAES (① Blitzsymbol ⚡ in Abb. 9.1) wird vermehrt Glutamat aus den präsynaptischen Vesikeln in den synaptischen Spalt ausgeschüttet mit fast vollständiger Öffnung der AMPA-zRezeptoren (α-amino-3-hydroxy-5-methyl-4-isoxazolepropionic acid, AMPA), was zu einem starken Na^+-Einstrom in die Zelle mit starker Depolarisation der Zellmembran führt. Durch Glutamatbindung am NMDA-Rezeptor (N-Methyl-D-Aspartat, NMDA) und starke Depolarisation der Zellmembran können auch die Mg^{2+}-Ionen, welche den NMDA-Rezeptor blockieren, abdiffundieren, wodurch es am NMDA-Rezeptor zu einem massiven Ca^{2+}-Einstrom in die Zelle kommt, was zu einer Reihe von intrazellulären Signalwegen mit Enzyminduktionen führt. Abhängig von der Art des sensorisch-afferenten Inputs kommt es dabei zur LTP mit einer Steigerung und zur LTD mit einer Reduktion der synaptischen Transmission. Bei LTP kommt es vor allem auch zu einem vermehrten Einbau von AMPA-Rezeptoren in die postsynaptische Membran und zu einer Aktivierung der Calcium/Calmodulin-abhängigen Kinase II (CaMK II), die mit der Kinase C (Kin C) zu einer Phosphorylierung (+PH) der

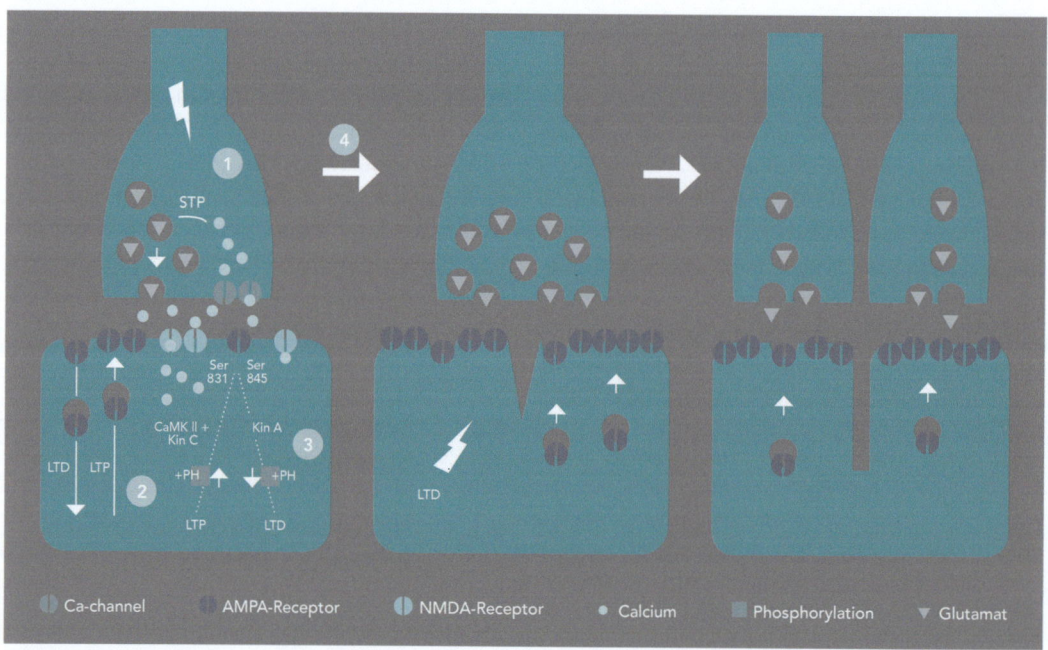

Abb. 9.1 Durch erhöhten sensorisch-afferenten Input (⚡) wird Neuroplastizität im Kurzzeit- (①) und Langzeit- (② und ③) sowie im strukturellen Bereich (④) induziert. Abhängig von der Art der sensorisch-afferenten Stimulation kann die synaptische Transmission verstärkt (LTP) oder reduziert (LTD) werden. Durch LTD können die Mechanismen der LTP wieder umgekehrt werden (②, ③ und ④)

Untereinheit GluR1 des AMPA-Rezeptors an der Aminosäure Serin 831 (Ser 831) führt. Dadurch wird die Leitfähigkeit des AMPA-Rezeptors potenziert (↑), verbunden mit einem massiven Ioneneinstrom in die Zelle, was die LTP unterhält (② in Abb. 9.1). Zusammen mit der Kinase A kommt es zu einer Phosphorylierung (+PH) der Aminosäure Serin 845 (Ser 845) von GluR1, was die synaptische Transmission reduziert (↓) und die LTD einleitet (③ in Abb. 9.1). Die LTP erhöht die Dichte der AMPA-Rezeptoren in der postsynaptischen Membran weiter, was zu einer Spaltung der postsynaptischen Membran mit Bildung neuer Synapsen führt (④ in Abb. 9.1), wodurch dauerhaft neue neuronale Netzwerke aufgebaut werden können, verbunden mit neuen behavioralen Fähigkeiten oder mit der Restitution verloren gegangener Funktionen. Abhängig von der Art der sensorisch-afferenten Stimulation kann auch eine LTD induziert werden, die der LTP entgegenwirkt und diese umkehren kann (z. B. Herunterregulierung der durch LTP hochregulierten AMPA-Rezeptoren in der postsynaptischen Membran, ④ in Abb. 9.1) (Ghirardi et al. 1995).

Bei einmaliger mindestens 30-minütiger Stimulation liegt die Dauer der neuromodulatorischen Effekte im Bereich von wenigen Stunden (Golaszewski et al. 2004, 2010; Christova et al. 2011), wobei durch Verlängerung und Wiederholung der Stimulation eine nachhaltige Verlängerung der Effekte möglich ist. Die optimalen Parameter und Stimulationsmuster für die Stimulation sind bisher noch nicht genau bekannt (Chipchase et al. 2011). Die Stimulationsintensität scheint neben der Frequenz den größten Einfluss auf die Neuromodulation zu haben (Christova et al. 2011).

Die Stimulation depolarisiert afferente propriozeptive und exterozeptive Nervenfasern der Gruppe Ia (dicke Afferenzen der Muskelspindeln), Ib (dicke Afferenzen der Sehnenrezeptoren und Golgi-Organe) und der Gruppe II (langsam und schnell adaptierende Afferenzen der Mechanorezeptoren der Haut und der γ-Fasern der Muskelspindel) mit kurzer Latenz (Burne und Lippold 1996; Goldman 1966; Levin und Hui-Chan 1992). Die afferenten Signale werden in den Hintersträngen und im Kleinhirnseitenstrang des Rückenmarks zum Hirnstamm, zum ventroposterolateralen Kern des Thalamus mit Projektion zum kontra- und ipsilateralen sensorimotorischen Kortex in die Brodmann-Areale (BA) 3a, 2, 1 und 4 und zum Kleinhirn weitergeleitet (Bodegard et al. 2003; Mcintyre et al. 1984; Wiesendanger und Miles 1982). BA 4 (primärer motorischer Kortex, M1) erhält neben den direkten Afferenzen auch Projektionen von BA 3a, 2 und 1 (Porter und Lemon 1993) sowie transkallosale Projektionen von der kontralateralen Hirnrinde (Butefisch et al. 2003; Liepert et al. 2000; Ruben et al. 2001). Hand und Fuß weisen in ihren kleinen intrinsischen Muskeln eine hohe Dichte an Muskelspindeln (Prochazka 1996; Rothwell 1994), Gelenkrezeptoren und Golgi-Sehnenorganen (Burne und Lippold 1996; Jami 1992; Lafleur et al. 1992) auf, weshalb diese Muskeln eine reiche Quelle propriozeptiven Inputs für Rückenmark und Gehirn sind. Proprio- und exterozeptive Afferenzen sind die Basis für die Wahrnehmung der Kinästhetik im Gehirn (Gandevia 1996).

> **Fazit**
>
> Bei der sensorisch-afferenten Stimulation werden Nervenfasern der Tiefen- und der feinen Oberflächensensibilität erregt mit Induktion von Kurzzeit-, Langzeit- und struktureller Neuroplastizität im Gehirn.

9.2.2 Sensorisch-afferente Elektrostimulation

Bei der sensorisch-afferenten Elektrostimulation (SAES) werden unterhalb der stimulierenden Kathode durch extra- und intrazelluläre Ionenströme mit Depolarisation der Zellmembran Aktionspotenziale ausgelöst (Abb. 9.2).

Verwendet werden gewöhnliche Selbstklebeelektroden wie bei der Nerven- oder neuromuskulären Stimulation. Ein stark vermehrter sensorisch-afferenter Input kann auch mit Anoden in Form eines Elektrodenhandschuhs („Mesh-Glove", MG) (Abb. 9.3) oder eines Elektrodensockens („Mesh-Sock", MS) induziert

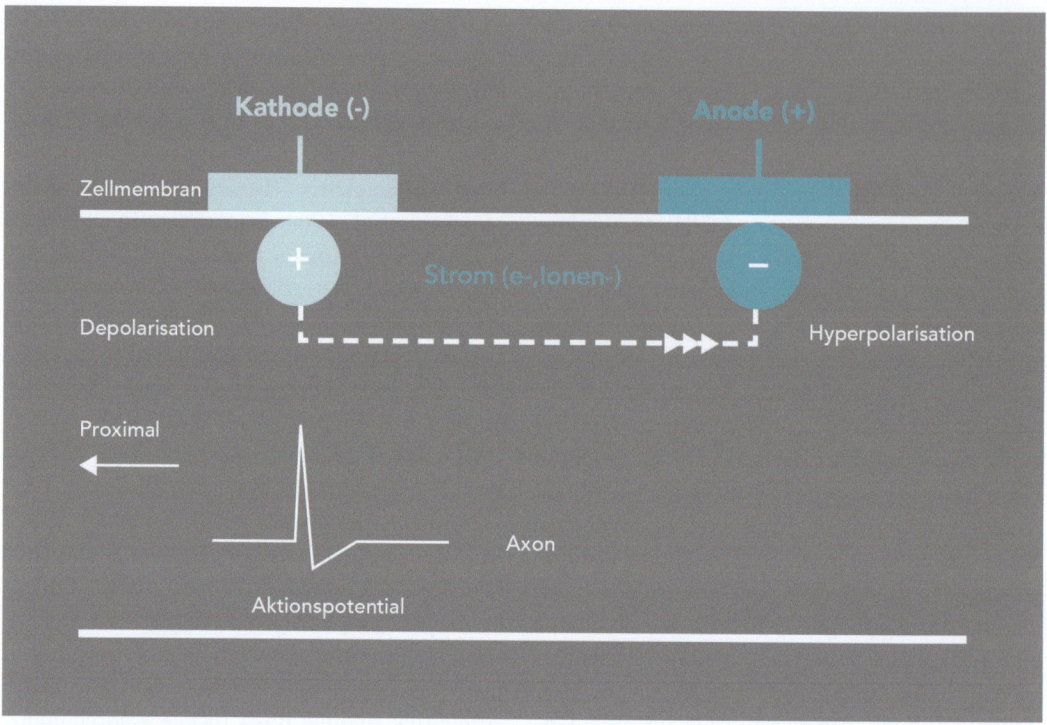

Abb. 9.2 Bei der SAES fließt der Strom von der Kathode in alle Raumrichtungen im Extrazellulärraum (EZR) und damit auch senkrecht durch die Zellmembran, um intrazellulär entlang der elektrischen Feldlinien (Pfeile) weiter bis zur Anode zu fließen, wo er wieder senkrecht durch die Zellmembran in den EZR austritt. Negative Ladung (Elektronen, e⁻, und negativ geladene Ionen, „−") werden dabei entlang der Verlaufsrichtung der peripheren Nervenfasern vornehmlich intrazellulär in Richtung der Anode (Pfeile) mit lokaler Hyperpolarisation der Membran verschoben, positive Ladungen (positiv geladene Ionen, „+") in Richtung der Kathode mit lokaler Depolarisation der Membran. Unter der Kathode werden dann die Aktionspotenziale für den sensorisch-afferenten Input in das Gehirn ausgelöst

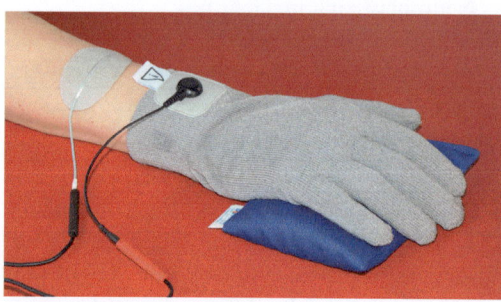

Abb. 9.3 Bei der „Mesh-glove"-Stimulation werden die afferenten Aktionspotenziale in den drei Handnerven (N. radialis, medianus et ulnaris) unter der dorsalen und palmaren Kathode am Unterarm ausgelöst.

MG oder MS sind mit einem zweikanaligen Elektrostimulationsgerät verbunden und fungieren als Anode, Karbon-Oberflächenelektroden über den Sehnen der Flexoren und Extensoren an Unterarm oder Unterschenkel als Kathoden (Abb. 9.3). Der Strom wird gepulst appliziert. Die Pulsform ist rechteck- oder trapezförmig und mono- oder biphasisch mit einer Frequenz von 50 Hz und einer Pulsbreite von 300 μs. Die Stimulation wird 30–60 Minuten durchgeführt (Abb. 9.4).

Neuromodulatorische Effekte durch SAES können in der fMRT mit einem Finger-zu-Daumen-Tippen-Paradigma (Testmotor Task, TMT) mit einer selbst gewählten Frequenz von ca. 2 Hz in einem Prä-/Post-Design nachgewiesen werden (Golaszewski et al. 1999, 2004).

werden, was aufgrund der stimulierten Größe der Hautfläche einen besonders starken neuromodulatorischen Input im sensorimotorischen Kortex bewirken soll.

9 Sensorisch afferente Stimulation

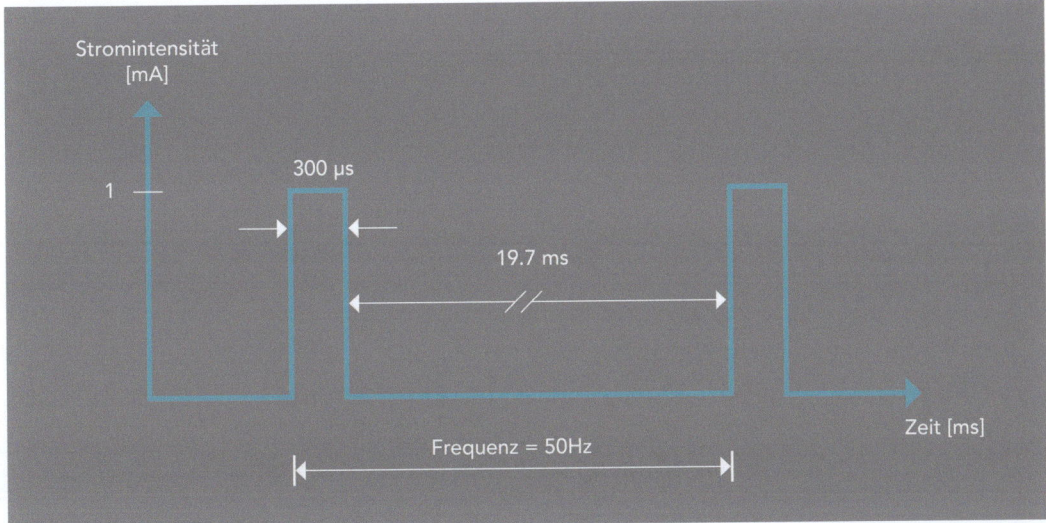

Abb. 9.4 Stromimpuls bei der SAES: Rechteckimpuls mit einer Breite von 300 μs und einer Frequenz von 50 Hz. Die Dauer der Stimulation beträgt auf sensiblem Level (bei ca. 5 mA, abhängig vom Hautwiderstand) mindestens 30 Minuten, wodurch bereits Neuroplastizität im Langzeitbereich (LTP, LTD) induziert wird. Auf motorischem Level liegen die Stromintensitäten höher (bis ca. 10 mA, abhängig vom Hautwiderstand). Aufgrund einer höheren Effektivität kommen bei der SAES auf motorischem Level auch Protokolle mit kürzerer Stimulationsdauer zum Einsatz (10–30 Minuten). Die Frequenzen variieren zwischen 1–50 Hz, die Pulsbreite zwischen 100 und 1000 μs abhängig vom Level der Stimulation (Tab. 9.1)

Beim TMT werden Hirnaktivitäten in Form des sogenannten BOLD-Effekts (Blood Oxygenation Level Dependant, BOLD) in der kontra- und ipsilateralen Hemisphäre im Gyrus prae- und postcentralis, im Gyrus frontalis superior sowie in beiden Kleinhirnhälften mit einer Dominanz ipsilateral zur tippenden Hand nachgewiesen. Nach 30 Minuten SAES zeigt sich beim Finger-zu-Daumen-Tippen (Conditioned Motor Task 1, CMT1) ein Anstieg der Hirnaktivität auf beiden Hemisphären in prä- und postzentralen Hirnregionen sowie im Gyrus frontalis superior (supplementär-motorisches Areal, SMA) sowie im Gyrus frontalis medius. Abb. 9.5a zeigt das Subtraktionsbild der BOLD-Antwort beim CMT1 nach 30-minütiger SAES minus der BOLD-Antwort beim TMT vor der SAES. Der „Netto-BOLD-Effekt" entspricht der durch die SAES induzierten Zunahme der Hirnaktivität beim Finger-zu-Daumen-Tippen nach der SAES, die 2 Stunden nach Ende der SAES kontralateral im Bereich des sensorimotorischen Kortex (SM1) der aktiven Hand noch sichtbar, sonst jedoch bereits abgeklungen ist (Abb. 9.5b).

Auf motoneuronaler Ebene entspricht der Netto-BOLD-Effekt einem erhöhten Aktivitätsniveau des motorischen Kortex, wie in TMS-Studien und mit intrakortikalen Ableitungen bei Affen nachgewiesen werden konnte (Golaszewski et al. 2010, 2012; Logothetis et al. 2001). Demnach kann die SAES intrakortikale Exzitabilitätsparameter wie die kurze intrakortikale Inhibition (Short-Intervall Intracortical Inhibition, SICI) oder die intrakortikale Fazilitation (ICF) in Richtung einer Disinhibition bzw. Enthemmung des motorischen Kortex verschieben (Abb. 9.6).

Die Sham-Stimulation ohne Stromfluss zeigte keine Enthemmung, die subsensible SAES mit 50 Hz eine beginnende und die SAES mit 120 % des sensiblen Levels und 50 Hz eine deutliche Verschiebung der Exzitabilitätsparameter in Richtung einer Enthemmung des motorischen Kortex. Ein interessantes Ergebnis dieser Studien ist auch, dass die SAES auf motorischem Level bereits sichtbare rhythmische Muskelkontraktionen zeigt und bei einer Frequenz von 2 Hz ähnlich gute neuromodulatorische Effekte im motorischen Kortex wie die SAES auf sensiblem Level. Die niedrigere

Tab. 9.1 Empfohlene Parameter der SAES in der Therapie

Level	Stromstärke	Pulsbreite	Frequenz	Pulsform	Dauer
motorisch	6-10 mA	100-300 µs	1-5 Hz	mono-/biphasisch, Rechteck, (Trapez)	10 - 30 min
sensibel	2-5 mA	250 - 1000 µs	10 - 50 Hz	mono-/biphasisch, Rechteck, (Trapez)	30 - 60 min

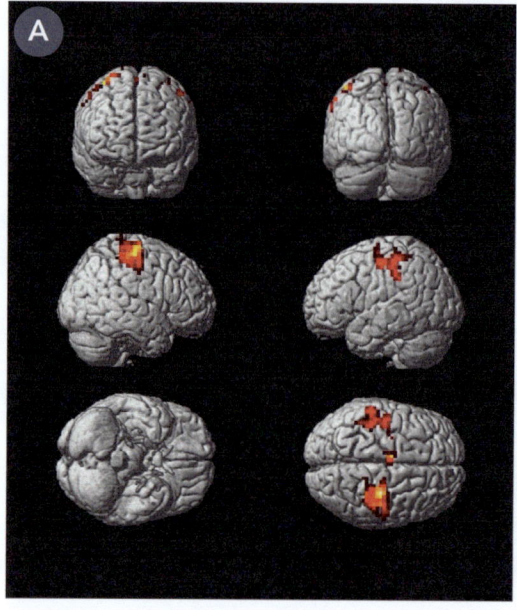 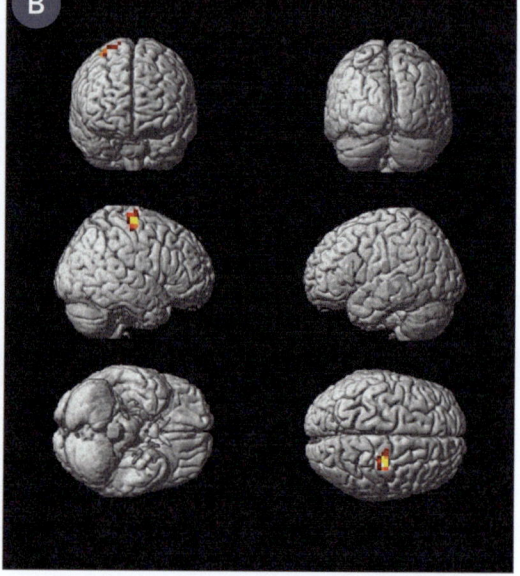

Abb. 9.5 A) Subtraktionsanalyse (CMT1–TMT) in der fMRT: Konditionierter Motor Task bei T1 (CMT1) – Test Motor Task (TMT) bei T0 zeigt einen Anstieg der BOLD-Antwort während CMT1 in der kontralateralen Hemisphäre innerhalb von SM1, innerhalb des prämotorischen Kortex (PM), im inferioren parietalen Lobulus (IPL) sowie in der ipsilateralen Hemisphäre innerhalb von SM1, PM, IPL, SMA und dem Gyrus cinguli (GC).

B) Subtraktionsanalyse (CMT2–TMT): Konditionierter Motor Task bei T2 (CMT2) – Test Motor Task bei T0 2 Stunden nach Ende der afferenten elektrischen Stimulation. Die Zunahme der BOLD-Antwort im sensorimotorischen Kortex in CMT1 ist fast wieder auf das BOLD-Niveau in TMT gefallen, bis auf ein residuales erhöhtes Niveau kontralateral zur stimulierten Hand in SM1.

Frequenz wird offenbar durch eine erhöhte Stromintensität kompensiert (Abb. 9.6). Es konnte auch eine starke Korrelation zwischen räumlich lokalisierter BOLD-Antwort und lokalen Feldpotenzialen nachgewiesen werden (Logothetis et al. 2001). SAES induziert im sensomotorischen Kortex offenbar für mindestens einige Minuten ein erhöhtes lokales Feldpotenzial (LFP), was bereits mit somatosensibel evozierten Potenzialen (SSEP) nachgewiesen wurde (Wiesendanger und Miles 1982). Augmentierte LFPs verändern die intrakortikale Erregbarkeit des motorischen Kortex in

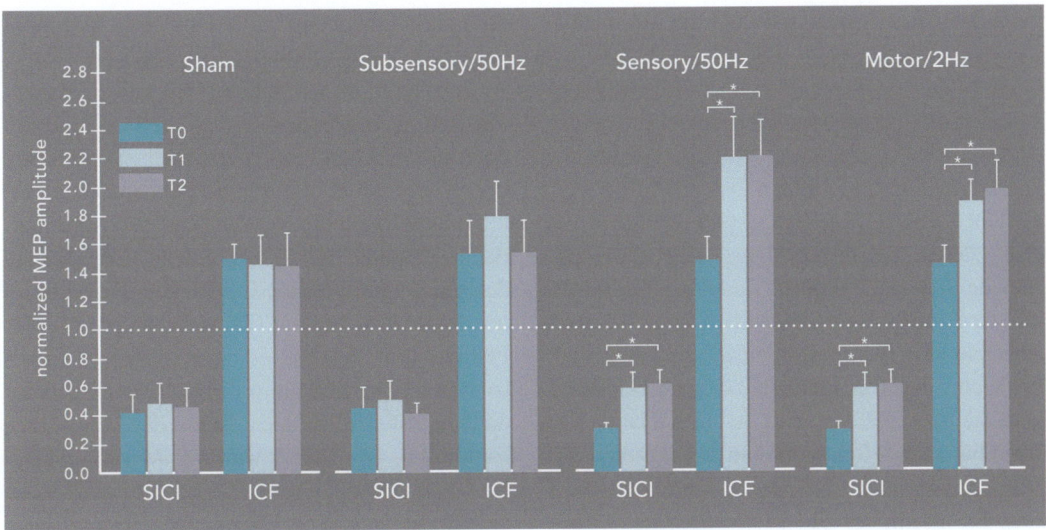

Abb. 9.6 TMS-Stimulation mit gepaarten TMS-Pulsen: vor (T0), nach (T1) und 1 Stunde nach (T2) nach MG-Stimulation bei sensorisch-afferenter Stimulation mit 50 Hz („Subsensory" = 80 % der sensiblen Schwelle, „Sensory" = 120 % der sensiblen Schwelle) und 2 Hz („Motor" = motorischer Level). Die Werte für die kurze intrakortikale Inhibition (SICI) und die intrakortikale Fazilitation (ICF) werden für jede Bedingung auf ihre entsprechenden Werte bei Einzelpulsstimulation normiert und dann als Mittelwert (SEM.) aufgetragen. Das Sternsymbol (*) kennzeichnet einen signifikanten Unterschied ($p < 0{,}05$) gegenüber T0. Bei T1 und T2 ist eine signifikante Abnahme von SICI und eine signifikante Zunahme von ICF zu erkennen.

Richtung Disinhibierung und Fazilitierung mit stärkerer Rekrutierung der beim Finger-zu-Daumen-Tippen beteiligten Motoneuronen mit auch funktionellem Gewinn, wie bei Schlaganfallpatienten mit der SAES in Kombination mit motorischer Therapie täglich über 3 Monate verglichen mit motorischer Therapie allein gezeigt werden konnte (Peurala et al. 2002; Dimitrijevic et al. 1996; Golaszewski 2015). Die SAES induziert diese erhöhte Motoneuron-Rekrutierung durch Transformation präexistenter stiller Synapsen („silent synapses") in funktionale Synapsen über eine vermehrte präsynaptische Ausschüttung von Glutamat, die Reduktion der Inhibition durch γ-Aminobuttersäure (GABA), die Hochregulierung von postsynaptischen AMPA-Rezeptoren mit „unmasking" von latenten intrakortikalen horizontalen Verbindungen (Abb. 9.1) (Aimonetti und Nielsen 2001; Donoghue 1995; Jacobs und Donoghue 1991).

Bei einer SAES von mindestens 30 Minuten Dauer ist bereits die LTP beteiligt, da die Neuromodulation nach 2 Stunden noch nachweisbar ist (Abb. 9.5b). Bei einer SAES von weniger als 30 Minuten Dauer werden nur länger andauernde Formen der STP wie posttetanische Potenzierung oder Augmentation beobachtet (Abb. 9.1). Bei der Augmentation kommt es zu einer Erhöhung der Transmitterausschüttung aus den präsynaptischen Vesikeln im Bereich von Sekunden, bei der posttetanischen Potenzierung dauert die Erhöhung der Transmitterausschüttung noch einige Minuten nach Ende der Einwirkung des repetitiven elektrischen Stimulus an (Markram und Tsodyks 1996). Bisher ist nicht bekannt, ab welcher Dauer der SAES die LTP einsetzt. Bisher ist auch nicht bekannt, wie weit die neuromodulatorischen Effekte bei SAES > 30 Minuten noch gesteigert werden können. Einigkeit besteht jedoch darüber, dass die Nachhaltigkeit der SAES durch eine Zunahme der Dauer der Stimulation und durch Erhöhung der Anzahl der Sitzungen gesteigert werden kann. Empfehlungen für die Dauer der Stimulation und die Anzahl der Sitzungen auf gutem Evidenzlevel gibt es derzeit noch nicht. In zahlreichen klinischen Studien beträgt die Dauer der SAES 3–6 Wochen mit täglichen Sitzungen von 30–60 Minuten Länge.

Je nach Hautwiderstand liegt die Stromstärke für die sensible Schwelle zwischen 2,0 und 4,0 mA. In der Therapie wird zur überschwelligen Stimulation auf *sensiblem* Level die Stromstärke auf 120 % der sensiblen Schwelle für eine Dauer von 30–60 Minuten bei einer Frequenz zwischen 10–50 Hz eingestellt (Golaszewski et al. 2010). Bei diesem Level zeigt die Elektromyografie noch keine Muskelkontraktionen. Für die Stimulation auf *motorischem* Level in der Therapie wird die Stromintensität so weit erhöht, bis leichte Kontraktionen der kleinen Handmuskeln sichtbar werden, was je nach Hautwiderstand bei ca. 6–10 mA erreicht wird. Dabei wird eine Frequenz von 1–5 Hz gewählt, um tetanische Kontraktionen der Muskulatur zu vermeiden, und die Stimulation wird 10–30 Minuten durchgeführt. Die SAES geht dann in eine periphere neuromuskuläre Stimulation wie bei der peripheren Funktionellen Elektrostimulation (FES) über (Tab. 9.1). Abb. 9.6 zeigt, dass die SAES auf sensiblem Level mit 50 Hz die Erregbarkeit des motorischen Kortex ähnlich effektiv erhöht wie eine periphere neuromuskuläre Stimulation mit 2 Hz.

> **Fazit**
>
> Die SAES mit 50 Hz auf sensiblem Level erhöht die Erregbarkeit des motorischen Kortex ähnlich effektiv wie eine periphere neuromuskuläre Stimulation mit 2 Hz.

9.3 SAES in der Neurorehabilitation

9.3.1 Sensorimotorische Parese nach Schlaganfall

Die SAES ist seit mehreren Jahrzehnten dafür bekannt, kortikale Neuroplastizität zu induzieren. Sie bietet die Möglichkeit einer nichtinvasiven Neuromodulation bei Schlaganfallpatienten mit sensorimotorischen Paresen in der subakuten und chronischen Phase (Chipchase et al. 2011). Die akute Phase ist noch nicht hinlänglich untersucht, insbesondere auch nicht die Frage nach dem Zusammenhang zwischen SAES und einer vermehrten Ausschüttung von exzitotoxischen Aminosäuren in der akuten Phase des Schlaganfalls. Bei Patienten nach einem Schlaganfall mit einer chronischen sensorimotorischen Parese der oberen oder unteren Extremität ohne weitere Verbesserung durch die herkömmliche sensorimotorische Therapie hat die SAES eine Verbesserung der sensorimotorischen Leistungen der betroffenen Extremität gezeigt (Dimitrijevic et al. 1996; Peurala et al. 2002; Ridding et al. 2001). Insbesondere zeigte sich ein positiver Effekt auch auf einen spastisch erhöhten Tonus der betroffenen Extremität. Die SAES wurde 3 Monate täglich eine halbe Stunde lang durchgeführt. Weil der neuromodulatorische Effekt einer 30-minütigen SAES-Behandlung bis zu 2 Stunden anhält (Golaszewski et al. 2004, 2010), bietet sich die Möglichkeit einer Kombination mit einer sich anschließenden sensorimotorischen Therapie an. Dabei sollte die SAES innerhalb einer Stunde vor der sensorimotorischen Therapie angewendet werden.

In einer kürzlich veröffentlichten Metaanalyse konnte festgestellt werden, dass die SAES in Kombination mit neurologischer Standardrehabilitation in dieser zeitlichen Korrelation in der chronischen Phase nach Schlaganfall das maximale Drehmoment der betroffenen Hand bei Dorsalflexion und auch die Leistungen im Timed-up-and-go-Test signifikant verbessern konnte (Sharififar et al. 2018). Der Ashworth-Score für die Spastizität war zwar reduziert, dies aber nicht signifikant. Insgesamt konnte in dieser Metaanalyse der Schluss gezogen werden, dass die SAES nach Schlaganfall in der Frühphase beeinträchtigte motorische Funktionen der unteren Extremität und in der chronischen Phase beeinträchtigte motorische Funktionen an der oberen und unteren Extremität insgesamt verbessern kann, ohne signifikante Effekte auf die Spastizität. Insbesondere zeigten längere Perioden der SAES kombiniert mit sensorimotorischer Therapie über mehrere Wochen positive Effekte auf beeinträchtigte sensorimotorische Funktionen.

Bisher befassten sich 6 randomisierte, kontrollierte (RCT-) Studien mit der SAES in der Rehabilitation von Patienten nach Schlaganfall mit sensorimotorischer Parese der oberen Extremität:

- Yozbatiran et al. (2006) untersuchten motorische Übungen der oberen Extremität mit und ohne SAES mit Kinästhesie- und Positionserfassungstests, einem Handfunktionstest und einer Handbewegungsskala vor und nach der Behandlung. Dabei zeigte sich kein signifikanter Unterschied zwischen den Gruppen nach der Behandlung bezüglich der Handbewegungsscores und der Kinästhesie- und Positionserfassungstests, jedoch war eine signifikante Verbesserung der Handfunktion in der SAES-Gruppe nach der Behandlung zu verzeichnen (Yozbatiran et al. 2006).
- McDonnell et al. (2007) kombinierten die SAES mit einem aufgabenspezifischen Training („Grip-lift"-Aufgabe), das signifikante Verbesserungen gegenüber der Kontrollgruppe zeigte.
- Conforto et al. (2010) kombinierten bei Patienten mit subakutem Schlaganfall vor einem motorischen Training die SAES der Hand mit zwei verschiedenen Stimulationsintensitäten 1 und 2 (1 < 2). Die Stimulationsintensität 1 zeigte eine größere Verbesserung im Jebsen-Taylor-Test nach dem ersten Monat der Stimulation mit einer Abnahme der Differenz 2 und 3 Monate nach der Intervention ohne Unterschied bei den anderen motorischen Funktionstests (Conforto et al. 2010).
- Fleming et al. (2014) untersuchten aufgabenspezifisches Training in Kombination mit SAES hinsichtlich der Funktion der oberen Extremitäten und den Armgebrauch bei Patienten im chronischen Stadium nach Schlaganfall. Unmittelbar nach der Intervention zeigte sich eine stärkere Verbesserung der ARAT-Scores, was 3 und 6 Monate nach der Intervention nicht mehr nachweisbar war.

Da bisher mehrere randomisierte kontrollierte Studien einen Nutzen der SAES bei Patienten nach Schlaganfall mit sensorimotorischer Parese nachgewiesen haben, der auch in einer Metaanalyse bestätigt wurde (Sharififar et al. 2018), kann hinsichtlich des Einsatzes der SAES in der sensorimotorischen Rehabilitation nach Schlaganfall für die untere Extremität in der subakuten Phase und für die obere und untere Extremität in der chronischen Phase eine Empfehlung auf Evidenzlevel A gegeben werden.

> **Fazit**
>
> Hinsichtlich des adjuvanten Einsatzes der SAES in der sensorimotorischen Therapie nach Schlaganfall kann für die obere und untere Extremität in der chronischen Phase und für die untere Extremität in der subakuten Phase eine Empfehlung auf Evidenzlevel A gegeben werden.

9.3.2 Therapie des Neglekts

Auch in der Therapie des Neglekts kommt die SAES zur Anwendung. Bisher wurden verschiedene Modalitäten des sensorisch-afferenten Inputs (optokinetisch, Vibration der Nackenmuskulatur, vestibuläre und magnetische Reize, SAES) untersucht, die eine eindrucksvolle Verringerung des Neglekts zeigten (Kerkhoff 2003; Kerkhoff et al. 2001). Sensorisch-afferenter Input verschiedener Modalitäten (z. B. proprio-/exterozeptiv, visuell, vestibulär, auditorisch) in das Gehirn wird durch multimodale Integration in sensorisch-afferenten Zentren höherer Ordnung (v. a. im Parietallappen im Lobulus parietalis superior ,SPL, und im Lobulus parietalis inferior, IPL) in Informationen für willkürliche, zielgerichtete motorische Handlungen umgewandelt. Insbesondere laufen in SPL und IPL propriozeptive, exterozeptive, prämotorische und visuelle Informationen beim Greifen mit der Hand zusammen. Bei der multimodalen Integration ist dann vor allem der IPL wesentlich an der Transformation von Netzhautsignalen anvisierter Gegenstände in ein motorisches Aktionsmuster für willkürliche, visuell gesteuerte, zielgerichtete Bewegungen in Relation zum anvisierten Gegenstand beteiligt und für die Auge-Hand-Koordination von großer Bedeutung (z. B. Ergreifen eines Balles mit der Hand; Abb. 9.7) (Rizzolatti et al. 1997; Sakata et al. 1997).

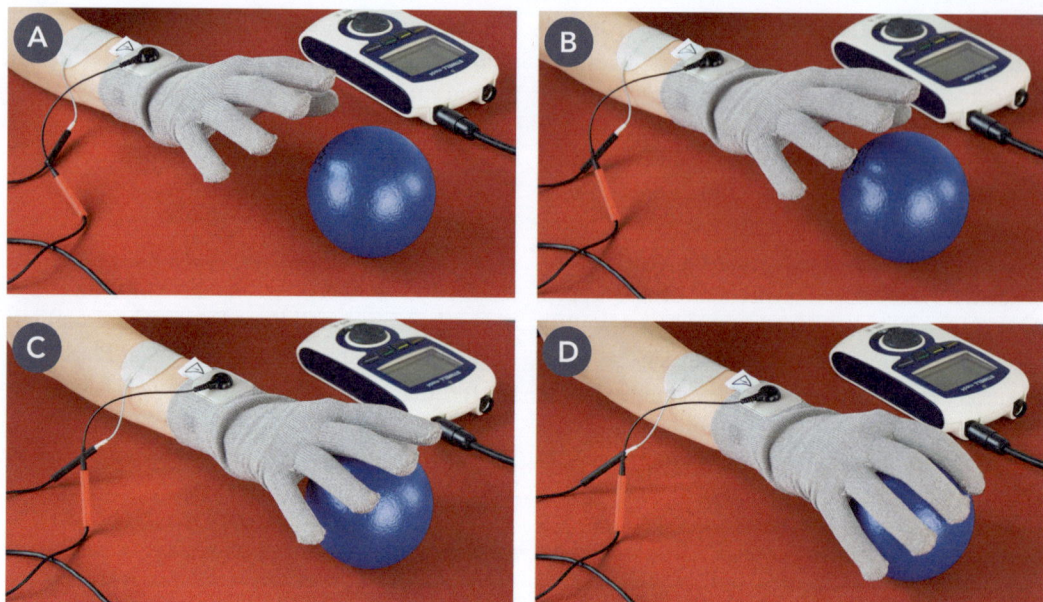

Abb. 9.7 Visuell gesteuertes, zielgerichtetes Ergreifen eines Balles bei SAES mit dem „mesh-glove". Ein aufgabenorientierter Kontext der SAES bringt möglicherweise noch einen zusätzlichen therapeutischen Effekt bei Neglekt, bei sensorimotorischer Parese oder für das motorische Lernen, was derzeit wissenschaftlich jedoch noch nicht in randomisierten, kontrollierten Studien belegt ist.

Die zum Gehirn laufenden Informationen für willkürliche, visuell gesteuerte, zielgerichtete Bewegungen werden in erster Linie von den Ia- und Ib-Nervenfasern übermittelt, welche bei der SAES vor allem erregt werden. Die in der fMRT nachgewiesene bilateral erhöhte Aktivität im IPL bei der konditionierten motorischen Aufgabe unmittelbar nach der SAES weist auf einen erhöhten bilateralen afferenten sensiblen Input in den IPL durch die SAES hin (Abb. 9.5a und 9.7) (Golaszewski et al. 2004). Tägliche 30-minütige SAES-Behandlungen von Schlaganfallpatienten über 3 Monate führte auch klinisch zu einer Verbesserung des Neglekts, wie bereits in mehreren Studien nachgewiesen werden konnte (Dimitrijevic und Soroker 1994; Dimitrijevic et al. 1996; Rossmüller 2007).

Bei der peripheren FES werden periphere Nerven und die von ihnen innervierten Muskeln gleichzeitig stimuliert mit Auslösung von Muskelkontraktionen, weshalb durch diese zusätzliche intensive Stimulation von Muskelspindeln, Golgi-Sehnen- und Gelenkrezeptoren im Vergleich zur SAES ein zusätzlicher sensorisch-afferenter Input oder „Boost" in das Gehirn und insbesondere in die sensorisch-afferenten Zentren höherer Ordnung gegeben wird mit einer möglicherweise größeren Wirkung als bei der SAES. Ein direkter Vergleich zwischen SAES und peripherer FES hinsichtlich des Nutzens bei unilateralem Neglekt wurde bisher jedoch noch nicht durchgeführt, doch belegt eine kürzlich veröffentlichte randomisierte, kontrollierte Studie bei Patienten in der akuten Phase nach Schlaganfall mit multimodalem, unilateralem Neglekt eindeutig den Nutzen von peripherer FES auf der betroffenen Seite, wobei der Nutzen bei einer Kombination der peripheren FES mit der herkömmlichen Therapie der Prismenanpassung bei Neglekt größer war als bei jeweils alleiniger peripherer FES oder Prismenanpassung. Die Behandlungen wurden dabei 50 Minuten am Tag, 5-mal pro Woche über insgesamt 3 Wochen durchgeführt (Choi et al. 2019). Da für die SAES bei Neglekt noch keine größeren randomisierten Studien existieren, jedoch mehrere klinische Studien für den Nutzen der SAES bei Neglekt sprechen, kann für den Einsatz der SAES in der

Therapie des Neglekts eine Empfehlung auf Evidenzlevel B geben werden.

> **Fazit**
>
> Für den adjuvanten Einsatz der SAES in der Therapie des Neglekts kann derzeit eine Empfehlung auf Evidenzlevel B gegeben werden.

9.4 Diskussion

Die SAES induziert eine Modulation im Nervensystem im Bereich der Kurzzeit- und Langzeit- sowie der strukturellen Neuroplastizität durch einen erhöhten propriozeptiven und exterozeptiven Input in das Nervensystem mit einer in der Folge erhöhten Aktivität des motorischen Kortex (Butefisch et al. 2003). Viele Studien sprechen dafür, dass diese Plastizität vor allem auf der Ebene der Synapsen im Bereich des sensorimotorischen Kortex induziert wird. Bei adjuvantem Einsatz der SAES in der Neurorehabilitation in Kombination mit einer anschließenden motorischen Therapie kann das Outcome insgesamt gegenüber alleiniger motorischer Therapie verbessert werden, wie randomisierte, kontrollierte Studien belegen. Die stärkste Modulation mit der SAES kann mit einer Stromstärke auf motorischem Level je nach Hautwiderstand mit 6 bis 10 mA bei niedriger Frequenz (2 Hz) erzielt werden bei ähnlich guter Wirkung einer SAES mit einer Stromstärke auf sensiblem Level je nach Hautwiderstand mit 2 bis 5 mA und einer Frequenz von 50 Hz, wobei hinsichtlich der Stimulationsparameter derzeit noch kein optimiertes Stimulationsprotokoll existiert. Die modulatorischen Effekte dauern nach mindestens 30-minütiger Stimulation bis zu 2 Stunden an. Die derzeitige Studienlage spricht dafür, dass eine Erhöhung der Dauer der Stimulation und eine Erhöhung der Anzahl der Sitzungen die Nachhaltigkeit der modulatorischen Effekte verlängern kann. Weiterhin besteht ein Konsens darüber, dass eine gepulste einer kontinuierlichen Stromapplikation überlegen ist, wobei die optimale Pulsform noch unklar ist. Weiterhin besteht noch Unklarheit hinsichtlich der Pulsfrequenz. Die weitere Optimierung der Stimulationsprotokolle der SAES für die Therapie wird für die weitere Anwendung in der Neurorehabilitation entscheidend sein. Auch gibt es noch keine Daten über den Nutzen zeitlich komplexer, strukturierter Stimulationsprotokolle, welche die neuromodulatorische Wirkung der SAES weiter steigern und somit einen langfristigen Rehabilitationsprozess bei Hirn- und Rückenmarkschädigungen besser unterstützen könnten. Darüber hinaus ist derzeit noch nicht geklärt, ob die SAES Therapieeffekte in einem aufgabenorientierten Kontext verstärken kann (Abb. 9.7). Insbesondere steht derzeit die Frage im Raum, ob die SAES in einem aufgabenorientierten Kontext motorisches Lernen fördern kann. In einer 2014 veröffentlichten Studie wird eine gegenüber der Gruppe mit Sham-Stimulation verbesserte Leistung bei einem Nine-Hole-Peg-Test während einer SAES mit einem „mesh-glove" noch 1 Woche nach einem initialen Training beschrieben (Christova et al. 2014). Darüber hinaus fehlen derzeit weitgehend Vergleichsstudien zwischen der SAES und anderen Verfahren der nichtinvasiven Hirnstimulation zur Förderung der Neuroplastizität wie z. B. der FES, der repetitiven transkraniellen Magnetstimulation (rTMS) oder der transkraniellen Gleichstromstimulation (tDCS).

In Zukunft wird es wichtig sein, derzeitige Stimulationsprotokolle für die SAES weiter zu optimieren und diese mit den herkömmlichen Methoden der Neurorehabilitation für eine optimale Förderung des Rehabilitationsprozesses im Gehirn und im Rückenmark in geeigneter Weise zu kombinieren. Darüber hinaus könnte eine Kombination der SAES mit anderen Verfahren der nichtinvasiven Hirnstimulation, wie etwa der rTMS, und der Einsatz in einem aufgabenorientierten Kontext das therapeutische Potenzial der SAES noch steigern.

Abschließend gibt Tab. 9.1 Empfehlungen nach der aktuellen Studienlage für die Einstellung der Parameter der SAES in der Therapie.

Literatur

Aimonetti JM, Nielsen JB (2001) Changes in intracortical excitability induced by stimulation of wrist afferents in man. J Physiol 534:891–902

Bodegard A, Geyer S, Herath P, Grefkes C, Zilles K, Roland PE (2003) Somatosensory areas engaged during discrimination of steady pressure, spring strength, and kinesthesia. Hum Brain Mapp 20:103–115

Burne JA, Lippold OC (1996) Reflex inhibition following electrical stimulation over muscle tendons in man. Brain 119(Pt 4):1107–1114

Butefisch CM, Netz J, Wessling M, Seitz RJ, Homberg V (2003) Remote changes in cortical excitability after stroke. Brain 126:470–481

Chipchase LS, Schabrun SM, Hodges PW (2011) Peripheral electrical stimulation to induce cortical plasticity: a systematic review of stimulus parameters. Clin Neurophysiol 122:456–463

Choi HS, Kim DJ, Yang YA (2019) The effect of a complex intervention program for unilateral neglect in patients with acute-phase stroke: a randomized controlled trial. Osong Public Health Res Perspect 10:265–273

Christova M, Rafolt D, Golaszewski S, Gallasch E. (2011) Outlasting corticomotor excitability changes induced by 25 Hz whole-hand mechanical stimulation. Eur J Appl Physiol. 111:3051–3059.

Christova M, Golaszewski S, Ischebeck A, Kunz A, Rafolt D, Nardone R, Gallasch E (2013) Mechanical flutter stimulation induces a lasting response in the sensorimotor cortex as revealed with BOLD fMRI. Hum Brain Mapp 34:2767–2774

Christova M, Rafolt D, Golaszewski S, Nardone R, Gallasch E (2014) Electrical stimulation during skill training with a therapeutic glove enhances the induction of cortical plasticity and has a positive effect on motor memory. Behav Brain Res 270:171–178

Conforto AB, Ferreiro KN, Tomasi C, Dos Santos RL, Moreira VL, Marie SK, Baltieri SC, Scaff M, Cohen LG (2010) Effects of somatosensory stimulation on motor function after subacute stroke. Neurorehabil Neural Repair 24:263–272

Dimitrijevic MM, Soroker N (1994) Mesh-glove. 2. Modulation of residual upper limb motor control after stroke with whole-hand electric stimulation. Scand J Rehabil Med 26:187–190

Dimitrijevic MM, Stokic DS, Wawro AW, Wun CC (1996) Modification of motor control of wrist extension by mesh-glove electrical afferent stimulation in stroke patients. Arch Phys Med Rehabil 77:252–258

Donoghue JP (1995) Plasticity of adult sensorimotor representations. Curr Opin Neurobiol 5:749–754

Fleming MK, Sorinola IO, Roberts-Lewis SF, Wolfe CD, Wellwood I, Newham DJ (2014) The effect of combined somatosensory stimulation and task-specific training on upper limb function in chronic stroke: a double-blind randomized controlled trial. Neurorehabil Neural Repair 29:143–152

Gallasch E, Christova M, Kunz A, Rafolt D, Golaszewski S (2015) Modulation of sensorimotor cortex by repetitive peripheral magnetic stimulation. Front Hum Neurosci 9:407

Gandevia SC (1996) Kinesthesia: roles for afferent signals and motor commands. In: Handbook of physiology. American Physiological Society, New York, S 128–172

Ghirardi M, Montarolo PG, Kandel ER (1995) A novel intermediate stage in the transition between short- and long-term facilitation in the sensory to motor neuron synapse of aplysia. Neuron. 14(2):413–420.

Golaszewski S (2015) Whole hand afferent electrical stimulation to improve motor hand function in subacute poststroke patients. EJN

Golaszewski S, Kremser C, Wagner M, Felber S, Aichner F, Dimitrijevic MM (1999) Functional magnetic resonance imaging of the human motor cortex before and after whole-hand afferent electrical stimulation. Scand J Rehabil Med. 31(3):165–173.

Golaszewski SM, Siedentopf CM, Koppelstaetter F, Rhomberg P, Guendisch GM, Schlager A, Gallasch E, Eisner W, Felber SR, Mottaghy FM (2004) Modulatory effects on human sensorimotor cortex by whole-hand afferent electrical stimulation. Neurology 62:2262–2269

Golaszewski SM, Bergmann J, Christova M, Nardone R, Kronbichler M, Rafolt D, Gallasch E, Staffen W, Ladurner G, Beisteiner R (2010) Increased motor cortical excitability after whole-hand electrical stimulation: a TMS study. Clin Neurophysiol 121:248–254

Golaszewski SM, Bergmann J, Christova M, Kunz AB, Kronbichler M, Rafolt D, Gallasch E, Staffen W, Trinka E, Nardone R (2012) Modulation of motor cortex excitability by different levels of whole-hand afferent electrical stimulation. Clin Neurophysiol 123:193–199

Goldman H (1966) Improvement of double simultaneous stimulation perception in hemiplegic patients. Arch Phys Med Rehabil 47:681–687

Jacobs KM, Donoghue JP (1991) Reshaping the cortical motor map by unmasking latent intracortical connections. Science 251:944–947

Jami L (1992) Golgi tendon organs in mammalian skeletal muscle: functional properties and central actions. Physiol Rev 72:623–666

Keller A, Pavlides C, Asanuma H (1990) Long-term potentiation in the cat somatosensory cortex. Neuroreport. 1(1):49–52.

Kerkhoff G (2003) Modulation and rehabilitation of spatial neglect by sensory stimulation. Prog Brain Res 142:257–271

Kerkhoff G, Heldmann B, Struppler A, Havel P, Jahn T (2001) The effects of magnetic stimulation and attentional cueing on tactile extinction. Cortex 37:719–723

Lafleur J, Zytnicki D, Horcholle-Bossavit G, Jami L (1992) Depolarization of Ib afferent axons in the cat spinal cord during homonymous muscle contraction. J Physiol 445:345–354

Levin MF, Hui-Chan CW (1992) Relief of hemiparetic spasticity by TENS is associated with improvement in reflex and voluntary motor functions. Electroencephalogr Clin Neurophysiol 85:131–142

Liepert J, Hamzei F, Weiller C (2000) Motor cortex disinhibition of the unaffected hemisphere after acute stroke. Muscle Nerve 23:1761–1763

Logothetis NK, Pauls J, Augath M, Trinath T, Oeltermann A (2001) Neurophysiological investigation of the basis of the fMRI signal. Nature 412:150–157

Markram H, Tsodyks M (1996) Redistribution of synaptic efficacy between neocortical pyramidal neurons. Nature 382:807–810

McDonnell MN, Hillier SL, Miles TS, Thompson PD, Ridding MC (2007) Influence of combined afferent stimulation and task-specific training following stroke: a pilot randomized controlled trial. Neurorehabil Neural Repair. 21(5):435–443.

Mcintyre AK, Proske U, Rawson JA (1984) Cortical projection of afferent information from tendon organs in the cat. J Physiol 354:395–406

Peurala SH, Pitkanen K, Sivenius J, Tarkka IM (2002) Cutaneous electrical stimulation may enhance sensorimotor recovery in chronic stroke. Clin Rehabil 16:709–716

Porter R, Lemon R (1993) Corticospinal function and voluntary movement. Clarendon Press, Oxford

Prochazka A (1996) Proprioceptive feedback and movement regulation. American Physiological Society, New York

Ridding MC, Mckay DR, Thompson PD, Miles TS (2001) Changes in corticomotor representations induced by prolonged peripheral nerve stimulation in humans. Clin Neurophysiol 112:1461–1469

Rizzolatti G, Fogassi L, Gallese V (1997) Parietal cortex: from sight to action. Curr Opin Neurobiol 7:562–567

Rossmüller J (2007) Mein Rollstuhl ist ein Einrad. Neurologische Rehabilitation, 06 Dez–07 Jän, S 2

Rothwell J (1994) Control of human voluntary movement. Chapman & Hall, London

Ruben J, Schwiemann J, Deuchert M, Meyer R, Krause T, Curio G, Villringer K, Kurth R, Villringer A (2001) Somatotopic organization of human secondary somatosensory cortex. Cereb Cortex 11:463–473

Sakata H, Taira M, Kusunoki M, Murata A, Tanaka Y (1997) The TINS Lecture. The parietal association cortex in depth perception and visual control of hand action. Trends Neurosci 20:350–357

Sharififar S, Shuster JJ, Bishop MD (2018) Adding electrical stimulation during standard rehabilitation after stroke to improve motor function. A systematic review and meta-analysis. Ann Phys Rehabil Med Sep;61(5):339–344.

Wiesendanger M, Miles TS (1982) Ascending pathway of low-threshold muscle afferents to the cerebral cortex and its possible role in motor control. Physiol Rev 62:1234–1270

Yozbatiran N, Donmez B, Kayak N, Bozan O (2006) Electrical stimulation of wrist and fingers for sensory and functional recovery in acute hemiplegia. Clin Rehabil 20:4–11

Funktionelle Elektrostimulation bei Fazialisparese

Christina A. Repitsch und Gerd Fabian Volk

Inhaltsverzeichnis

10.1	Einleitung	163
10.2	Anatomie	164
10.3	Ursachen	165
10.4	Pathologie	165
10.5	Inkomplette und komplette Fazialisparese	165
10.6	Alltagsbeeinträchtigungen (Facial Palsy UK 2019)	167
10.7	Folgen im Gewebe	167
10.8	Behandlungsmöglichkeiten mit der FES	168
10.9	Indikationen bzw. Kontraindikationen und Vorteile der FES	169
10.10	Weitere Empfehlungen für die Anwendung der FES	171
10.11	Geeignete Elektroden zur FES bei FP	171
10.12	EMG-Biofeedback bei inkompletter peripherer FP	172
10.13	FES bei vollständig denervierter FP	175
10.14	FES bei zentraler FP	176
10.15	FES nach operativ reanimierter/versorgter FP	176
10.16	Anwendungsbeispiel	178
	Literatur	179

10.1 Einleitung

Die periphere Fazialisparese (FP) ist eine sehr häufige Erkrankung in Folge einer Läsion des VII. Hirnnervs. 7–40 Betroffene pro 100.000 Einwohner erkranken jährlich an einer idiopathischen Fazialisparese (Heckmann 2017). Diese Form der Erkrankung zählt somit zu einer der häufigsten Hirnnervenläsionen und führt primär zum Funktionsverlust der mimischen Muskulatur. Sekundär führt die Erkrankung zu Funktionsdefiziten beim Essen, Sprechen, bei der Nasenatmung, beim Augenschluss und zu Kommunikationsdefiziten, die als Alltagsbeeinträchtigungen zusammengefasst und in Abschn. 10.6 näher erläutert werden.

Das komplexe Zusammenspiel der mimischen Muskulatur ermöglicht es, Freude oder Trauer, Sorgen und Zuversicht oder Angst und Mut zum

Christina. A. Repitsch (✉)
Fazialis-Ambulanz am Klinikum Klagenfurt
Klagenfurt, Österreich
e-mail: christina.repitsch@kabeg.at

G. F. Volk (✉)
Leiter des Fazialis-Nerv-Zentrums, Universitätsklinikum der Friedrich-Schiller-Universität, Jena Deutschland
e-mail: fabian.volk@med.uni-jena.de

Ausdruck zu bringen. Doch was passiert, wenn dies nicht mehr möglich ist? Wenn das Essen in Gesellschaft zu unangenehmen Momenten führt oder die Artikulationsschärfe beim Sprechen durch die erschlaffte Muskulatur abnimmt.

Bislang wurden Betroffene mit ihren täglichen Einschränkungen, den psychosozialen Belastungsfaktoren, ihren Sorgen und den damit verbundenen Einbußen ihrer Lebensqualität häufig alleingelassen. In vielen Fällen führt die Erkrankung dazu, dass sich Betroffene aus dem sozialen Leben zurückziehen, und nicht selten kann sie sekundär zu einer Depression führen (Dobel et al. 2013).

Laut der Deutschen Gesellschaft für Neurologie (DGN; 2017) gibt es zwar klar definierte Empfehlungen für die medikamentöse Behandlung in der Akutphase, jedoch keine eindeutige Empfehlung für die physikalische bzw. logopädische Therapie in der akuten, akut-chronischen und chronischen Phase. Ein Grund hierfür könnte sein, dass erst in letzter Zeit das Interesse für dieses Thema gewachsen ist und die Behandlungsmöglichkeiten immer vielfältiger werden. Aus diesem Grund gibt es in der Erforschung der Behandlung der FP großen Aufholbedarf. Aufgrund der Komplexität des Themas und der Vielzahl an Behandlungsmöglichkeiten sollten die Patienten durch ein interdisziplinäres Team versorgt werden. Ihnen sollten die Behandlungsoptionen unter Berücksichtigung der Schwere und des Zeitverlaufs erläutert und angeboten werden. Denn nur so kann es gelingen, ein breit gefächertes und individualisiertes Behandlungsangebot zu präsentieren, damit der Patient daraus eine mündige Auswahl treffen und so optimal bei seiner Rehabilitation mitarbeiten kann.

Da sich das klinische Bild, die Heilungsaussichten und deren Zeitverlauf je nach Ursache, Ort und Schwere der Läsion deutlich unterscheiden, wird in den nachfolgenden Abschnitten auf Anatomie, Physiologie und Pathologie sowie die Alltagsbeeinträchtigungen eingegangen.

10.2 Anatomie

Der N. facialis wird auch als VII. Hirnnerv bezeichnet. Er entspringt in der Pons. Der motorische Fazialiskern liegt lateral vom Colliculus facialis der Rautengrube in der Brückenhaube (Ferner 1967).

Im Bereich des inneren Fazialisknies umschlingen die Faseranteile des N. facialis den Abduzenskern und verlassen das Gehirn gemeinsam mit dem N. vestibulocochlearis im Bereich des Kleinhirnbrückenwinkels, um in die knöcherne Struktur der Schädelbasis zu ziehen. In seinem weiteren Verlauf zieht er durch den Porus acusticus internus in das Felsenbein, wo er in unmittelbarer Nähe des Innen- und Mittelohres verläuft und sowohl Fasern anderer Hirnnerven aufnimmt als auch erste Axone abgibt. Durch das Foramen stylomastoideus verlässt der Fazialisnerv das Felsenbein und zieht durch die Ohrspeicheldüse (Gl. parotidea). Hier spaltet sich der Fazialishauptstamm in weitere Äste auf, die der Versorgung der Hinterhaupt-, Hals- und Gesichtsmuskulatur dienen.

Die Fazialisäste werden wie folgt gegliedert:

- *N. auricularis posterior:* Versorgung der inneren und äußeren Ohrmuskulatur und des M. occipitalis
- *R. stylohyoideus:* zieht zum gleichnamigen Muskel
- *R. digastricus:* versorgt den hinteren Bauch des M. digastricus
- *Plexus parotideus* ist der Oberbegriff für das baumartige Nervengeflecht zwischen dem inneren und äußeren Parotisblatt, das meist aus den beiden ersten Verzweigungen, dem oberen und unteren Hauptast besteht, und sich dann auf der nächsten Verzweigungsebene in folgende Äste (Rami, Rr.) aufzweigt, die alle der R. temporalis
  - R. zygomatici
  - R. buccales
  - R. marginalis mandibule: entlang dem Unterkieferrand
  - R. colli: versorgt das Platysma

Zudem verläuft der *N. intermedius* gemeinsam mit dem N. vestibulocochlearis und dem N. facialis. Dieser sogenannte *Zwischennerv* führt in seinem Verlauf afferente und efferente Fasern, die zur Versorgung der Nasen- und Tränendrüsensekretion, der Speicheldrüsen sowie des Geschmackssinns dienen.

Eine Schädigung im frühen Verlauf des N. facialis kann somit mit einer Tränensekretionsstörung, einer Geschmacksstörung oder einer Sekretionsstörung der Speicheldrüsen einhergehen.

10.3 Ursachen

Fazialisparesen können eine Vielzahl von Ursachen haben. Im Allgemeinen (Mumenthaler und Mattle 2006) unterscheidet man hier kryptogenetische und symptomatische Ursachen:

- Bei der *kryptogenetisch* auftretenden FP ist eine Ursache meist nicht nachweisbar. Die FP wird somit als *idiopathisch* bezeichnet. Im Englischen ist dafür der Ausdruck „Bell's palsy", deutsch bellsche Parese, gebräuchlich.
- Beim Auftreten von nachweislichen (z. B.: iatrogenen, tumorbedingten, virusassoziierten) Schädigungen spricht man von *symptomatischen* Ursachen.

Mit den aktuell üblichen diagnostischen Mitteln bleibt bei mehr als der Hälfte der Patienten mit einer akuten FP deren Ursache unklar, was viele Patienten enttäuscht, obwohl die idiopathische FP die beste Heilungsaussicht hat.

Die häufigsten Ursachen einer FP sind (Cheney und Hadlock 2015):

- Geburtstraumata
- neurologische Erkrankungen
- Infektionen
- iatrogen
- metabolisch
- toxisch
- idiopathisch
- neoplastisch

10.4 Pathologie

Gekennzeichnet ist die Erkrankung durch die eingeschränkte Beweglichkeit der mimischen Muskulatur, einer beeinträchtigten Mimik und Gestik, Problemen beim Essen und Trinken sowie eine reduzierte Artikulationsschärfe. Eine Vielzahl der Betroffenen leidet an einem inkompletten Lidschluss, der bereits nach wenigen Stunden zu einer Rötung des Auges aufgrund der fehlenden Benetzung und sekundär zu dauerhaften Hornhautschäden führen kann.

In der Regel kommt es zu einer *einseitigen* Hirnnervenläsion. In seltenen Fällen, z. B. bei einer beginnenden Meningitis bei Neuroborreliose, kann sogar eine *beidseitige* Fazialisparese auftreten. Je nach Ort der Schädigung kann es zu folgenden Ausfällen kommen (Mumenthaler und Mattle 2006):

- Eine Nervenläsion distal des Foramen stylomastoideum führt zu einer rein motorischen Parese der mimischen Muskulatur. Wenn die Läsion ausgeprägt genug ist, ist die gesamte mimische Muskulatur betroffen, es kommt zu einem inkompletten Lidschluss, und die Stirnhaut kann nicht in Falten gelegt werden.
- Eine Läsion des Nervs im knöchernen Fazialiskanal kann neben einer Lähmung der gesamten mimischen Muskulatur, je nach Ort der Läsion, zu einer Tränen- und/oder Spechelsekretionsstörung, einer Geschmacksstörung sowie einer Hyperakusis führen.
- Eine Läsion des Fazialiskerns oder des Faszikels im Hirnstamm bewirkt überwiegend motorische Ausfälle, der Lidschluss ist inkomplett, die Stirn kann nicht in Falten gelegt werden. Die Tränen- und Speichelsekretionsfunktionen sowie die Geschmacksempfindung, deren Nervenfasern erst im Felsenbein zum N. facialis ziehen, bleiben erhalten.
- Eine Läsion oberhalb des Fazialiskerns (sogenannte zentrale Fazialisparese) führt zu einer perioralen Lähmung, aber Augenschluss und Stirnhebung sind möglich, da diese oberen Teile des Fazialiskerns von beiden Hirnhälften versorgt werden.

10.5 Inkomplette und komplette Fazialisparese

Die Begriffe zentrale bzw. periphere FP sind nicht gleichzusetzen mit denen der kompletten oder inkompletten FP. Vielmehr stehen sie für den Grad der Ausprägung einer FP. Leider gibt es aber unterschiedliche Definitionen für eine komplette bzw. inkomplette FP. Wenn alle Äste des N. facialis von der Bewegungseinschränkung betroffen sind, also auch Stirn, Auge, Wange, Mund und Hals, so sprechen einige Personen bereits von einer *kompletten* FP. Eine strengere Definition setzt den vollständigen Ausfall jeglicher Bewegungen voraus.

Das besser definierte neurologische Begriffspaar der Parese und Paralyse meint Ähnliches: Bei einer *Parese* sollte noch eine Restfunktion des Nervs vorhanden sein, während von einer *Paralyse* nur gesprochen werden kann, wenn alle Axone unterbrochen sind. Dieser Zustand der Paralyse kann aber eigentlich erst mit einem Nadel-Elektromyogramm aller fraglich innervierten Muskeln sicher diagnostiziert werden.

Eine weitere differenzierte Möglichkeit zur Beurteilung der Ausprägung einer FP stellt die am häufigsten verwendete *House-Brackmann-Skala* (HBS) (Tab. 10.1) dar.

▶ **Wichtig** *Komplette periphere Fazialisparese:* Der Patient leidet unter der stärksten Ausprägung der FP. Anhand der HBS würde er mit Grad 6 bewertet werden.

Inkomplette periphere FP: Der Betroffene kann beispielsweise nach einer Spontanremission und bei einer mittelstarken Symptomatik in der HBS mit Grad 3 eingestuft werden.

Tab. 10.1 House-Brackmann-Skala (House und Brackmann 1985)

Grad	Befund in Ruhe	Symmetrie	Augen	Mund	Stirn
1	normal	normal	normal	normal	normal
2	leichte Parese	normal	Lidschluss gegeben	leichte Asymmetrie	angemessene Funktion
3	mittel	normal	mit Anstrengung kompletter Lidschluss	leicht betroffen, mit Anstrengung komplett möglich	leichtes bis mittleres Bewegungspotential
4	mittelschwer	normal	inkompletter Lidschluss	Asymmetrie trotz maximaler Anstrengung	kein Bewegungspotential
5	schwer	Asymmetrie	inkompletter Lidschluss	geringes Bewegungspotential	kein Bewegungspotential
6	vollständige Parese	Asymmetrie	inkompletter Lidschluss	kein Bewegungspotential	kein Bewegungspotential

10.6 Alltagsbeeinträchtigungen (Facial Palsy UK 2019)

- *Beeinträchtigter Gesichtsausdruck:* eingeschränkte nonverbale Kommunikation
- *Augen:* beeinträchtigter Lidschluss bzw. vermindertes Blinzeln führt zum Austrocknen der Kornea mit Rötungen, Sehstörungen, Schmerzen, Tränensekretionsstörung
- *Ohr:* eventuelle Beeinträchtigung des M. stapedius kann zu einer Hyperakusis führen
- *Essen und Trinken:* möglicherweise beeinträchtigte Boluskontrolle; Schwierigkeiten beim Kauen; Liegenbleiben von Nahrungsresten in der Wange und damit verbunden Schwierigkeiten bei der Entfernung von Speiseresten aus der Wange, bei fehlender Sensibilität mögliche Verletzung der Wangenschleimhaut (Wangenbeißen)
- *Zähne:* Schutzfunktion des Speichels vor Karies und weiteren Erkrankungen im Mundraum; verminderte Speichelproduktion, trockene Mundschleimhaut, erschwertes Zähneputzen
- *Gesichtsschmerzen:* auch wenn der N. facialis eigentlich rein motorisch ist und damit primär *keine* Schmerzen auftreten sollten, berichten Patienten über diese doch öfters. Dabei muss der initiale Ohrenschmerz, der oft bereits in den Tagen vor der Lähmung beginnt und am ehesten mit der lokalen Entzündung im Fazialiskanal erklärt werden kann, von dem nach Monaten bei Reinnervation auftretenden Muskelschmerzen unterschieden werden. Diese sind wahrscheinlich mit der plötzlichen Überbeanspruchung durch die fehlerhafte Reinnervation zu erklären, worauf auch das gute Ansprechen auf Massagen und Botulinumtoxin-Injektionen hindeutet.
- *Sprechen:* Aufgrund des reduzierten Muskeltonus und der beeinträchtigten orofazialen Muskulatur, die beim Sprechen beteiligt ist, können Schwierigkeiten entstehen, z. B.: Undeutlichkeit oder ein veränderter Stimmklang.
- *„Spasmen":* Durch Fehler bei der Reinnervation kann es zur Entstehung einseitiger Verkrampfungen oder zu fehlkoordinierten Muskelzuckungen kommen. Obwohl der Pathomechanismus sich sehr von Spastiken unterscheidet, wird dieser Ausdruck fälschlich häufiger verwendet.
- *Synkinesien/Dyskinesien:* Im Verlauf der Erkrankung kann es zur Entstehung von Synkinesien oder Dyskinesien kommen. Diese werden auch als ungewollte Mitbewegungen der Muskulatur bezeichnet und können durch Fehler bei der Reinnervation erklärt werden. Nervenfasern, die beispielsweise für den Augenschluss zuständig waren, könnten jetzt z. B. den M. orbicularis oris innervieren und damit lidschlagsynchrone Zuckungen des Mundwinkels auslösen.

10.7 Folgen im Gewebe

Als schwächste Form einer Fazialisparese kann eine kurzfristige inkomplette Lähmung angesehen werden, bei der trotzdem eine sofortige Bewegungseinschränkung und eine schnelle Abnahme des Tonus der betroffenen Muskulatur eintritt. Durch die verringerte Aktivität kommt es zu einer Inaktivitätsatrophie, die aber im Vergleich zu den Muskeln der Extremitäten langsamer abläuft. Wenn Axone und deren motorische Endplatten komplett zerstört sind, man also von einer Paralyse sprechen kann, kommt es darüber hinaus zu einer Denervierungsatrophie und einem vollständigen Verlust der Willkürbewegung und des Muskeltonus. Die Denervation des VII. Hirnnervs führt in weiterer Folge zu einem Verlust der Muskelmasse, wobei es auch hier Hinweise gibt, dass der Muskelabbau im Gesicht langsamer abläuft als an den großen Muskeln der Extremitäten. Durch den fehlenden nervalen Input kommt es zu einer Abnahme der Muskelfaserdicke und langfristig zu einer pathologischen Vermehrung von Kollagenfasern und Bindegewebszellen. Die Muskelfasern werden somit umgebaut, und es kommt zur fortschreitenden Erschlaffung der Muskulatur. Der Verlust der Muskelmasse lässt das Gewebe hypoton wirken und wird im Gesichtsbereich durch eine Asymmetrie sowohl in Ruhe und als auch in Bewegung erkennbar (Willand et al. 2015)

Es konnte jedoch für quer gestreifte Muskulatur der Extremitäten nachgewiesen werden, dass trotz der Denervation des Muskelgewebes einzelne Fasern bestehen bleiben, die nicht in Fettgewebe umgewandelt werden (Cararro et al. 2015). Bei Stimulation dieser Fasern mittels FES kann auch ein bereits stark geschädigter Muskel wieder aufgebaut werden. Wenn die Stimulation früh beginnt, behält der Muskel im Idealfall seine Größe und Funktion, und die Umbauprozesse im Muskelgewebe können verlangsamt oder gar ganz aufgehalten werden.

10.8 Behandlungsmöglichkeiten mit der FES

Die FES ist gerade dabei, sich in der Behandlung von Fazialisparesen zu etablieren. Lange Zeit wurde ihr Potenzial nicht ausgeschöpft bzw. erkannt, da man davon ausgegangen ist, dass die Nebenwirkungen eine Anwendung im Gesicht erschweren oder gar verbieten. Dabei ist interessant, dass der Elektrostimulation gleich zwei sich eigentlich widersprechende Nebenwirkungen nachgesagt werden: Zum einen wird immer wieder behauptet, eine FES würde die Reinnervation verhindern oder zumindest reduzieren. Zum anderen taucht immer wieder die Behauptung auf, dass die FES die Häufigkeit von Fehlern bei der Reinnervation erhöht. Es komme also zu mehr Dys- und Synkinesien, wenn die FES während der Reinnervation angewendet würde. Obwohl diese Behauptungen immer wieder zu hören sind, gibt es für sie keine eindeutigen Belege. In einer aktuellen Untersuchung zu genau dieser Frage konnte bei Patienten mit komplett denervierten mimischen Muskeln nachgewiesen werden, dass die Oberflächen-Elektrostimulation weder die Reinnervation verzögert oder verhindert noch die funktionellen Ergebnisse beeinträchtigt (Puls et al. 2019).

Bei einer weiteren Literaturzusammenfassung zur Studienlage der Elektrostimulation bei Fazialisparese kommt man zu dem Schluss, dass es keine Hinweise auf eine positive Wirkung bei akuten Paresen und nur schwache Hinweise bei chronischen Paresen gibt. Eine Erklärung hierfür ist die schlechte Qualität der wenigen Studien (Fargher und Coulson 2017). Doch diverse Studien hinsichtlich FES und peripherer Nervenschädigung in anderen anatomischen Regionen, aber auch an Tieren verdeutlichen, dass die FES bei Schädigungen von Muskelgruppen sehr wohl einen positiven Effekt auf die Muskulatur haben kann. Man geht davon aus, dass bei einer Denervation ein Wettlauf zwischen dem Abbau des Muskels und der Reinnervation beginnt, dessen Ausgang entscheidend von der Nervenwachstumsgeschwindigkeit und der Geschwindigkeit der Atrophie abhängt. Während wir beim N. facialis sowohl aus Tierexperimenten wie auch aus klinischen Beobachtungen am Menschen wissen, dass eine Wachstumsgeschwindigkeit von ca. 1 mm pro Tag der Realität sehr nahekommt, gibt es über die Atrophie bisher keine publizierten Daten. Erfolgreiche Reinnervation nach über einem Jahr, aber auch der sonografische Nachweis von paralytischen mimischen Muskeln noch nach über einem Jahr lassen vermuten, dass die Muskelatrophie sich als ein Zerfallsprozess ohne definiertes Ende darstellt.

Es gibt bereits erste Bestätigungen dahingehend, dass sich die niederfrequente FES positiv auf das axonale Sprouting und die funktionelle Verbesserung auswirkt. Ursächlich hierfür könnte sein, dass man herausgefunden hat, dass die sensorisch-mechanische Stimulation der Muskulatur durch gezielte Stimulation der trigeminalen Afferenzen während der De- und Renervationszeit positive Auswirkungen auf die funktionelle Reinnervation haben könnte. Positive Effekte durch mechanische Stimulation auch nach operativer Nervenrekonstruktion wie einer neuromuskulären Ersatzoperation sind für Ratten bereits nachgewiesen (Angelov et al. 2007). Die Ergebnisse dieser Studie kann durch eine randomisierte, kontrollierte Studie auch bei Menschen untermauert werden. Diese untersucht die Effektivität der niederfrequenten FES an 20 Patienten, deren bellsche Parese sich auch nach 5 Monaten noch nicht erholt hatte. Nach Randomisierung erhielten 10 dieser Patienten für 4 Wochen fünf Mal pro Woche 30 Minuten lang eine niederfrequente FES und absolvierten Bewegungsübungen unter Aufsicht, während die anderen 10 Patienten nur die Bewegungsübungen absolvierten. Sowohl in der Bewertung durch Experten mittels Sunnybrook Ratingscale als auch bei der automatischen Bewegungsvermessung zeigten sich signi-

Tab. 10.2 Unterscheidung der zentralen und peripheren Fazialisparese. Eine Zuordnung der Lokalisation einer Fazialisparese ist anhand der Funktionsdefizite möglich.

Unterscheidung zentrale versus periphere Fazialisparese	
Zentrale Fazialisparese	**Periphere Fazialisparese**
das Hochziehen des M. occipitofrontalis venter frontalis beidseits möglich	das Hochziehen des M. occipitofrontalis venter frontalis nicht möglich
Lidschluss möglich	meist ist die gesamte mimische Muskulatur gelähmt
Defizit vor allem im Mundastbereich	inkompletter Lidschluss

fikante Verbesserungen der willkürlichen Bewegungen, im Speziellen des M. zygomaticus (Marotta et al. 2020).

Dies lässt darauf schließen, dass bei gezielter Anwendung auch Patienten mit einer Fazialisparese profitieren können. Die FES könnte also zukünftig neben den medikamentös-konservativen und operativen Behandlungsmöglichkeiten gemeinsam mit anderen physikalischen und therapeutischen Behandlungsmöglichkeiten eine dritte Säule in der Therapie dieser Patienten bilden.

Bevor man die Möglichkeiten der Elektrostimulation jedoch genauer betrachtet, sollten die möglichen Anwendungsfelder und die sich daraus ergebenden möglichen Therapiekonzepte detailliert beschrieben werden. Nachfolgend werden Behandlungsoptionen und Möglichkeiten, die sich durch die FES für Patienten ergeben, sowie Indikationen und Kontraindikationen näher erläutert (Tab. 10.2).

10.9 Indikationen bzw. Kontraindikationen und Vorteile der FES

Die Anwendung der FES bei Patienten mit einer FP sollte individuell an die Bedürfnisse und die Situation der Patienten angepasst werden. Voraussetzung für die Anwendung der FES in der logopädischen bzw. physikalischen Therapie ist ein qualifizierter Therapeut sowie die ausführliche Einschulung des Patienten im Umgang mit dem Elektrostimulationsgerät. Denn für Betroffene besteht unter diesen Voraussetzungen die Möglichkeit, die FES in Heimtherapie anzuwenden und damit viel längere Therapiezeiten zu erreichen, als dies mit einer vom Therapeuten beaufsichtigten Therapie möglich wäre.

Aus therapeutischer und ärztlicher Sicht wird beim Auftreten der nachfolgend angeführten **Kontraindikationen** davon abgeraten, eine FES anzuwenden:

- Art und Ausprägung von Schmerzen,
- fehlende Motivation, psychische Verfassung, kognitive Einschränkungen,
- akute Infektionen (z. B. Herpes Zoster) und/oder Wundheilungsstörungen,
- akute entzündliche Prozesse,
- Tumorerkrankungen im zu stimulierenden Gebiet,
- Radiotherapie,
- internistische Erkrankungen (internistische Abklärung und Stellungnahme notwendig),
- chirurgisches Nahtmaterial in der unmittelbaren Nähe der Elektrostimulation,
- eingeschränkte motorische Fähigkeiten (Gerätehandling), wenn keine Hilfestellung durch eine weitere Person (Therapeut/Angehöriger) möglich ist,

Tab. 10.3 Anwendung der FES

Fazialisparese	Prognose/Verlauf	Therapie Empfehlung
Zentrale	akut mit guter Prognose (z.B. kleine Infarkte)	keine *FES* erforderlich bei zu erwartender Spontanremission
Zentrale	akut mit schlechter Prognose (z.B. große Infarkte oder neurochirurgische Operationen mit Schädigung supranukleärer Fazialisbahnen)	*FES* sinnvoll, um Muskelatrophie zu verringern. Bei Schmerzen während der Stimulation ist davon abzuraten.
Zentrale	chronisch	*FES* kann Muskeltrophik verbessern. Bei rekonstruktiven Operationen (CFNPTL etc.) kann *FES* das Ergebnis der OP positiv beeinflussen.
Periphere	akut mit guter Prognose (z.B. inkomplette idiopathische Paresen)	keine *FES* bei zu erwartender Spontanremission. Hoher organisatorischer Aufwand und unklare Kostendeckung. Wenige Studien zeigen nur geringe Vorteile.
Periphere	akut mit schlechter Prognose (z.B. chirurgische Zerstörung des N. fazialis zur Tumorsanierung)	Frühe Muskelstimulation bei schwerer Schädigung mit zumindest teilweiser Denervierung und bei schlechter Remission, um Denervierungsatrophie zu vermeiden. Unabhängig davon unbedingt die Indikation zu einer chirurg. Nervenrekonstruktion prüfen!
Periphere	chronisch schlaffe	*FES* nach schwerer Schädigung mit zumindest teilweiser Denervierung und reduziertem Muskeltonus, um denervierte Muskelfasern zu stimulieren und Kontraktionen auszulösen. Patienten berichten positiv von erhöhtem Muskeltonus nach der *FES* für mehrere Stunden. Unabhängig davon unbedingt die Indikation zu einer chirurg. Nervenrekonstruktion prüfen!
Periphere	chronisch synkinetisch reinnerviert	Biofeedback-Verfahren möglich, wenn Muskelbewegungen ableitbar sind. Diese können mit *FES* kombiniert werden.
Periphere	nach chirurgischer Rekonstruktion	Nach chirurgischer Rekonstruktion sollte eine direkte Muskelstimulation mit dem *FES* mit dem behandelnden Chirurgen besprochen werden. Da bei vielen Reinnervations-Techniken viele Monate bis zur ersten Reinnervation vergehen, kann so die Denervierungs-Atrophie minimiert werden. Wenn es zur Reinnervation kommt, sind die Muskeln in einem besseren Zustand und es ist eine Verkürzung der Rehabilitationsphase zu erhoffen.

- Titanplatten im Gesichtsbereich nach schweren Gesichtsverletzungen,
- Herzschrittmacher/Defibrillator (internistische Abklärung und Stellungnahme des Internisten notwendig).

Indikationen der FES:

- gute Compliance und gute kognitive Voraussetzungen, um das Gerät und den Trainingsplan zu verstehen,
- hohe Motivation des Patienten.

Vorteile der FES-Therapie (Tab. 10.3)

- FES als häufig motivationsfördernde Maßnahme,
- selbstständige Anwendung der FES in der Heimtherapie möglich,
- Patient bekommt sofortiges Feedback beim Üben, kann korrigierend eingreifen,
- Verbesserung der Selbstwahrnehmung,

- gezieltes Ansteuern der Zielmuskulatur zumindest teilweise möglich,
- Hinauszögern bzw. Reduktion der Muskelatrophie,
- Verkürzung der Rehabilitationsphase.

10.10 Weitere Empfehlungen für die Anwendung der FES

- Bei schlechter Reinnervation nach Auftreten einer idiopathischen FP,
- bei schlechter Reinnervation nach Auftreten und Abklingen aller Symptome nach Herpes-Zoster-bedingter FP,
- alsbaldige Anwendung nach iatrogener Schädigung (z. B. Akustikusneurinom-Entfernung, Parotidektomie) nach Rücksprache mit dem behandelnden Chirurgen zum Erhalt der denervierten Muskelfasern,
- FES mit anfänglich langen biphasischen Dreiecksimpulsen bis zum erneuten Einsprossen der Nervenfasern, damit sich das Muskelgewebe in der denervierten Phase nicht in Fett- und Bindegewebe umwandelt.
- Ist eine operative Reanimation des VII. Hirnnervs geplant, so sollte in Absprache mit dem Chirurgen das optimale Setting besprochen werden. Empfehlenswert wäre, dass der Patient die FES bis zum Zeitpunkt der OP durchführt, damit sich das Muskelgewebe nicht in Bindegewebe umwandelt und die Hauttrophik erhalten bleibt. Die Erwartung ist, dass durch z. B. eine Cross-Face-Nerventransplantation (CFNTPL) oder eine Hypoglossus-Fazialis-Jump-Anastomose eine Reinnervation der denervierten Muskulatur erreicht werden kann. Die FES sollte nach der OP noch mindestens 6 Monate angeboten werden bzw. bis zu dem Zeitpunkt, an dem erste Aktionspotenziale erkennbar sind.
- Bei zweizeitig durchgeführter CFNTPL in Kombination mit einem freien Gracilis-Transplantat sollte die FES 7 Tage postoperativ mindestens 3 Monate lang angeboten werden, um die Atrophie der zu diesem Zeitpunkt noch denervierten Muskelfasern des Gracilis-Transplantats zu minimieren.

10.11 Geeignete Elektroden zur FES bei FP

Die Muskulatur im Gesicht ist in mehreren Schichten angelegt, und die zu stimulierende Muskulatur ist sehr klein und geht in vielen Bereichen ohne Grenze unmittelbar ineinander über. Eine gezielte Stimulation einzelnen Muskeln kann daher schwierig sein. Die Größe der Elektroden kann daher helfen, dass betroffene Muskeln gezielt stimuliert werden können. Zudem muss beachtet werden, dass sich die Gesichtshaut durch die Aktivität der mimischen Muskulatur verschiebt und dass daher eine gute Adhäsion der Elektroden Voraussetzung für eine erfolgreiche Stimulation ist. Im Gesichtsbereich werden Elektroden mit einem Durchmesser < 2,5 cm (Abb. 10.1) zur FES teildenervierter FP empfohlen (Volk et al. 2014). Der Vorteil der kleinen Selbstklebeelektroden ist, dass sich isolierte Potenziale von kleinen Muskelgruppen ableiten lassen. Nachteilig ist die geringe Anhaftung kleiner Elektroden, auch aufgrund der speziellen Beschaffenheit der Gesichtshaut. Ein Grund hierfür ist, dass sich, wie bereits beschrieben, die Gesichtshaut durch die Bewe-

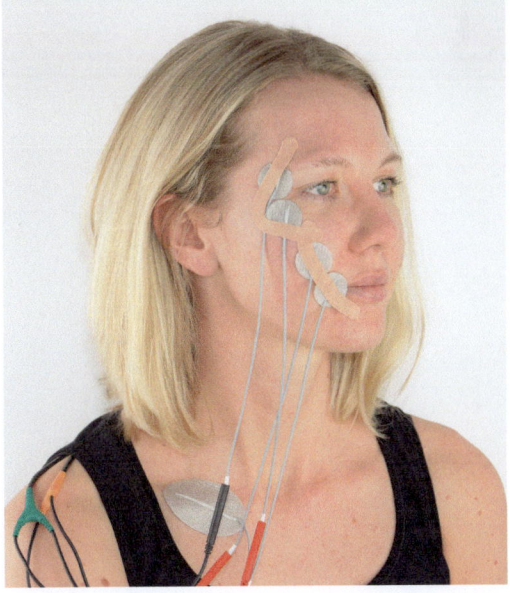

Abb. 10.1 Möglichkeit der Befestigung der Selbstklebeelektroden

gung der Muskulatur verschiebt, wodurch sich die Elektroden lösen. Um die Hafteigenschaft der Elektrode zu verbessern, wird das zusätzliche Befestigen mit Kinesio-Tape, Pflaster oder elastischem Band mit Klettverschluss empfohlen. Letzteres wird von den Patienten jedoch meist als unangenehme Einschränkung wahrgenommen. Ein Kinesio-Tape kann über seine Zugwirkung den erwünschten Bewegungseffekt zusätzlich unterstützen.

Bei Patienten mit vollständig denervierter FP oder nach operativ reanimierten FP eignen sich sogenannte Schwammelektroden, die eine breitflächige Stimulation der Muskulatur ermöglichen. Einzelne Geräte lassen aber auch ovale Selbstklebeelektroden der Größe 6 × 4 cm zu, was den Einsatz deutlich komfortabler macht.

10.12 EMG-Biofeedback bei inkompletter peripherer FP

Wie in der Einleitung dieses Kapitels (Abschn. 10.1) bereits erwähnt, gibt es eine Vielzahl an therapeutische Tools, die zur Anwendung kommen können. Bei nachweislich fehlender Reinnervation einer peripheren FP können beispielsweise EMG-Biofeedback-Programme angewendet werden. Zeigt der Patient mittels Nadel-EMG gemessene Aktionspotenziale in der Muskulatur, so können diese Programme zum Kraft- und Ausdaueraufbau der Muskulatur verwendet werden. Regelmäßiges aktives Üben ist bei diesem Störungsbild von großer Bedeutung. Ziel ist es, dass der Patient ein zumindest initiales Muskelaktionspotenzial selbstständig auslösen kann, um eine elektrische Reizsetzung als Antwort auf die Aktivität zu bekommen.

Biofeedbackprogramme können in folgenden Bereichen zur Anwendung kommen (Abb. 10.2, 10.3, und 10.4):

- Stirnastbereich,
- laterale Ringmuskulatur des Auges,
- Wangenbereich,
- laterale Ringmuskulatur des Mundes.

Mittels erweiterter Optionen können zusätzlich das Abrufen der Maximalkraft und der Kraftausdauer sowie die Muskelrelaxation gezielt geübt werden. Zudem verbessert diese Biofeedbacktherapie die gezielte intermuskuläre Koordination. Die Verwendung des FES-Gerätes kann sich somit positiv auf die Motivation

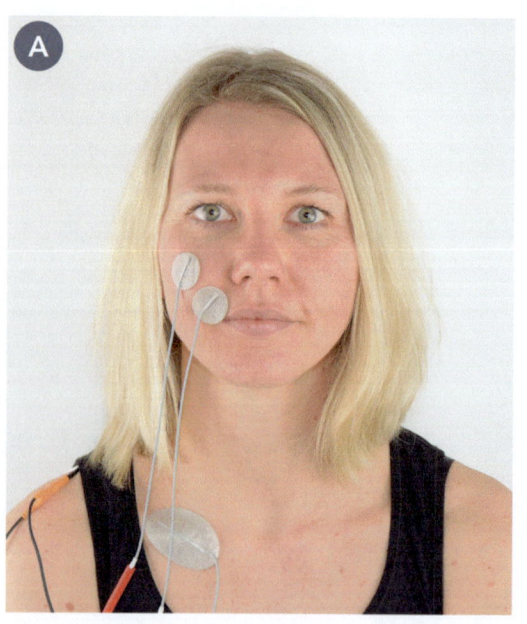
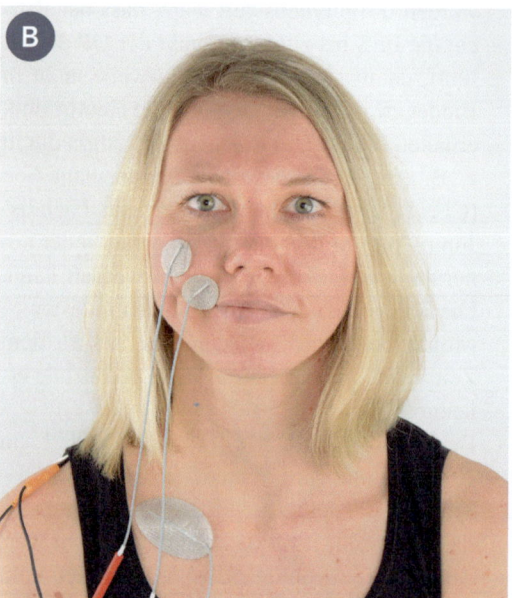

Abb. 10.2 Biofeedback der Mm. zygomatici

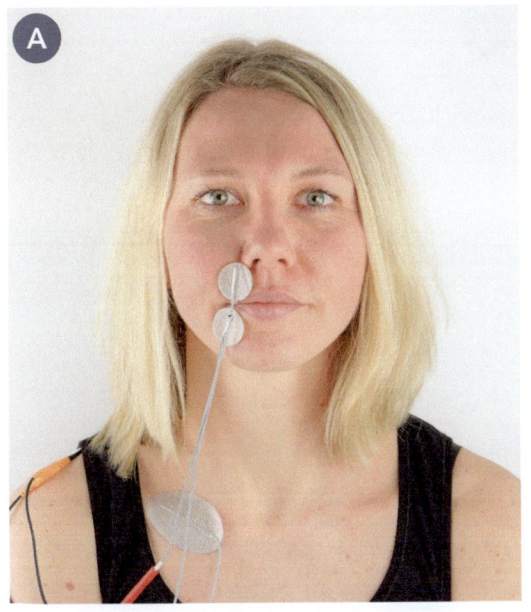
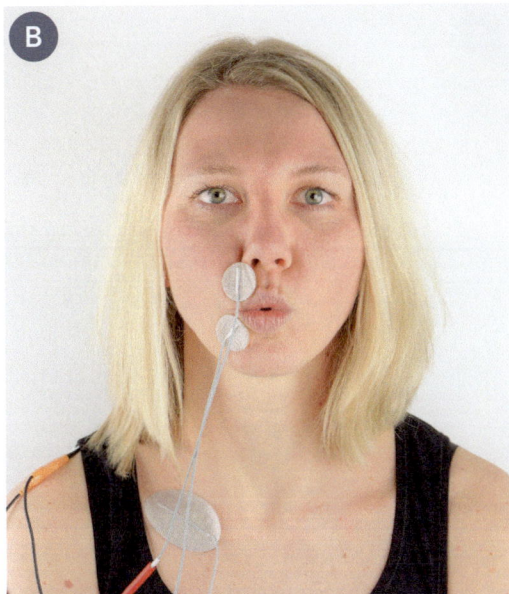

Abb. 10.3 Biofeedback des m. orbicularis oris

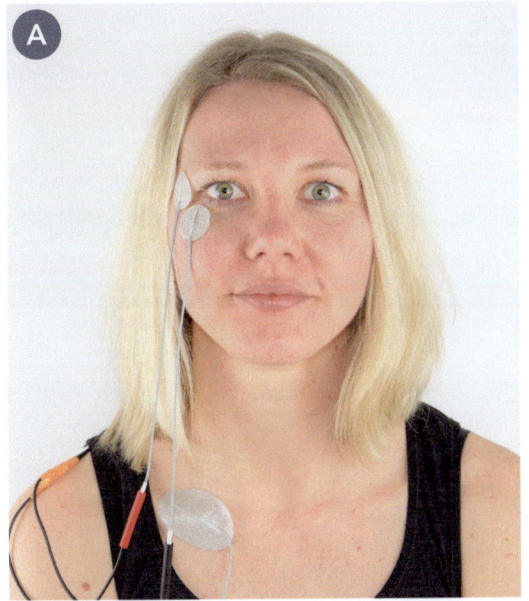
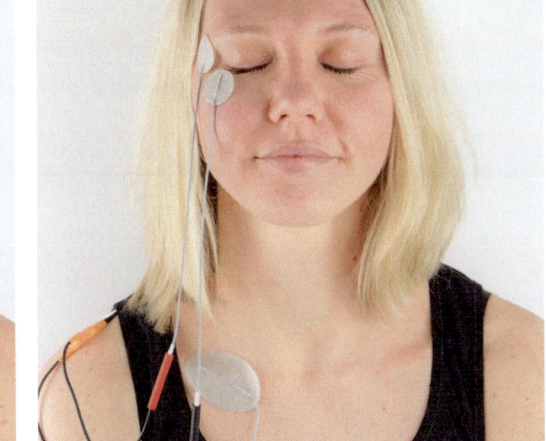

Abb. 10.4 Biofeedback des m. orbicularis oculi

auswirken. Durch die Anwendung wird die Schulung der Wahrnehmung des Patienten hinsichtlich der gezielten Ansteuerung der Muskulatur unterstützt. In weiterer Folge führt dies zu einer Verbesserung der zielgerichteten willkürlichen Bewegungsaktivierung und -steuerung (Abb. 10.5, 10.6 und 10.7).

Um die Potenziale der Zielmuskulatur genau ableiten zu können, werden hier die runden Klebeelektroden mit einem Durchmesser < 2,5 cm

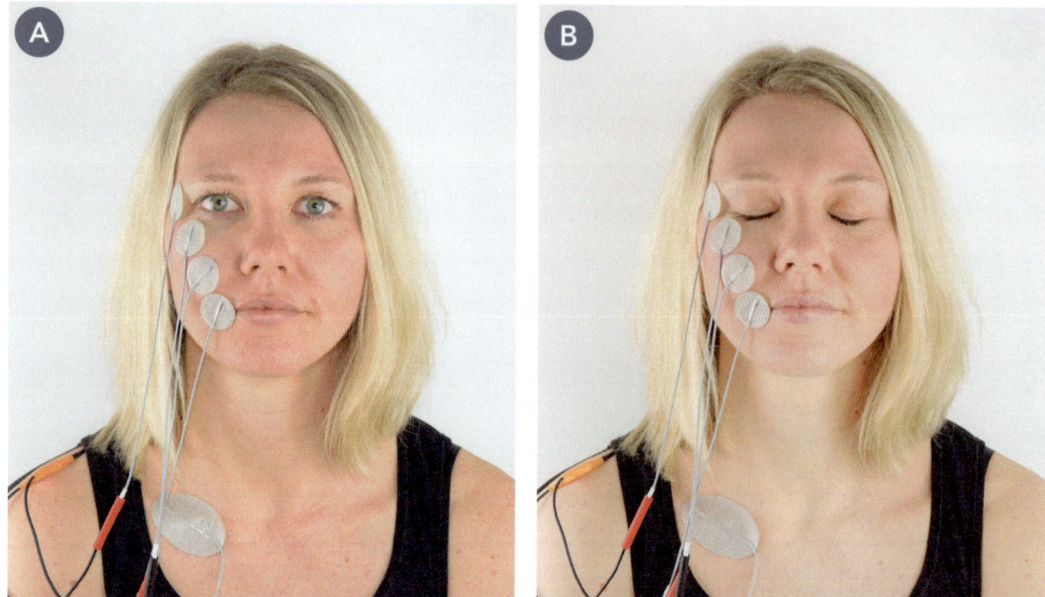

Abb. 10.5 Biofeedbacktraining (Aktivierung des m. orbicularis occuli jedoch gleichzeitige Entspannung des m. orbicularis oris)

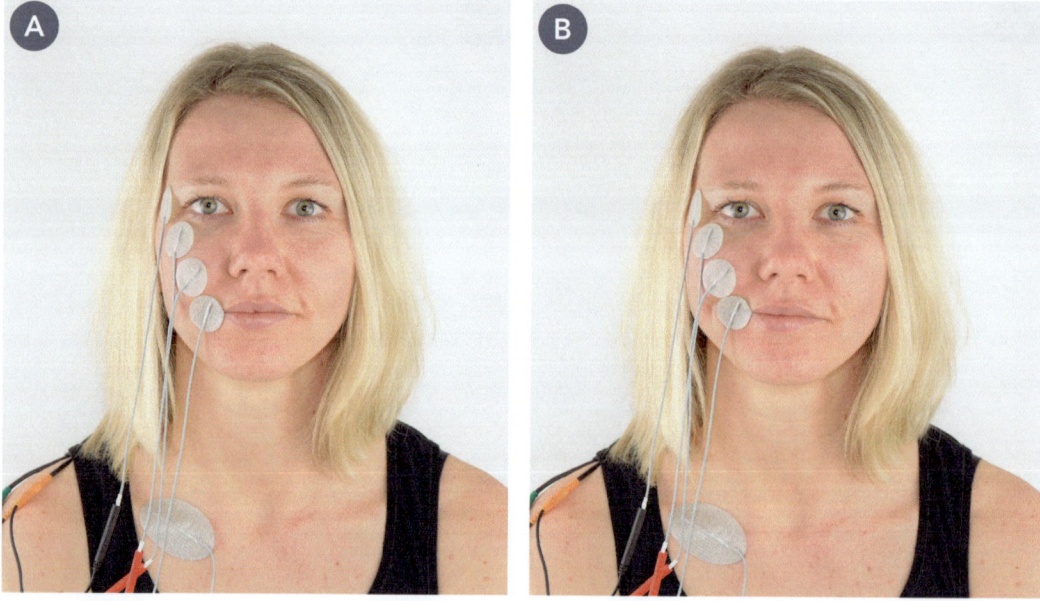

Abb. 10.6 Biofeedbacktraining (Aktivierung des m. orbicularis oris, jedoch gleichzeitige Entspannung des m. orbicularis occuli)

verwendet. Im Stirnastbereich können bei einem hohen Stirnansatz auch die ovalen Selbstklebeelektroden mit einem Durchmesser von 6 × 4 cm verwendet werden. Die Größe der Elektroden sollte immer individuell an die strukturellen Gegebenheiten des Patienten angepasst werden.

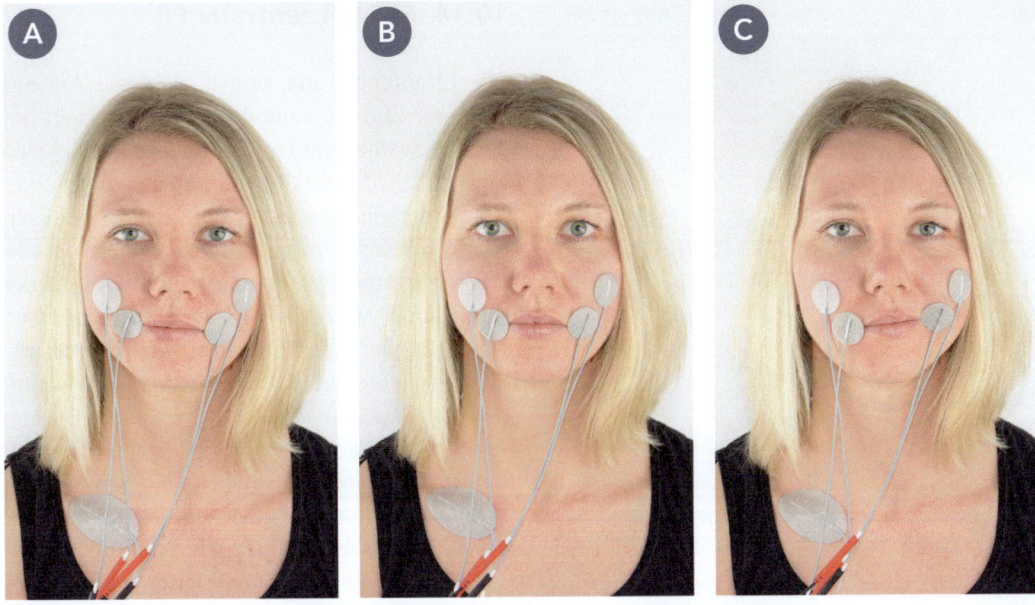

Abb. 10.7 Koordinationstraining (**A**) isolierte Anspannung m. risorius rechts (**B**) beidseitige Entspannung (**C**) isolierte Anspannung m. risorius links

10.13 FES bei vollständig denervierter FP

Eine vollständig denervierte FP tritt beispielsweise bei Patienten nach einer Akustikusneurinom-OP oder einer Parotidektomie auf. In diesen Fällen kann es intraoperativ zu einer Verletzung oder vollständigen Durchtrennung des N. facialis kommen. Das Ziel der postoperativen FES ist in diesem Fall, der Atrophie der mimischen Muskulatur entgegenzuwirken.

Denn unabhängig davon, ob der Chirurg den Nerv intraoperativ erhalten konnte oder ob eine chirurgische Nervenrekonstruktion erfolgen musste, kann eine Reinnervation der Muskulatur Monate in Anspruch nehmen. Dabei kann mit der Faustregel gerechnet werden, dass sich ein Nerv um ca. 1 mm pro Tag erholt, jede Nervennaht aber 4 Wochen zusätzliche Heilungszeit in Anspruch nimmt. Ohne FES würde die mimische Muskulatur in der Zeit bis zur Reinnervation der Muskulatur atrophieren. Mittels FES kann diese Zeit überbrückt und die Atrophie der mimischen Muskulatur minimiert werden. Bei ausgeprägter Denervation kommen in der FES-Therapie sogenannte Exponential- bzw. Dreiecksströme mit langen Impulsbreiten zum Einsatz, da hierbei nicht über den Nerven, sondern die Muskulatur unmittelbar stimuliert wird. Während ein Nerv bereits ab 50 μs stimulierbar ist, benötigt ein denervierter Muskel mindestens 10 ms (10.000 μs) Impulsbreite, um eine motorische Antwort zu zeigen. Bei der Wahl eines geeigneten Elektrostimulationsgerätes ist im Besonderen darauf zu achten, dass es die Möglichkeit bietet, verschiedene Stromformen zu wählen und lange Impulsbreiten bis zumindest 250 ms zu generieren.

Des Weiteren kann die erfolgreiche FES bei vollständig denervierter FP auch die Voraussetzungen dafür schaffen, die Nervenlähmung erfolgreich chirurgisch zu versorgen. Denn kann die Zielmuskulatur erhalten werden, so ist oft nur die Durchführung einer Nervenersatzoperation mit dem Ziel der Wiedereinsprossung in die Muskulatur erforderlich (Abschn. 10.10). Auf den deutlich aufwendigeren freien Muskeltransfer könnte so verzichtet werden.

Bei vollständig denervierter FP wird im Gesichtsbereich aufgrund der langen Impulszeiten von bis zu 250 ms Phasendauer in der Regel mit Schwammelektroden oder großen Selbstklebeelektroden stimuliert, wenn die Zulassung des je-

10.14 FES bei zentraler FP

Die Erfahrungswerte zeigen, dass die Anwendung der FES bei zentralen FP differenziert betrachtet werden muss. Es sollten Unterschiede hinsichtlich des Grades der Ausprägung sowie des Auftretens bzw. der Dauer der FP gemacht werden. Beachtet werden muss jedoch, dass in einer sehr frühen Phase Schmerzen während der Stimulation auftreten können. Wenn Patienten während der FES unangenehm stechende Schmerzen beschreiben, so wird von einer weiteren Stimulation abgeraten.

Allerdings kann es beim Auftreten einer FP immer zu einem begleitenden trigeminalen Schmerz kommen. In manchen Fällen kann hier die FES eine schmerzlindernde Wirkung haben.

Während der Remissionsphase und bei sichtbaren Reinnervationspotenzialen können wie bei der denervierten FP Biofeedbackprogramme in Kombination mit emotional unterstützten mimischen Bewegungen zur Anwendung kommen.

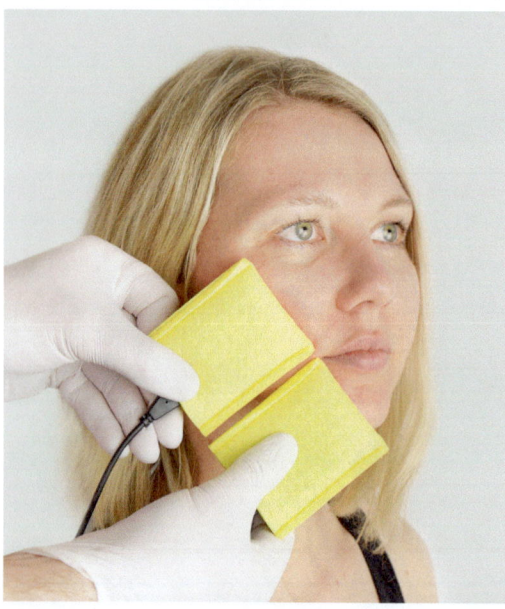

Abb. 10.8 FES mittels Schwammelektroden

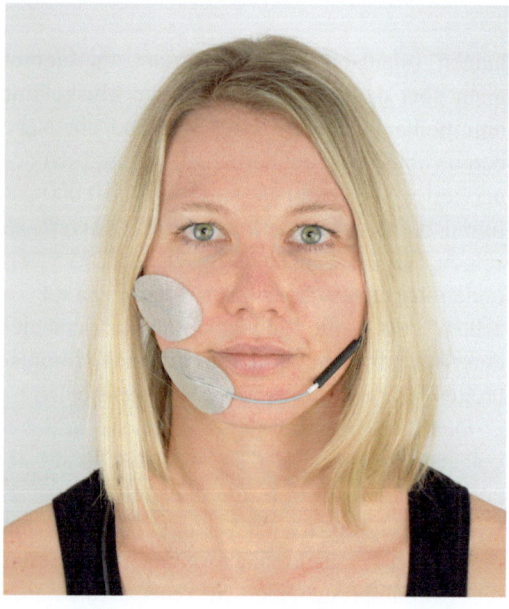

Abb. 10.9 FES mittels Selbstklebeelektroden

weils verwendeten Elektrostimulationsgerätes dies zulässt (Abb. 10.8 und 10.9).

10.15 FES nach operativ reanimierter/versorgter FP

Der Begriff „operativ reanimierte FP" bezeichnet rekonstruktive Möglichkeiten, um Symmetrie und Funktion einer gelähmten Gesichtshälfte zu verbessern. Man unterscheidet hier drei Funktionsebenen des Gesichts, die unterschiedlich gut von den Operationsmöglichkeiten rehabilitiert werden können (Azizzadeh 2014):

1.) die statische Ebene,
2.) die dynamisch-willkürliche Ebene,
3.) die emotionale Ebene.

Wissenschaftler geben zu bedenken (Azizzadeh 2014), dass nach einer schweren Fazialisparese mit Zerstörung der Nervenfasern der ursprüngliche Zustand der Muskulatur auch nach erfolgreicher Reinnervation nicht mehr hergestellt werden kann. Unabhängig davon, ob spontan oder nach chirurgischer Rekonstruktion, kann die mimische Muskulatur nicht mehr so differenziert angesteuert werden wie vor der Erkrankung.

Dies kann im Einzelfall an untergegangenen Nervenfasern, deren motorische Einheiten von anderen Axonen übernommen wurden, liegen. Aber auch Fehl- oder Neuinnervationen, wie sie bei einer Cross-Face-Nerventransplantation (CF-NTPL) oder anderen neuromuskulären Ersatzoperationen bewusst hervorgerufen werden, setzten große zentrale Lernprozesse voraus, damit das Gehirn mit den Muskeln umzugehen lernt. Hier kann die FES einen wertvollen Beitrag leisten, dass der Patient die Kontrolle über sein Gesicht wiedererlangt, neue Bewegungsabläufe erlernt und die Symmetrie des Gesichts sich verbessert.

Zu den funktionell verbessernden Operationen zählen die dynamisch-willkürlichen Ersatzoperationen sowie die emotional gekoppelten Operationen:

Als *dynamisch-willkürliche Ersatzoperationen* werden Muskel- und Nervenersatzoperationen bezeichnet. Zu den Nervenersatzoperationen werden beispielsweise die N.-hypoglossus-Fazialis-Jump-Anastomose, die n. massetericus-Fazialis-Anastomose sowie die N.-accessorius-Fazialis-Anastomose gezählt.

Ziel der Nerventransposition ist das Wiedereinsprossen von Nervenfasern in die faziale Muskulatur, um sowohl die Muskelatrophie zu stoppen bzw. umzukehren, den Muskeltonus zu erhöhen und in weiterer Folge aktive Bewegungspotentiale in der Zielmuskulatur auslösen zu können.

Zu den am häufigsten durchgeführten Muskelersatzoperationen zählen die Transplantation des M. temporalis, des M. masseter sowie in besonderen Fällen das freie Gracilis-Transplantat.

Speziell nach Muskel- und Nervenersatzoperationen wird eine postoperative Versorgung mittels FES sowie ein Biofeedbacktraining empfohlen (Oh et al. 2019). Die FES sollte, wie in Abschn. 10.10 beschrieben, erst 14 Tage postoperativ zur Anwendung kommen. Primär wird eine Stimulation mittels Schwammtaschen mit Gummielektroden empfohlen. Erst nach vollständiger Einsprossung der Nervenfasern in die Zielmuskulatur sowie beim Auftreten erster Aktionspotenziale in der Zielmuskulatur wird die Therapie mit Biofeedbackprogrammen empfohlen. Ab diesem Moment sollte der Patient lernen, die Zielmuskulatur anzusteuern sowie seine Wahrnehmung diesbezüglich zu schulen. Aus logopädischer Sicht kann diese Empfehlung unterstützt werden, denn nur wenn der Patient lernt, ein Gefühl für die neuen Strukturen zu bekommen, können diese auch gezielt angesteuert werden. Um eine emotional gekoppelte mimische Bewegung zu erzeugen, wird eine ein- bzw. zweizeitige Operation durchgeführt. Im ersten Schritt wird ein sogenanntes Cross-Face-Nerventransplantat eingesetzt. Hierfür wird am Unterschenkel der N. suralis (ein sensibler Nerv) entnommen. Dieses Nerventransponat wird an einem starken Ast des N. facialis, an der gesunden Gesichtshälfte mittels Nervennaht verbunden und durch einen subkutanen Tunnel durch die Oberlippe zur gelähmten Seite geführt. Mit dem Ziel der Reinnervation kann dieses Nerventransponat an die denervierte mimische Muskulatur angeschlossen werden. Sollte die vollständig denervierte Muskulatur aber bereits so weit atrophiert sein, dass der Chirurg keine Hoffnung auf eine erfolgreiche Reinnervation hat, wird das Transponat vorgelegt, um in einer Folgeoperation (ca. 9–12 Monate später) ein freies Muskeltransplantat anschließen zu können. Hierfür wird oft der M. gracilis vom Oberschenkel verwendet.

Die FES kann bei dieser aufwendigen zweizeitigen Operation mehrere Aufgaben übernehmen: Eine erste, bisher selten angewandte Aufgabe ist die der Diagnostik der denervierten Muskulatur: Lässt sich vor der ersten Operation mittels Exponentialstrombehandlung noch eine Kontraktion des M. zygomaticus auslösen, so muss mit dem Patienten besprochen werden, ob diese ursprüngliche mimische Muskulatur reinnerviert werden soll und auf einen freien Muskeltransfer verzichtet werden kann. Lässt sich auch nach mehrwöchigem schrittweisem Training keine Kontraktion der geschädigten Seite auslösen, muss davon ausgegangen werden, dass die Muskulatur zu stark geschädigt ist, um für eine Reinnervation empfänglich zu sein. Dann ist ein freier Muskeltransfer indiziert.

Im nächsten Schritt kann die Exponential- oder Dreieckstrombehandlung die Atrophie der entweder noch vorhandenen mimischen Muskulatur oder des freien Muskeltransplantats mini-

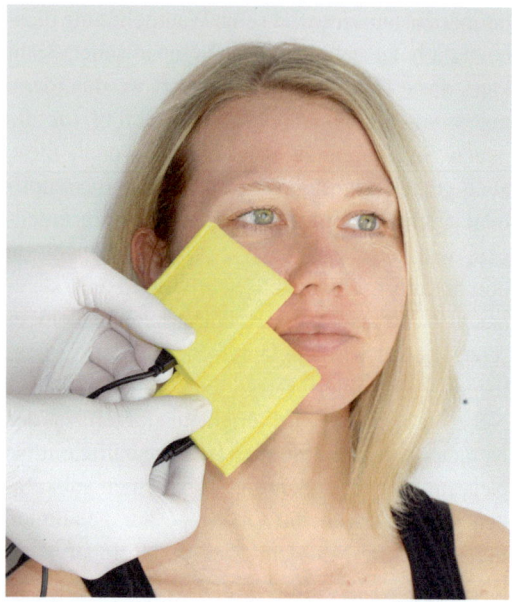

Abb. 10.10 Schwammelektroden

mieren (Abb. 10.10), bis es zur Reinnervation kommt.

Nach erfolgreicher Reinnervation können EMG-Biofeedback-Programme zur Anwendung kommen. Die Patienten lernen dabei, wieder Kontrolle über die lange Zeit bewegungsunfähige mimische Muskulatur zu erlangen. In spielerischer Form können beispielsweise die Mundwinkel- und Wangenmuskulatur trainiert werden, um so den Bewegungsumfang zu verbessern und den Ruhetonus zu normalisieren.

10.16 Anwendungsbeispiel

Eine 45-jährige Patientin stellt sich 3 Monate nach der chirurgischen Entfernung eines Vestibularis-Schwannoms in der Fazialis-Sprechstunde vor. Laut OP-Bericht sei der N. facialis während der ganzen Operation stimulierbar gewesen. Da es postoperativ zu einer kompletten einseitigen FP gekommen ist, wird jetzt die Frage nach der Prognose und den Therapieoptionen gestellt. Wir führen unter anderem eine Nadel-Elektromyografie durch, die keine erhaltene Willküraktivität zeigt, dafür aber reichlich pathologische Spontanaktivität als Zeichen eines schweren axonalen Schadens mit Denervierung der mimischen Muskulatur. In der Sonografie der mimischen Muskulatur lässt sich diese auf der gelähmten Seite noch darstellen, ist aber im Seitenvergleich deutlich kleiner und ohne Hinweise auf Willkürbewegungen. Mit der Patientin wird die Möglichkeit einer ausbleibenden spontanen Reinnervation besprochen. In diesem Fall wäre eine chirurgische Wiederherstellung der Nervenversorgung, vom N. hypoglossus oder vom R. massetericus des N. trigeminus indiziert. Um einer weiteren Atrophie der denervierten mimischen Muskulatur bis zur Entscheidung über die OP, aber auch in der Zeit nach der Nervenrekonstruktion, in der die Axone zur Zielmuskulatur wachsen, entgegenzuwirken, raten wir zur Elektrostimulation mit langen Dreiecksimpulsen. Noch während der Sprechstunde wird mit einem FES-Gerät eine Probestimulation durchgeführt. Mit biphasischen Dreiecksimpulsen (150 ms, 5–7 mA) sind über zwei auf der Wange über und unter dem Mundwinkel platzierte 6 × 4 cm große Selbstklebeelektroden deutliche Kontraktion des M. orbicularis oculi und M. zygomaticus auslösbar. Die Elektrodenplatzierung muss dafür immer individuell angepasst werden und wird dann für die Patientin zur Heimanwendung fotografisch dokumentiert. Es erfolgte eine Einweisung in die Bedienung des Elektrostimulationsgerätes sowie in die Elektrodenplatzierung. Die Elektrostimulation soll in der ersten Woche 2 Mal täglich für jeweils 5 Minuten und mit mindestens 6 Stunden Abstand (z. B. morgens und abends) unter visueller Kontrolle vor einem Spiegel durchgeführt werden. Dabei ist das Auslösen deutlich sichtbarer Kontraktionen der beübten Muskeln entscheidend für die Minimierung der Denervierungsatrophie der betroffenen mimischen Muskulatur. Auf Dehnungsübungen der trainierten Muskeln nach jeder Therapieeinheit und auf Therapiepausen bei Ermüdungserscheinungen ist zu achten. Ab der zweiten Woche sollte morgen und abends jeweils 2 × 5 Minuten mit 5 Minuten Pause dazwischen geübt werden, um schließlich ab der 3. Woche auf morgens und abends 3 × 5 Minuten mit jeweils 5 Minuten Pause dazwischen zu steigern. Eine Heilmittelverordnung wird der Patientin ausgestellt und ein Kontrolltermin in 3 Monaten vereinbart. Eine Telefonnummer für Rückfragen bei Problemen mit der häuslichen Elektrostimulation wird der Patientin ausgehändigt.

Bei unserer Aufklärung wird betont, dass die Elektrostimulation die Muskelatrophie minimieren, die Chancen auf eine Reinnervation aber nicht verbessern kann. Die Indikation zur einer chirurgischen Wiederherstellung besteht unabhängig davon, ob die Symptome der FP durch die Elektrostimulation weniger belastend für die Patientin sind.

Literatur

Angelov D et al (2007) Mechanical stimulation of paralyzed vibrissal muscles following facial nerve injury in adult rat promotes full recovery od whisking. Apr, 26(1), S 229–242.

Azizzadeh B (2014) Latest treatment options for facial paralysis. [Online] Available at: https://facialparalysisfound.wistia.com/medias/352hsepmqg. Zugegriffen am 01.2020

Cararro U et al (2015) Persistent muscle fibre regeneration in long term denervation. Past, present, future. Muscle Fibre Regenration in Longterm Denervation 2:77–92

Cheney M, Hadlock T (2015) Facial surgery – plastic and reconstructive. s.l.: s.n

Dobel C et al (2013) Emotionale Auswirkungen einer Fazialisparese. Emot Impact Facial Palsy 92(01):9–23

Facial Palsy UK (2019) Facial Palsy UK. [Online] Available at: https://www.facialpalsy.org.uk/inform/what-is-facial-palsy/emotional-issues/. Zugegriffen am 08.12.2019

Fargher KA, Coulson SE (2017) Effectiveness of electrical stimulation for rehabilitation of facial nerve paralysis. 169-176. https://doi.org/10.1080/108331 96.2017.1368967

Ferner P (1967) Anatomie des Nervensystems und der Sinnesorgane des Menschen. Ernst Reinhardt, s.l

Heckmann PDJG (2017) Therapie der idiopathischen Fazialisparese (Bell's Palsy). [Online] Available at: https://www.dgn.org/leitlinien/3432-030-013-therapie-der-idiopathischen-fazialisparese-bell-s-palsy-2017. Zugegriffen am 08.12.2019

House JW, Brackmann DE (1985) Facial nerve grading system. Otolaryngol Head Neck Surg 93(2):146–147

Marotta N et al (2020) Neuromuscular electrical stimulation and shortwave diathermy in unrecovered Bell palsy – a randomized controlles study. Medicine.

Mumenthaler M, Mattle H (2006) Kurzlehrbuch Neurologie, 1. Aufl. Georg Thieme, Stuttgart

Oh T, Kim H, Choi J, Jeong W (2019) Facial reanimation with masseter nerve-innervated free gracilis muscle transfer in established facial palsy patients. Arch Plast Surg 3, 46(2):122–128

Puls W et al (2019) Surface electrical stimulation for facial paralysis is not harmful. Muscle & nerve

Volk GF, Finkensieper M, Guntinas-Lichius O (2014) EMG Biofeedback Training zuhause zur Therapie der Defektheilung bei chronischer Fazialisparese. Laryngo-Rhino-Otol 93:15–24

Willand MP, Nguyen MA, Borschel GH, Gordon T (2015) Electrical stimulation to promote peripheral nerve regeneration. Neurorehabilitation and Neural Repair 29(7): 690–700

Kombinationstherapien mit der Funktionellen Elektrostimulation

11

Thomas Schick, Christian Dohle und Klemens Fheodoroff

Inhaltsverzeichnis

11.1 Einführung 181

11.2 **Kombination von funktioneller Elektrostimulation und Spiegeltherapie (C. Dohle)** 182
    11.2.1 Hintergrund 182
    11.2.2 Evidenzlage 183
    11.2.3 Unterschiede der Effektivität der FES-ST-Kombinationstherapie (zweiarmige Studien) gegenüber FES allein 183
    11.2.4 Unterschiede der Effektivität der FES-ST-Kombinationstherapie (zweiarmige Studien) gegenüber ST oder FES allein 184
    11.2.5 Unterschiede der Effektivität der FES-ST-Kombinationstherapie verglichen mit ST und FES jeweils allein 185
    11.2.6 Zusammenfassende Beurteilung 185

11.3 **Botulinum-Toxin A und (Funktionelle) Elektrostimulation (K. Fheodoroff)** 186
    11.3.1 Die spastische Bewegungsstörung 186
    11.3.2 Botulinum-Toxin: Pharmakologie, Wirkmechanismus und Anwendungen 191
    11.3.3 Kombinierte BoNT-A-Behandlung und Elektrostimulation 000
    11.3.4 Praxisbeispiel und Empfehlungen 195
    11.3.5 Zusammenfassung 197

Literatur 197

T. Schick (✉)
MED-EL, BU STIWELL Neurorehabilitation
Innsbruck, Österreich
e-mail: schick@neuro-reha.info

C. Dohle (✉)
Median Klinik Berlin-Kladow, Berlin, Deutschland
e-mail: christian.dohle@median-kliniken.de

K. Fheodoroff (✉)
Gailtal Klinik, Hermagor, Österreich
e-mail: klemens.fheodoroff@kabeg.at

11.1 Einführung

Die Funktionelle Elektrostimulation (FES) findet ihren Einsatz im Rahmen der Neurorehabilitation in den verschiedensten Anwendungsgebieten, wie in den Kap. 6, 7, 8, 9 und 10 ausführlich beschrieben wird. Die Vielfalt der neurologischen Symptomausprägungen, die sich in der klinischen Routine zeigen, erfordert in vielen Fällen die Modifikation der unterschiedlichen therapeutischen Ansätze. Aus dieser Anforderung heraus entstanden die Kombinationen der FES mit anderen erfolgreichen Therapien.

Als zielführend in der Rehabilitation stellt sich die Kombination der FES mit anderen Therapieansätzen, wie zum Beispiel der Spiegeltherapie oder Botulinum-Neurotoxin-Therapie (BoNT-A) dar. Sowohl Spiegeltherapie als auch BoNT-A sind anerkannte und etablierte Behandlungsverfahren in der Neurorehabilitation. Eine Verstärkung der therapeutischen Effekte und deren zum Teil nachhaltige Verbesserung konnte bei der Kombination dieser Therapieverfahren mit der FES dargestellt werden (Abschn. 11.2).

In verschiedenen Studien zeigte sich, dass die Kombination aus FES und Spiegeltherapie in der Neurorehabilitation von Schlaganfallpatienten (Schick et al. 2017; Kim et al. 2014; Yun et al. 2011) Vorteile bei der motorischen Erholung mit sich bringt. Ein systematischer Review und eine Metaanalyse (Zhonghua et al. 2020) unterstreicht die Synergieeffekte der Spiegeltherapie kombiniert mit EMG-getriggerter FES. Abschn. 11.1 gibt einen detaillierten Überblick dieser Kombinationsform.

▶ **Tipp** Die Kombination aus Funktioneller Elektrostimulation (FES) und Spiegeltherapie eignet sich gut für die Behandlung motorischer Defizite von Schlaganfallpatienten in der Neurorehabilitation. FES, zusätzlich zur BoNT-A-Therapie angewandt, kann sich günstig auf spastische Bewegungsstörungen auswirken.

Der Einsatz der Spiegeltherapie in der Schlaganfallrehabilitation eignet sich hervorragend für die Behandlung motorisch hochgradig betroffener Schlaganfallpatienten (Dohle et al. 2009). Dies erklärt auch, warum die Kombination aus FES und Spiegeltherapie hier einen Schwerpunkt bildet. Es konnte ferner aufgezeigt werden, dass die üblicherweise zur Verfügung stehende Behandlungszeit von 30 Minuten der erfolgreichen Durchführung dieser kombinierten Therapieverfahren nicht entgegensteht (Schick et al. 2017).

Die Kombination der BoNT-A-Therapie mit unmittelbar anschließender (F)ES ist bei spastischen Bewegungsstörungen klinisch sehr sinnvoll. Sie wird in einem systematischen Review beschrieben (Intiso et al. 2017) und in Abschn. 11.2 erörtert.

Dieses Kapitel soll eine Basis darstellen, von der aus in Zukunft einheitliche und durch weitere Studien belegte Stimulationsprotokolle entwickelt werden können. Es soll ferner als Diskussionsgrundlage verstanden werden, um beide Therapieverfahren bei der Behandlung von spastischen Bewegungsstörungen standardisiert kombiniert einzusetzen.

11.2 Kombination von Funktioneller Elektrostimulation und Spiegeltherapie (C. Dohle)

▶ **Zusammenfassung** Die Elektrostimulation und die verschiedenen Varianten werden vorwiegend über sensible Afferenzen vermittelt. Demgegenüber wirkt die Spiegeltherapie mit einer Spiegelung der nichtbetroffenen Extremität direkt über eine Stimulation der Bewegungsrepräsentation. Die daraus resultierende theoretische Überlegung, dass beide Therapieansätze synergistisch wirken, konnte in klinischen Studien bestätigt werden. Diese Daten werden im Detail dargestellt.

11.2.1 Hintergrund

Die Wirksamkeit der Funktionellen Elektrostimulation (FES) bei der Erholung nach Schlaganfall hat verschiedene Wirkmechanismen. Einerseits werden durch die Stimulation Bewegungen ausgelöst, die der ursprünglich vorhandenen Bewegung oder Funktion nahekommen sollen. Darüber hinaus bewirkt die FES über eine afferente elektrische Stimulation (Kap. 9) ebenfalls eine Erholung (Kap. 3). Allerdings werden beide Effekte (Propriozeption, elektrische Stimulation) im Wesentlichen durch periphere sensible Afferenzen vermittelt, die nach Schlaganfall häufig gestört sind. Aber auch Effekte durch antidrome efferente Stimulationen tragen zu spinaler plastischen Veränderungen bei (Kap. 3). In der modernen FES wird auf visuelles Feedback der Bewegungsdurchführung sowie erfolgreiche Bewegungsdurchführung beim aufgabenorientierten Üben großen Wert gelegt. Diese positiven Effekte auf das motorische Lernen werden in der FES durch patientenintendierte bzw. EMG-getriggerte Impulsauslösung mit mehreren Stimulationskanälen verstärkt. Bei Patienten mit schwerer bis moderater Beeinträchtigung führt die EMG-Triggerung zu einer stärkeren Aktivierung im ipsiläsionalen somatomotorischen Kortex (SMC) als bei Elektrostimulation ohne Willkürbewegung und sogar als bei aktiver Bewegung allein (Hara et al. 2013). Auch in einer weiteren Studie (Barsi et al. 2008) konnte gezeigt werden, dass die willentlich initiierten funktionellen Stimulationen deutlich größere Effekte auf die motorisch evozierten Potenziale (MEP) des Kortex haben als Willkürbewegung oder FES allein (Kap. 3). Gerade bei hochgradigen Paresen sind jedoch letztgenannte Therapieansätze oft nur schwierig umsetzbar oder erfordern die Impulsauslösung über intakte Körperabschnitte.

Generell empfiehlt sich daher gerade bei hochgradigen Paresen die Durchführung von Therapien mit Stimulation der zentralen Bewegungsrepräsentation wie Bewegungsbeobachtung, mentale Vorstellung oder Spiegeltherapie (ST). Bei der Spiegeltherapie wird ein Spiegel so in der Körpermitte von Patienten platziert, dass das Spiegelbild der nichtbetroffenen Extremität erscheint, als wäre es die betroffene Extremität. Bildgebungsstudien konnten zeigen, dass die Spiegelillusion messbare Effekte auf die Hirnaktivität hat: Bei Anwendung kommt es zu einer Aktivierung der Hemisphäre, die kontralateral zum visuellen Bild ist, also in der Regel die geschädigte Hemisphäre (Dohle et al. 2004).

Gerade die ST eignet sich besonders zur Kombination mit der Elektrostimulation, da prinzipiell keine Anforderungen an die motorische Fähigkeit gestellt werden. Dabei ist die Evidenz für eine Wirksamkeit der ST nach Schlaganfall in den letzten Jahren förmlich explodiert. Ein systematisches Cochrane-Review (Thieme et al. 2018) fand zum Suchzeitpunkt August 2018 insgesamt 62 randomisierte klinische Studien mit insgesamt 1982 Teilnehmern, bei denen die ST entweder einzeln oder in Kombination mit anderen Therapien eingesetzt wurde.

11.2.2 Evidenzlage

Bereits im besagten Cochrane-Review fanden sich sieben Studien mit Kombinationen von ST mit Elektrostimulation. Eine weitergehende Handsuche des Autors im Februar 2020 ergab zwei weitere Studien, bei denen ein Kombinationsregime angewandt wurde.

Für den Nachweis der Effektivität der Kombinationstherapie sind dabei zwei Fragen relevant:

- Lässt sich die Effektivität der ST durch eine begleitende FES steigern?
- Lässt sich die Effektivität der FES durch eine begleitende ST steigern?

Für beide Fragestellungen konnten je drei verwertbare randomisierte klinische Studien identifiziert werden. Zudem fanden sich insgesamt drei dreiarmige Studien, die jeweils FES und ST isoliert mit der Kombinationstherapie verglichen und damit Aussagen zu beiden Fragestellungen erlaubten. Dabei kamen in der FES sehr verschiedene Protokolle zum Einsatz. Die Ergebnisse werden nachfolgend zusammengefasst.

11.2.3 Unterschiede der Effektivität der FES-ST-Kombinationstherapie (zweiarmige Studien) gegenüber FES allein

Für diese Kombination konnten drei randomisierte klinische Studien identifiziert werden, davon zwei für die obere und eine für die untere Extremität.

In einer Studie (Kim et al. 2014) erhielten insgesamt 23 subakute Schlaganfallpatienten zusätzlich zum regulären Rehabilitationsprogramm eine FES des M. extensor digitorum, M. extensor carpi radialis longus und brevis durch Betätigung eines Schalters (Handgelenkextension) der nichtbetroffenen Seite. Die Patienten sollten dabei versuchen, beide Hände simultan zu bewegen. In der Experimentalgruppe wurde das Bild der nichtbetroffenen Seite durch einen stärke Spiegel präsentiert. Im Vergleich der prozentualen Verbesserung der drei motorischen Unter-Scores des Fugl-Meyer-Scores zeigte sich eine stärke Verbesserung unter der Kombinationstherapie im Bereich der Hand- und Fingerfunktion, nicht aber in der proximalen Funktion. Im Box-and-Block-Test fand sich kein signifikanter Interventionsgruppenunterschied.

In einer weiteren Studie (Schick et al. 2017) erfolgte eine bilaterale Stimulation des M. extensor carpi radialis longus und des M. flexor digitorum superficialis sowohl der betroffenen als auch der nichtbetroffenen Seite bei 35 subakuten Schlaganfallpatienten. Auslöser der Stimulation war in diesem Fall das EMG-Signal der nichtbetroffenen Seite. Auch hier übten die Patienten in der Interventionsgruppe mit einem zusätzlich aufgestellten Spiegel. In dieser Studie zeigte sich kein Unterschied über die gesamte Studiengruppe. Bei der Subgruppenanalyse fand sich jedoch ein signifikanter Unterschied in der Patientengruppe mit hochgradiger Arm-/Handparese (Fugl-Meyer-Gesamtscore < 17 Punkte) im proximalen Anteil des Fugl-Meyer-Scores.

Dieses Studiendesign eignet sich sehr gut zur praktischen Anwendung am hochgradig betroffenen Schlaganfallpatienten und wird in Kap. 6 ausführlich dargestellt (Abb. 11.1).

In einer dritten Studie (Lee und Lee 2019) erhielten je 15 chronische, gehfähige Schlaganfall Patienten eine afferente sensible Stimulation mit einer „mesh sock". In der Interventionsgruppe wurde diese Therapie kombiniert mit Spiegeltherapie bei Fußgelenk-Dorsalextension. Hier zeigten sich Unterschiede zwischen beiden Therapiegruppen bezüglich Muskelkraft und Balance (Berg Balance Scale) sowie bestimmter Parameter der Ganganalyse (Ganggeschwindigkeit, Schrittlänge und „stride length").

11.2.4 Unterschiede der Effektivität der FES-ST-Kombinationstherapie (zweiarmige Studien) gegenüber ST oder FES allein

Für die Fragestellung, ob der Effekt von Spiegeltherapie durch die simultane Elektrostimulation verstärkt werden kann, liegen leider weniger aussagekräftige Daten vor. In der einzigen Studie für die obere Extremität (Lin et al. 2014) wurde der Effekt einer zusätzlich zur Spiegeltherapie durchgeführten somatosensorischen Stimulation mittels eines „mesh glove" untersucht. In dieser kleinen Studie mit 2 × 8 Patienten fand sich eine signifikante Verbesserung beim Action Research Arm Test (ARAT) und beim Box and Block Test (BBT) durch die zusätzliche Stimulation, nicht aber bezüglich der Spastizität.

Zwei andere Studien fokussierten auf die untere Extremität: Die Arbeitsgruppe um Ji behandelten drei Gruppen mit je 10 Patienten im chro-

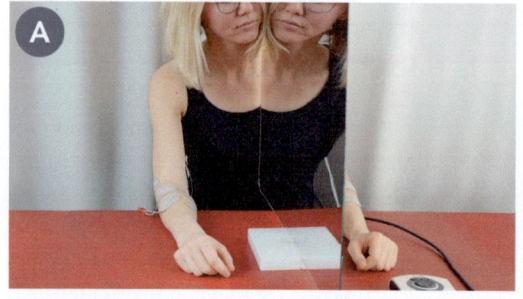
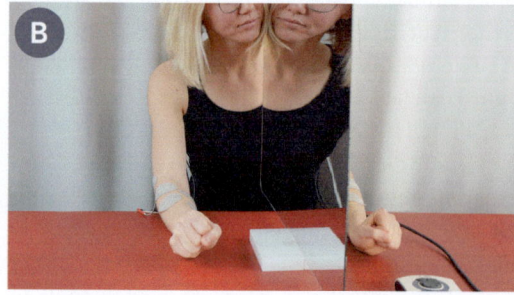

Abb. 11.1 Kombination von FES und ST

nischen Stadium nach Schlaganfall (Ji et al. 2014). Bei der Elektrostimulation löste eine Fußhebung der nichtbetroffenen Seite eine FES mit Dorsalextension des betroffenen Fußes aus. In dieser Studie gab es auch eine Kontrollgruppe mit Sham-Therapie, deren Patienten weder ST noch FES erhielten. Zielkriterium waren vier verschiedene Parameter eines Bewegungsmesssystems bei Gangbewegungen. Hier zeigte sich bei den beiden Gruppen, die mit einem Spiegel trainierten, eine höhere Ganggeschwindigkeit gegenüber der Kontrollgruppe. Schrittlänge und "stride length" waren nur in der Kombinationstherapie signifikant höher als in der Kontrolltherapie.

In einer Studie mit ganz ähnlichem Design, allerdings höherer Patientenzahl (2 × 23 subakute Schlaganfallpatienten; Xu et al. 2017) zeigte sich im primären Outcome, dem 10-Meter-Gehtest, eine stärkere Verbesserung bei der Kombinationstherapie gegenüber der isolierten ST und der Kontrollgruppe (ohne zusätzliche Therapie). In den Brunnström-Stadien der Erholung der unteren Extremität zeigten sich beide Therapiearme unter Benutzung des Spiegels als überlegen gegenüber der Kontrolltherapie, jedoch ohne zusätzlichen Effekt durch die Elektrostimulation. Dieses Bild zeigte sich auch im passiven Bewegungsausmaß. Bezüglich der Spastizität (Ashworth Scale) fand sich sogar eine Überlegenheit der Kombinationstherapie gegenüber der isolierten ST und der Kontrolltherapie.

11.2.5 Unterschiede der Effektivität der FES-ST-Kombinationstherapie verglichen mit ST und FES jeweils allein

Insgesamt drei randomisierte, klinische Studien waren dreiarmig angelegt und verglichen die Kombinationstherapie mit ST und FES jeweils allein.

In der bereits 2011 veröffentlichten ersten Studie (Yun et al. 2011) erhielten je 20 subakute Schlaganfallpatienten entweder eine zyklische FES des M. extensor digitorum communis und des M. extensor pollicis brevis, eine Spiegeltherapie oder die Kombination beider Verfahren. In dieser Studie zeigten sich keine Unterschiede zwischen den beiden Einzeltherapien, wohl aber eine Überlegenheit der Kombinationstherapie gegenüber beider Einzeltherapien in allen Untertests des Fugl-Meyer-Scores der oberen Extremität sowie bezüglich der Kraft bei der Handgelenkextension.

In einer weiteren dreiarmigen Studie (Nagapattinam et al. 2015) wurden die Wirkung von FES und ST in drei Gruppen aus jeweils 20 subakuten Schlaganfallpatienten verglichen. Sowohl im Rahmen der FES als auch der ST wurde das zyklische Ergreifen einer Flasche (taskspezifisches Training) untersucht. Das Zielkriterium dieser Studie war der Action Research Arm Test (ARAT) mit seinen vier Untertests, bei denen kein signifikanter Unterschied zwischen den verschiedenen Therapiegruppen etabliert werden konnte, auch wenn die visuelle Inspektion der Daten einen leichten Vorteil für die Kombinationstherapie nahelegte.

Auch die dritte Studie (Mathieson et al. 2018) verglich die beiden Einzeltherapien mit ihrer Kombination. An dieser Studie nahmen insgesamt 50 subakute Schlaganfallpatienten teil. Die FES erfolgte ebenfalls zyklisch über dem M. extensor digitorum und dem M. extensor pollicis brevis. In dieser Studie zeigte sich zunächst in der Per-Protokoll-Analyse kein signifikanter Unterschied zwischen den drei Therapiearmen bezüglich keinem der erfassten Zielkriterien (Fugl-Meyer-Scores, ARAT, ADL-Skalen). Ergänzend wurde daher für das Zielkriterium ARAT eine Varianzanalyse (ANOVA) durchgeführt, mit der unter Berücksichtigung der leicht unterschiedlichen Baseline-Daten eine Überlegenheit der FES gegenüber der ST und der Kombinationstherapie herausgearbeitet werden konnte.

11.2.6 Zusammenfassende Beurteilung

Zusammenfassend zeigt sich in der Mehrheit der dargestellten Studien, dass der Effekt der FES bei subakuten Schlaganfallpatienten durch eine gleichzeitig durchgeführte ST verstärkt werden kann. Die Daten von Nagapattinam legen allerdings nahe, dass dieser Effekt – zumindest bei den hier untersuchten Gruppengrößen – nur auf der ICF-Funktionsebene (Fugl-Meyer-Assessment), nicht aber auf der Aktivitätsebene (Action Research Arm Test) nachweisbar ist.

Für die Fragestellung der Steigerung der Effektivität der ST durch die FES liegen weniger dezidierte Studien vor. Zwei der drei Studien behandelten die untere Extremität, bei der die Übertragbarkeit der Konzepte der Spiegeltherapie nicht gesichert werden kann. Insgesamt gibt es hier einen leichten Hinweis auf einen additiven Effekt der ST zu dem der FES.

In der Zusammenfassung aller vorgestellten Studien gibt es somit klare Hinweise, dass es sich bei der ST und der FES um komplementäre Therapieansätze handelt, die in der Kombination einen additiven Effekt entfalten können. Die bisher vorliegenden Daten erlauben keinen direkten Vergleich bezüglich des Anteils dieser beiden Therapieansätze. Die robustere Datenbasis liegt jedoch für den Fakt vor, dass die FES durch die Anwendung der ST gesteigert werden kann, dass also unter anderem die EMG-getriggerte oder auch patientenintendierte, peripher durchgeführte elektrische Stimulation durch die ST in ihrer zentralen Auswirkung zusätzlich unterstützt wird.

11.3 Botulinum-Toxin A und (Funktionelle) Elektrostimulation (K. Fheodoroff)

▶ **Zusammenfassung** In diesem Abschnitt wird die Auswirkung der spastischen Bewegungsstörung („spastic movement disorder", SMD) auf die Bewegungskontrolle und die Handlungsfähigkeit dargestellt.

Botulinum-Toxin-A-(BoNT-A-)Injektionen haben sich als Goldstandard der medikamentösen Behandlung der SMD etabliert. Damit kann ein „therapeutisches Fenster" eröffnet werden, in dem die Betroffenen sowohl den Umgang mit der SMD (Dehnung, Lagerung) als auch an einer eventuell durch die Muskeltonuserhöhung/Synkinesien maskierten Kontrolle von Willkürbewegungen (Kräftigung, repetitives Üben) unter therapeutischer Anleitung trainieren können.

Die Elektrostimulation etabliert sich zunehmend als ideale Ergänzung. Mittels neuromuskulärer Elektrostimulation (NMES) können die spastischen Agonisten detonisiert und die Wirkung der BoNT-A-Injektionen verstärkt werden. Mittels der Funktionellen Elektrostimulation (FES) können handlungsrelevante Bewegungsmuster verstärkt und in hoher Frequenz trainiert werden.

Die Grundlagen, die praktische Durchführung und die Ziele der Kombinationsbehandlung werden in diesem Abschnitt ausführlich beleuchtet.

11.3.1 Die spastische Bewegungsstörung

Die spastische Bewegungsstörung („spastic movement disorder", SMD) (Dressler et al. 2018) ist eine der häufigsten Folgen einer Schädigung des zentralen Nervensystems (also von Gehirn und Rückenmark). Unter dem Begriff SMD werden heute nur mehr die Plusphänomene des *Pyramidenbahnsyndroms* (Upper Motor Neuron Syndrome UMNS) zusammengefasst. Wesentliche Kennzeichen der SMD sind: gesteigert auslösbare Muskeleigenreflexe, eine geschwindigkeitsabhängige Muskeltonuserhöhung bei passiver Dehnung und das Auftreten von unwillkürlichen Bewegungsreaktionen (Synkinesien, spastische Dystonie). Davon abzugrenzen sind die Minusphänomene: gestörte Muskelkraft, gestörte Kontrolle von Willkürbewegungen und reduzierte Muskelausdauer. Der im zeitlichen Verlauf sich entwickelnde Muskelumbau mit Muskelverkürzung und resultierender eingeschränkter segmentaler Gelenkbeweglichkeit bis hin zur Entwicklung von Kontrakturen wird als Folge der SMD bzw. des UMNS angesehen (Gracies 2005a, b; Platz 2018).

▶ **Wichtig** b760: Funktionen der Kontrolle von Willkürbewegungen (ICF-DIMDI, 2004)
Funktionen, die mit der Kontrolle und Koordination von willkürlichen Bewegungen verbunden sind.
Inklusiv: Funktionen der Kontrolle einfacher und komplexer Willkürbewegungen, der Koordination von Willkürbewegungen, Stützfunktionen der Arme oder Beine, motorische Rechts-links-Koordination, Auge-Hand-Koordination, Auge-Fuß-Koordination; Funktionsstörungen wie Kontroll- und Koordinationsprobleme, z. B. Dysdiadochokinese.
Exklusiv: Funktionen der Muskelkraft (b730); Funktionen der unwillkürlichen Bewegungen (b765), Funktionen der Bewegungsmuster beim Gehen (b770).

Zur Erfassung der Bewegungskontrolle hat sich der Fugl-Meyer-Test etabliert. Dabei wird die Durchführung von Bewegungsaufträgen mit oder ohne Synkinesien (Mit- bzw. Ausweichbewegungen) bewertet. Für den Arm werden 30 Bewegungsaufträge in ansteigendem Schwierigkeitsgrad (max. 60 Punkte) und für das Bein 11 Bewegungsaufträge (max. 22 Punkte) überprüft. Reflexe, Koordination, Sensibilität und Gleichgewichtsaufgaben werden getrennt geprüft (Crow et al. 2014; Fugl-Meyer et al. 1975; Woodbury et al. 2013).

▶ Die systematische Erfassung der Kontrolle von Willkürbewegungen sollte fixer Bestandteil jeder Eingangs- und Abschlussuntersuchung sein.

Folgt man dem Modell der Internationalen Klassifikation der Funktionsfähigkeit, Behinderung und Gesundheit (ICF), sind alle genannten Parameter den Körperstrukturen/Körperfunktionen zuzuordnen. Wie in Kap. 5 ausgeführt, stellen Schädigungen der Körperstruktur/Körperfunktionen interne Barrieren für die Durchführung unterschiedlicher Handlungen und Aufgaben dar, die zum Teil mittels externer Förderfaktoren (Hilfsmittel/Assistenz) kompensiert werden können.

Zur Kategorisierung der Leistungsfähigkeit auf der Ebene der Handlungen haben sich die „Functional Ambulation Categories" bewährt, eine 6-stufige Kategorisierung des Gehens (von „nicht gehfähig/Hilfe von 2 Personen" bis „unabhängig gehfähig in jedem Gelände"; Holden et al. 1984, 1986; Mehrholz et al. 2007). Für die Arm-Hand-Aktivitäten wurde kürzlich eine analoge Kategorisierung in 5 Stufen vorgeschlagen, die die Auswahl unterschiedlicher Behandlungsstrategien erleichtern soll (Tab. 11.1).

Mittlerweile existieren gute klinische Daten, die den Grad der Erholung der Mobilität 6 Monate nach dem Schlaganfall bereits 48 bzw. 72 Stunden nach Beginn der Symptomatik vorhersagen.

Können die Patienten 72 Stunden nach einem Schlaganfall frei und stabil sitzen und Hüft-/Knie-/Sprunggelenk des betroffenen Beines in geringem Umfang willkürlich bewegen, besteht eine große Chance (98 %), dass sie 6 Monate nach dem Schlaganfall unabhängig und ohne Hilfsmittel gehen können. Umgekehrt haben diejenigen Patienten, die nicht für mindestens 30 Sekunden frei sitzen können, nur eine 27 %ige Chance, 6 Monate später unabhängig gehen zu können (Veerbeek et al. 2011). Veränderungen im Gangmuster bestehen für lange Zeit und sind durch abnormen Muskeltonus, Gangasymmetrie und Beugesynkinesien des betroffenen Armes gekennzeichnet. Die Betroffenen haben einen um 50–70 % erhöhten Energieverbrauch beim Gehen im Vergleich zu gesunden Individuen mit gleicher Ganggeschwindigkeit (Awad et al. 2016; Pereira et al. 2012).

Auch für die Wiedererlangung des Arm- und Handgebrauchs wurden klinische Parameter definiert: Diejenigen Patienten, die 48 Stunden nach dem Schlaganfall die Schulter willkürlich abduzieren und die Finger willkürlich strecken können, haben eine hohe Wahrscheinlichkeit (98 %), 6 Monate nach dem Schlaganfall einen annähernd normalen Arm-Hand-Gebrauch zu erlangen. Umgekehrt haben diejenigen, die diese Bewegungskontrolle nicht willkürlich abrufen können, nur eine Wahrscheinlichkeit von 25 % für einen alltagsrelevanten Arm-Hand-Gebrauch. Wenn diese elementare Bewegungskontrolle an

Tab. 11.1 Arm-Hand-Aktivitäten-Skala (Berger et al. 2019)

Funktionslos	Keinerlei verwertbare Alltagsaktivitäten.
Fixierarm/Fixierhand	**Arm** bzw. **Hand** wird aktiv/passiv auf horizontale Ebene gebracht und kann ein Blatt Papier fixieren.
Haltearm/Haltehand	**Arm** kann auf horizontaler Ebene stabilisiert werden. Der Tonus kann grob kontrolliert werden. **Hand** kann minimale Bewegungen im Bereich Greifen-Loslassen setzen und größere Gegenstände fixieren.
Hilfsarm/Hilfshand	**Arm** kann gegen die Schwerkraft bewegt werden. **Hand** kann im Bereich der Feinmotorik als Hilfe zum beidhändigen Arbeiten hinzugezogen werden (z.B. beidhändiges Essen mit Griffverdickungen).
Funktionsarm/Funktionshand	Betroffener **Arm** kann zu bimanuellen Tätigkeiten mit eventuell leichten Einschränkungen (leichte Koordinationsstörung und Tonusschwankungen, mäßige Verlangsamung) eingesetzt werden (z.B. Gegenstände ergreifen und damit bimanuell hantieren, wie Nagel einschlagen, beidhändiges Essen, etc.).

Tag 5 und 9 weiterhin nicht abgerufen werden kann, sinkt die Wahrscheinlichkeit auf unter 15 %; dafür steigt bei diesen Patienten die Wahrscheinlichkeit, in weiterer Folge eine SMD zu entwickeln, um das 13-Fache (de Jong et al. 2011; Nijland et al. 2010).

Die Entwicklung der Bewegungswiederaufnahme wurde von Brunnström in sechs Stufen gegliedert (Tab. 11.2). Dabei ist anzumerken, dass die Entwicklung – abhängig von der Größe der ZNS-Schädigung – auf jeder der einzelnen Stufen stehen bleiben kann.

In frühen Stadien nach der Schädigung stehen die (schlaffen) Paresen im Vordergrund. Je nach Ausmaß der Schädigung und des Paresegrades, dem Vorhandensein von Schmerzen und von Sensibilitäts- und Wahrnehmungsstörungen entwickelt sich die Tonussteigerung in 4–27 % innerhalb der ersten 4 Wochen nach Schlaganfall und in 19–27 % in den ersten 3 Monaten nach Schlaganfall. 17–42 % der Schlaganfallpatienten leiden an einer chronischen SMD (Wissel et al. 2013). Mit zunehmender Dauer der SMD kommt es relativ rasch zu Veränderungen in den paretischen Muskeln (Verlust an elastischen Fasern; fettiger und bindegewebiger Umbau, Veränderung von Ionenkanal-Proteinen), welche die Beweglichkeit im spastischen Segment zusätzlich einschränkt (McKenzie et al. 2008). Eine frühe Behandlung der SMD erscheint daher sinnvoll; ob dadurch die Sekundärveränderungen verhindert werden können, ist noch nicht ausreichend untersucht (Abb. 11.2).

Entsprechend dem zeitlichen Verlauf stehen unterschiedliche Behandlungsziele im Vordergrund (Tab. 11.3). Während in den ersten 6–12 Monaten die Behandlung der spastikassoziierten Muskelschmerzen, der Erhalt des Bewegungsausmaßes im spastischen Segment und die Muskeltonusreduktion zur Förderung der Kontrolle von Willkürbewegungen für Aktivitäten wie Fixieren, Greifen und Loslassen von Gegenständen sowie Aufstehen/Hinsetzen und (Barfuß-) Gehen im Vordergrund stehen, sind es in der chronischen Phase der SMD eher Ziele wie das Unterdrücken von Synkinesien und das Dehnen der spastischen Bewegungssegmente zur Erleichterung der Selbstversorgung (sich waschen/Körperteile pflegen/sich kleiden) (Fheodoroff et al. 2015, 2019; Wissel et al. 2020).

Weder die Lähmungen noch der Muskeltonus selbst können von den Patienten direkt beeinflusst werden – wohl aber durch Medikamente, Stimulation und (weichteil-) chirurgi-

Tab. 11.2 Stufen der Bewegungswiederaufnahme (Brunnstrom 1966)

Stufe	Bezeichnung	Charakteristika
1	Muskel-Hypotonus	Keine Willkürbewegungen
2	Frühe Spastizität	Basale Flexor-/ Extensorsynergien
3	Deutliche Spastizität	Komponenten von Flexor-/ Extensorsynergien werden willkürlich initiiert
4	Abnahme von Spastizität	Willkürbewegungen abweichend von basalen Flexor-/ Extensorsynergien
5	Verschwindende Spastizität	Willkürbewegungen relativ unabhängig von basalen Flexor-/ Extensorsynergien
6	Minimale Spastizität	Bewegungen / Koordination fast normal

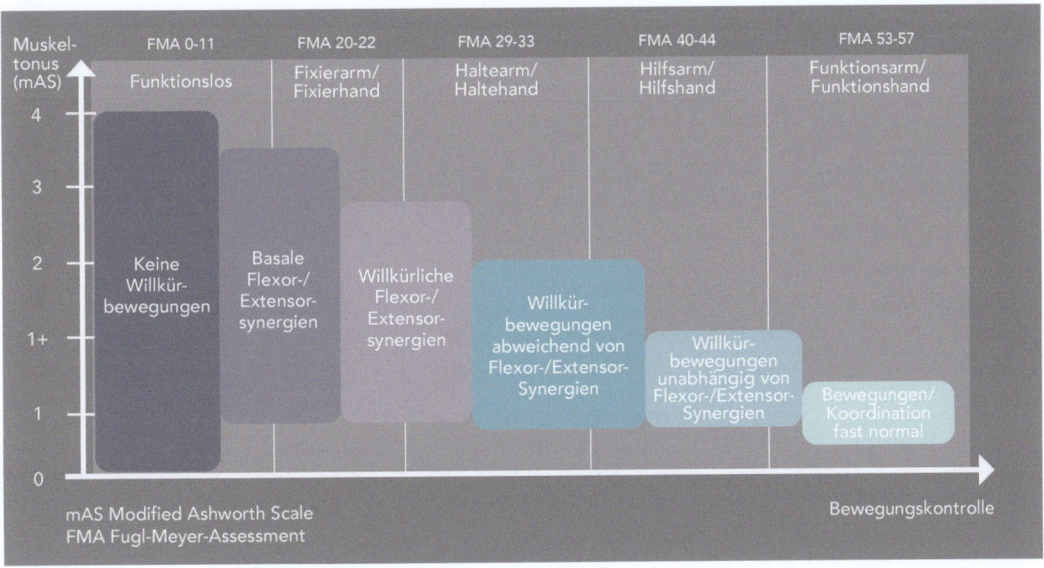

Abb. 11.2 Einfluss des Muskeltonus auf die Bewegungskontrolle

Tab. 11.3 Häufige Muster bei spastischer Bewegungsstörung (SMD), beteiligte Muskeln und Behandlungsziele

Muster	Beteiligte Muskeln	Behandlungsziele
Schulteradduktion, - Innenrotation, - Retraktion	- Pectoralis major - Latissimus dorsi - Teres major / minor - Subscapularis - Rhomboideus major / minor	- Sitzen / Stehen / Gehen mit geringen Armbeuge-Synkinesien - Achselhöhle reinigen - Oberkörper ankleiden - Arm auf dem Tisch lagern - Nach einem Gegenstand langen
Ellbogenflexion	- Biceps brachii, Brachialis - Brachioradialis - Pronator teres	
Pronierter Unterarm	- Pronator teres - Pronator quadratus	- Arm auf dem Tisch lagern - Nach einem Gegenstand langen
Handgelenks- und Fingerbeugung (tonischer Faustschluss)	- Flexor carpi ulnaris / radialis - Flexor digitorum superficialis / profundus - Flexor pollicis longus	- Hand waschen / pflegen - Finger dehnen gegen geringen Widerstand - Gegenstände fixieren / greifen / loslassen
Daumenbeugung, „Lumbrikalhand" (Beugung der MCP-Reihe)	- Flexor pollicis brevis - oppones / adductpr pollicis - Interossei volares	
Hüftadduktion	- Adductor longus, brevis, (magnus) - Pectineus	- Intimhygiene / Harn-Katheterismus mit geringem Widerstand - Hose ankleiden - Gehen ohne überkreuzte Beine (Scherengang)
Hüft- und Kniebeugung	- Psoas major / iliacus - Gracilis / Semimembranosus / Semitendinosus	- Hose ankleiden - Aufstehen / Stehen mit gestrecktem Bein
Kniestreckung	- Rectus femoris - Quadriceps-Gruppe	- Sitzen im (Roll-)Stuhl ohne Oberschenkel-Spasmen / Krämpfe - Gehen mit Kniebeugung in Schwungbeinphase
Spastischer Spitzfuß	- Soleus, Gastrocnemius - Tibialis posterior / (anterior) - Flexor digitorum longus	- Aufstehen / Stehen / Gehen mit Fersen- / Sohlen- / Vorfußkontakt - Ohne Schiene / Barfuß gehen
Zehenkrallen	- Flexor digitorum / hallucis longus - Flexor digitorum / hallucis brevis	- Schuhe anziehen - Ohne Schiene / Barfuß gehen - Ohne Fußkrämpfe gehen
Tonische Großzehenstreckung (striatal toe)	- Extensor hallucis longus	- Schuhe anziehen - Mit Schuhen ohne Fußkrämpfe gehen

sche Verfahren. Die Patienten können jedoch im Rahmen der Neurorehabilitation lernen, mit den Störungen möglichst effizient umzugehen und dadurch ihre Selbstbestimmung und Handlungsfähigkeit im Sinne des angeleiteten Selbstmanagements („guided self-management") zu optimieren. Durch regelmäßige Dehnung und Lagerung sowie repetitive Bewegungen (evtl. auch gerätegestützt und durch Elektrostimulation mit häufigen Wiederholungen) lernen die Patienten, der SMD entgegenzuwirken und die darunterliegende Bewegungskontrolle eventuell auch in synkinetischen Bewegungsmustern zur Durchführung von Aufgaben und Handlungen zu nutzen (z. B. um Gegenstände zu fixieren; um Gegenstände mit gebeugtem Ellbogen in einer Tasche zu tragen).

Zur medikamentösen Behandlung der SMD hat sich mittlerweile Botulinum-Toxin-A bewährt.

11.3.2 Botulinum-Toxin: Pharmakologie, Wirkmechanismus und Anwendungen

Botulinum-Toxin – Pharmakologie
Botulinum-Neurotoxine (BoNT) werden von anaerob wachsenden, sporenbildenden Bakterien der Spezies Clostridium botulinum gebildet. Dabei handelt es sich um natürlich vorkommende, komplexe Proteine, die eine hohe Neurotoxizität aufweisen. Alle BoNT binden mit hoher Affinität an periphere cholinerge Nervenendigungen der glatten und quer gestreiften Muskulatur sowie an Drüsen mit cholinerger Reizübertragung und hemmen die Ausschüttung der Neurotransmitters Acetylcholin (ACh) an der präsynaptischen Membran. Damit verursachen sie eine reversible schlaffe Lähmung der behandelten Skelettmuskulatur bzw. eine Sekrethemmung der behandelten Drüsen.

Wirkmechanismus (Wirkeintritt – Wirkmaximum – Wirkdauer)
Von den sieben bekannten Serotypen (A–G) kommt derzeit fast ausschließlich der Serotyp A (BoNT-A) zur klinischen Anwendung. BoNT-A besteht aus einer schweren (100 kD) und einer leichten Kette (50 kD), die über eine Disulfidbrücke miteinander verbunden sind. Die schwere Kette ist für die Bindung an die präsynaptische Nervenendigung im Rahmen des ACh-Vesikel-Recyclings und die Translokation aus den ACh-Vesikeln in das Zytosol der Nervenzelle verantwortlich. Die Aufnahme von BoNT-A in die terminale Nervenendigung ist also von der ACh-Ausschüttung abhängig. Nur wenn ACh-Vesikel mit der präsynaptischen Nervenzellmembran verschmelzen, wird der spezifische Bindungsrezeptor für die schwere BoNT-A-Kette präsentiert (Abb. 11.3). Je mehr ACh nach der Injektion ausgeschüttet wird, desto mehr BoNT-A wird in die präsynaptische Nervenendigung aufgenommen. Inaktivität nach einer BoNT-A-Behandlung (Lagerung, Bettruhe) ist daher zu vermeiden.

Die leichte Kette ist für die biologische Wirkung verantwortlich, indem sie die Fusionsproteine zerstören, die für das Verschmelzen der ACh-Vesikel mit der präsynaptischen Membran zuständig sind. In Abhängigkeit vom BoNT-Typ und von den zerstörten Fusionsproteinen wird die Ausschüttung von Acetylcholin in den synaptischen Spalt für ein typenspezifisches Zeitintervall (zwischen 2 und 24 Wochen) unterdrückt. (Field et al. 2018; Rossetto et al. 2014).

Aufgrund dieser biologischen Transformation wirkt BoNT-A nicht unmittelbar nach der Injektion; vielmehr dauert es 3–5 Tage bis zum Wirkeintritt. Das Wirkmaximum der Chemodenervation mit BoNT-A ist nach 7–10 Tagen erreicht und hält für 8–12 Wochen an. Da die ACh-Ausschüttung sowohl an den extrafusalen als auch an den intrafusalen Endplatten reduziert wird, werden auch die neuromuskulären Afferenzen (der spastische Reflexbogen) blockiert.

Das Neurotoxin wird in weiterer Folge im präterminalen Axon durch Proteasen abgebaut; damit werden keine weiteren Fusionsproteine mehr zerstört. Die für die Exozytose notwendigen Fusionskomplexe werden neu gebildet, sodass die Synapse ihre Funktion 8–12 Wochen nach Behandlung mit BoNT-A wieder aufnehmen kann. Insbesondere bei der Behandlung der spastischen Bewegungsstö-

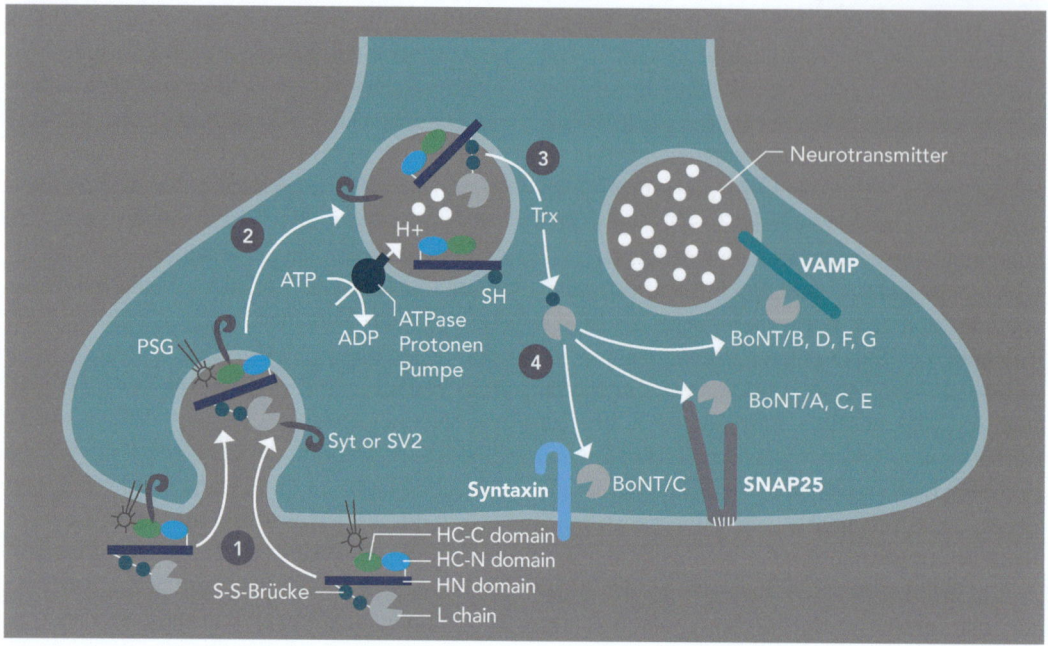

Abb. 11.3 Wirkungsweise von Botulinum-Neurotoxinen. Die schwere BoNT-Kette bindet mit ihrem Kohlenwasserstoffende („HC-C domain") spezifisch an einen Polysialogangliosid-Rezeptor („PSG") der präsynaptischen Membran und an einem von zwei Proteinrezeptoren (Syntagmin – „Syt" or „SV2") in der ACh-Vesikel-Membran und wird im Rahmen des ACh-Vesikel-Recyclings in das terminale Nervenende aufgenommen (1). Um überschüssiges ACh wieder in das Vesikel aufzunehmen, wird der Vesikelinhalt über die ATPase-Protonenpumpe mit Protonen („H+") angereichert. Im sauren Milieu kommt es zu einer Konformitätsänderung. Das N-terminale Ende der schweren Kette („HN domain") bildet eine Pore in der Vesikelmembran, durch die die leichte BoNT-Kette („L chain") aus dem Vesikel ausgeschleust wird (2). Durch das Enzym Thioredoxin-Reduktase („Trx") wird die leichte Kette an der Disulfidbrücke („S-S-Brücke"/„SH") vom N-terminalen Ende der schweren Kette abgespalten. Nun kann die leichte Kette die proteolytische Aktivität im Zytosol entfalten (3). Der Fusionskomplex zur Verschmelzung der ACh-Vesikel mit der präsynaptischen Membran und zur ACh-Freisetzung in den synaptischen Spalt besteht aus drei Proteinen, die sich helixartig ineinander verdrehen: Syntaxin, SNAP-25 (Synaptosomal-Associated Protein) und VAMP (Vesicle-Associated Membrane Protein). Die BoNT-Typen B, D, F und G spalten VAMP, die Typen A, C und E spalten SNAP-25 (an unterschiedlichen Stellen), und Typ C spaltet Syntaxin (4). ATP, Adenosintriphosphat; ADP, Adenosindiphosphat

rung wird dieser Zeitraum der blockierten neuromuskuläre Übertragung auch als „therapeutisches Fenster" bezeichnet, das zur Erarbeitung neuer Bewegungsmuster genutzt werden kann. Damit kann die klinische Wirkdauer verlängert werden.

Die verschiedenen kommerziell verfügbaren BoNT-A-Produkte unterscheiden sich bezüglich des Proteingehalts, der Hilfsstoffe und damit auch der Wirkstärke. Sie sind somit nur bedingt vergleichbar. Bisher wurden keine direkten Vergleichsstudien der einzelnen Produkte im Hinblick auf Wirkdauer und -stärke sowie zur Sicherheit und Wirksamkeit bei unterschiedlichen Indikationen durchgeführt. Die Auswahl eines der registrierten Produkte hängt daher stark von der Verfügbarkeit des Produkts und der klinischen Erfahrung des Anwenders mit dem speziellen Produkt ab (Field et al. 2018).

Registrierte Indikationen – „off-label use"
Die Injektionsbehandlung mit BoNT-A ist bei Erkrankungen indiziert, die mit einem erhöhten Muskeltonus der quer gestreiften oder glatten Muskulatur sowie bei Erkrankungen mit vermehrter Sekretion von Drüsen (Speichel, Schweiß) einhergehen. Mittlerweile liegen für eine Reihe von Erkrankungen offizielle Registrierungen vor. Darüber hinaus wird BoNT-A auch bei anderen Erkrankungen im Rahmen von Heilversuchen („off-label use") eingesetzt (Tab. 11.4).

Tab. 11.4 Registrierte Indikationen zur BoNT-A-Behandlung und „off-label use"

Registrierte Indikationen[1]	Verwandte Indikationen[2]
Blepharospasmus, Hemifazialer Spasmus	Meige-Syndrom (Grimassieren)
Zervikale Dystonie (Torticollis spasmodicus)	Oromandibuläre Dystonie; linguale und laryngeale Dystonien, spasmodische Dysphonie; fokale Dystonie der Arme / Beine (Schreibkrampf); Tremor (Zittern des Kopfes und der Hände)
Arm- und Hand-Spastik nach Schlaganfall	Rumpf- und Schultermuskel-Verkrampfungen nach Schlaganfall / schwerem Schädel-Hirn-Trauma
Spastik des Unterschenkels /Fußgelenkes nach Schlaganfall / schwerem Schädel-Hirn-Trauma	Hüft- und Oberschenkelmuskulatur nach Schlaganfall / schwerem Schädel-Hirn-Trauma
Dynamische Spitzfußstellung (Equinovalgus-Deformität) bei Kindern mit Zerebralparese ab dem 2. Lebensjahr	Hüft- und Oberschenkelmuskulatur bei Kindern mit Zerebralparese ab dem 2. Lebensjahr
Axillare Hyperhidrose	Palmoplantare Hyperhidrose
Übermäßige Speichelproduktion mit unwillkürlichem Speichelverlust aus der Mundhöhle (Sialorrhoe)	
Symptomatische Behandlung bei chronischer Migräne	
Überaktive Blase mit Harninkontinenz	

[1] Für Details: Siehe länderspezifische Zulassungs- und Beipacktext des jeweiligen Produktes
[2] Zur Aufklärung stehen standardisierte Aufklärungsbögen zur Verfügung.

Behandlungstechniken

Aufgrund ihrer Molekülgröße können BoNT weder die Hautbarriere noch die Blut-Hirn-Schranke überwinden. Das Protein muss daher mittels Injektionsbehandlung in die Zielstrukturen eingebracht werden. Neben der Kenntnis der funktionellen Anatomie und der spastischen Bewegungsmuster zur Auswahl der überaktiven Muskeln ist daher eine präzise Injektionstechnik entscheidend für den Behandlungserfolg. Neben anatomischen Landmarken stehen Ultraschall (US), Elektromyografie (EMG) und Elektrostimulation (ES) zur Lokalisationskontrolle zur Verfügung. In einer Übersichtsarbeit von Grigoriu et al. (2015) konnte gezeigt werden, dass die Verwendung von US oder ES zur Injektionskontrolle zu besseren Behandlungsergebnissen an Arm und Bein führt als rein anatomische oder EMG-gezielte Injektionsbehandlungen. In Abhängigkeit vom Ausprägungsgrad sowie vom spastischen Bewegungsmuster und von den Behandlungszielen werden durchschnittlich 5 Muskeln am Arm und 4 Muskeln am Bein mit BoNT-A behandelt (Tab. 11.3).

Nebenwirkungen

Neben Schmerzen und Hämatomen an der Injektionsstelle kann eine übermäßige lokale Schwäche und in Einzelfällen sogar eine generalisierte Schwäche auftreten. Insbesondere bei höheren Dosierungen wurden Mund- und Augentrockenheit, Doppelbilder, Schluckstörungen, grippeähnliche Symptome, Motilitätsstörungen der Gallenblase und Blasenentleerungsstörungen beobachtet. Die Nebenwirkungen sind wie die Wirkung reversibel. Eine sorgfältige Aufklärung der Patienten und Angehörigen zu den Zielen der Behandlung, den erwarteten Wirkungen und zu möglichen lokalen und systemischen Nebenwirkungen sollte daher in standardisierter, schriftlicher Form mit ausreichendem zeitlichem Abstand vor der Injektion mit Unterschrift des Patienten bzw. seines Betreuers dokumentiert werden.

Nachuntersuchungen
Da der Behandlungseffekt individuell und dosisabhängig variiert, sind regelmäßige Nachuntersuchungen sinnvoll. Sofern nicht bereits festgelegt, sollte nach 7–14 Tagen der Bedarf an Begleitbehandlungen erhoben und festgelegt werden. Nach 4–6 Wochen sollte überprüft werden, ob und inwieweit die Behandlungsziele (s. u.) erreicht sind, ob die Begleittherapien wie geplant durchgeführt werden und ob eventuell unerwünschte Nebenwirkungen aufgetreten sind. Gleichzeitig kann der Behandlungsplan für die nächste Injektion (Bedarf bei zusätzlichen Muskeln, Dosisanpassung) festgelegt werden. Nach 12–20 Wochen ist die pharmakologische Wirkung der Behandlung abgeklungen; spätestens jetzt sollte der Bedarf an weiteren Behandlungszyklen evaluiert werden, und und weitere Behandlungen sollten geplant/durchgeführt werden (Ashford et al. 2018).

11.3.3 Kombinierte BoNT-A-Behandlung und Elektrostimulation

Durch die Behandlung der SMD mit BoNT-A wird ein „therapeutisches Fenster" eröffnet, in dem weitere Therapieverfahren zur Erarbeitung neuer Bewegungsmuster und zur Erweiterung der Handlungsfähigkeit zum Einsatz kommen sollen. Mittlerweile liegen gute Daten für eine Reihe von Kombinationsbehandlungen vor (Intiso et al. 2017; Mills et al. 2016).

Da die Aufnahme von BoNT-A durch die motorische Endplatte von deren Aktivität abhängt, liegt es nahe, die Muskelkontraktion der behandelten Muskeln mittels zyklischer neuromuskulärer Elektrostimulation (NMES) zu forcieren. Tatsächlich besteht die beste Evidenz zur Wirkungssteigerung von BoNT-A-Injektionen derzeit für die NMES der injizierten Muskeln unmittelbar und in den ersten Tagen nach der Behandlung (Frasson et al. 2005; Hesse et al. 1995, 1998). Die Dauer sollte 30 Minuten pro Einheit betragen. Die Intensität sollte so gewählt werden, dass sichtbare Muskelkontraktionen ausgelöst werden, jedoch ohne ungewollte Mitbewegungen nichtbeteiligter Muskelgruppen zu provozieren. Je nach Größe der betroffenen Muskelgruppen liegen die Stromstärken meist zwischen 15 und 90 mA. Am häufigsten wurden in den Untersuchungen Gleichstrom-Rechteckimpulse von 200 µs Dauer angewandt. Geeignet für die Therapie sind auch biphasische Rechteckimpulse mit Impulsbreiten von 200 bis 400 µs, die von einzelnen mobilen Elektrostimulationsgeräten abgegeben werden. Die Frequenzen liegen zwischen 3 und 8 Hz (zur Detonisierung der Agonisten) sowie zwischen 20 und 35 Hz (zur Tonisierung bzw. Aktivierung der Antagonisten).

Zur Funktionellen Elektrostimulation (FES) nach BoNT-A-Behandlung wurden bisher nur zwei hochwertige Studien publiziert. In der Studie von Weber et al. (2010) wurde bei chronischen Patienten die Kombination von BoNT-A-Injektionen der Unterarmflexoren mit FES im Vergleich zu einem aufgabenorientiertem Training untersucht. In der FES-Gruppe wurden ab dem 7. Tag nach Injektion sowohl die Agonisten als auch die Antagonisten über insgesamt 12 Wochen 60 Minuten pro Tag mit einer vorgefertigten myoelektrischen Orthese stimuliert, um Greifbewegungen hervorzurufen. Jeder Stimulationszyklus bestand aus einer Stimulation der Unterarmextensoren (Finger öffnen) für 5 Sekunden, gefolgt von einer Stimulation der Fingerbeuger (5 Sekunden) und einer Pause von 2 Sekunden. Als Trigger wurde die Greifbewegung (Arm zum Objekt bewegen) benutzt. Die Vergleichsgruppe absolvierte in annähernd gleicher Intensität ein aufgabenorientiertes Training (Objekte stapeln, Oberflächen wischen, Münzen sortieren). In dieser Studie konnte keine signifikante Verbesserung gegenüber der Kontrollgruppe (gemessen mit dem Motor Activity Log und dem Action Research Arm Test, ARAT) festgestellt werden.

In der Studie von Johnson et al. (2004) wurde die Kombination aus BoNT-A-Behandlung der Wadenmuskulatur und FES (biphasische elektrische Impulse mit einer Frequenz von 40 Hz, einer Impulsbreite von 30 bis 350 ms und Stromstärken bis zu 100 mA des M. peroneus und des M. tibialis anterior zur Sprunggelenkextension und -eversion in der Schwungbeinphase, ausgelöst durch einen Fersenschalter) im Vergleich zu konventioneller Physiotherapie (2- bis 3-mal pro Woche 45 Minuten) ohne BoNT-A-Therapie verglichen. Alle Patienten waren im ersten Jahr nach einem Schlaganfall und hatten Probleme beim Fersenkontakt zu Beginn der Standbeinphase aufgrund vorzeitiger Aktivierung der Wadenmuskeln beim Gehen (gemessen mittels Oberflächen-EMG). Obwohl die Studie nur an einer kleinen Fallzahl durchgeführt wurde, konnte eine signifikante Reduktion des Wadenmuskeltonus, eine Zunahme der Ganggeschwindigkeit und eine Abnahme der Anstrengung (gemessen mit dem Physiological Cost Index) festgestellt werden.

Gegenwärtig liegen noch nicht genügend Daten vor, um endgültige Empfehlungen zu Indikationen, Stimulationsparametern, Programmen und Ergebnisparametern für die FES abzugeben. Zukünftige Studien zur Kombinationsbehandlung von BoNT-A und FES sollten neben der möglichst homogenen Gruppenbildung (nach Chronizität, Kontrolle von Willkürbewegungen und Handlungsfähigkeit) standardisierte Vergleiche unterschiedlicher Stimulationsparameter (Detonisierung der spastischen Agonisten bzw. Tonisierung der atroph-paretischen Antagonisten, Häufigkeit und Dauer der ES) erfassen und berücksichtigen.

11.3.4 Praxisbeispiel und Empfehlungen

Fallbeispiel
Der bereits in Kap. 5 beschriebene Fall wird hier im Detail dargestellt.

61-jähriger Landwirt mit hypertensiver Stammganglienblutung rechts. 3 Monate nach dem Ereignis bestand eine hochgradige spastische Hemiparese links. Passive Ellbogenbeugung und Handgelenksstreckung sowie Fingerstreckung waren gegen mäßigen Widerstand (mAS 2°), Fingerstreckung bei erster Dehnung endgradig schmerzhaft. Mäßig ausgeprägte spastische Beugesynkinesien des linken Ellbogens und der linken Hand.

Minimale willkürliche Ellbogenbeugung; distal keine selektive Bewegungskontrolle abrufbar. Aufgrund der Spastizität der Finger- und Handgelenkflexoren waren Hygienemaßnahmen der linken Hand nur eingeschränkt und mit Schmerzen möglich.

Zur Behandlung der Beugespastik wurde eine Kombinationsbehandlung mit BoNT-A und (F)ES am linken Arm durchgeführt.

Ziele der Behandlung
Finger schmerzfrei dehnen gegen geringen Widerstand – in 4 Wochen (d210)

Linke Hand selbstständig waschen und abtrocknen – in 6 Wochen (d520).

Gegenstände mit der gelähmten Hand auf dem Tisch fixieren – in 6 Wochen (d440).

Folgende Muskeln am linken Arm wurden behandelt:

M. brachialis	0,5 Ampulle	(2 Depots)
M. pronator teres	0,3 Ampulle	(1 Depot)
M. flexor carpi radialis	0,3 Ampulle	(1 Depot)
M. flexor carpi ulnaris	0,3 Ampulle	(1 Depot)
M. flexor pollicis longus	0,3 Ampulle	(1 Depot)
M. flexor digitorum profundus	0,3 Ampulle	(2 Depots)
M. flexor digitorum superficialis	1,0 Ampulle	(2 Depots)
Gesamt:	*3,0 Ampullen*	*(6,0 ml)*

Die Chemodenervation wurde sonografiegezielt vorgenommen und komplikationslos vertragen.

Unmittelbar anschließend und in den folgenden 3 Tagen wurden die behandelten Ober- und Unterarmflexoren mittels neuromuskulärer Elektrostimulation (NMES) mit biphasischen Rechteckimpulsen 30 Minuten lang mit einer Frequenz von 3 Hz und einer Impulsbereite von

200 μs stimuliert. Danach wurde begonnen, die antagonistisch wirksamen Ellbogen- und Unterarmextensoren mittels neuromuskulärer Elektrostimulation (NMES) mit biphasischen Rechteckimpulsen 1-mal täglich 30 Minuten lang zu stimulieren. Gleichzeitig wurde ein Lagerungs- und Dehnungsprogramm für den linken Arm erarbeitet.

Nach 10 Tagen war der Muskeltonus in Ellbogen und Handgelenk geringer (jedoch weiterhin gegen mäßigen Widerstand – mAS 2°), in den Fingern war die Dehnung gegen geringen Widerstand schmerzfrei möglich (mAS 1+). Erstmals minimale willkürliche Ellbogenstreckung und willkürliche Fingerbeugung im Rahmen der Flexionssynkinesien; keine selektive Fingerstreckung abrufbar. Nurmehr gering ausgeprägte spastische Beugesynkinesien des linken Ellbogens und der linken Hand.

In den darauf folgenden Wochen wurde täglich eine EMG-getriggerte FES der antagonistisch wirksamen Handgelenk-/Finger- und Ellbogenextensoren durchgeführt (Abb. 11.4). Hierbei wurden ebenfalls biphasische Rechteckströme mit vorab definierten Plateau- und Pausenzeiten in zeitlich abgestimmter Abfolge der Stimulationskanäle mit einer Frequenz von 30 Hz und einer Impulsbreite von 200 μs durchgeführt. Als Triggermuskulatur für die EMG-Funktion fungierte der M. triceps brachii, der nunmehr eine initiale Extensorenaktivität zuließ, die mittels zusätzlicher elektrischer Stimulation verstärkt wurde. Mit 2 Sekunden Verzögerung erfolgte die Stimulation des 2. Kanals für die Hand- und Fingerextensoren. Zur Hemmung einer stimulationsbedingten Tonuserhöhung der Flexoren über den Dehnungsreflex wurden entsprechend lange Anstiegszeiten des Stromes von 3 Sekunden und entsprechende Abfallzeiten von 2 Sekunden gewählt. Die Stromintensität wurde individuell und tagesaktuell gewählt, um eine möglichst deutlich sichtbare Muskelkontraktion der Zielmuskulatur zuzulassen, jedoch ein gleichzeitiges Überspringen („spill over") auf die Armflexoren zu vermeiden. Parallel wurde ein ergotherapeutisches Selbsthilfetraining (waschen, ankleiden, Objekte fixieren) durchgeführt.

4 Wochen nach Beginn der Behandlung war der Muskeltonus in Ellbogen, Handgelenk und den Fingern deutlich geringer (mAS 1+°), in den Fingern war die Dehnung weiterhin schmerzfrei gegen geringen Widerstand (mAS 1+) möglich. Repetitive willkürliche Ellbogenstreckung und Fingerbeugung waren abweichend von den basalen Flexionssynkinesien möglich. Die selektive Fingerstreckung war ansatzweise abrufbar, jedoch rasch erschöpft. Gering ausgeprägte spastische Beugesynkinesien im linken Ellbogen und in der Hand fanden sich nur noch bei gleichzeitiger Anspannung mehrerer Muskelgruppen, wie zum Beispiel beim Aufstehen oder Gehen. Die Hand konnte nach geringer Vorbereitung mit gestreckten Fingern auf dem Tisch abgelegt werden.

Zielüberprüfung

Finger schmerzfrei dehnen gegen geringen Widerstand – in 4 Wochen (d210) – erreicht.

Linke Hand selbstständig waschen und abtrocknen – in 6 Wochen (d520) – teilweise erreicht.

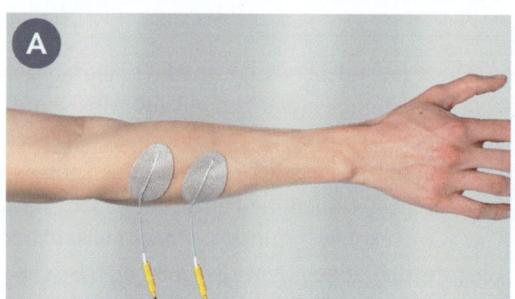
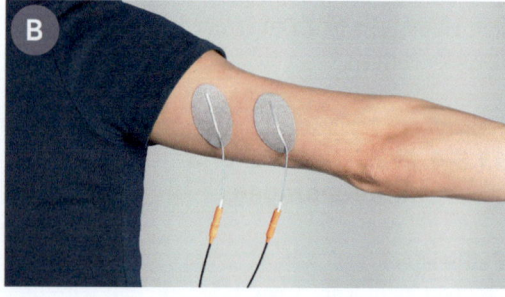

Abb. 11.4 Elektrodenanlage im Rahmen der FES (Symbolfoto)

Gegenstände mit der gelähmten Hand auf dem Tisch fixieren – in 6 Wochen (d440) – teilweise erreicht.

Die Angehörigen wurden in das Therapieprogramm eingewiesen, um die FES zu Hause fortsetzen zu können. Eine Kontrolle und eventuell neuerliche BoNT-A-Behandlung bzw. Modifikation der FES wurde für 12–16 Wochen nach der ersten Behandlung vereinbart.

11.3.5 Zusammenfassung

Die Behandlung der SMD mit BoNT-A gehört mittlerweile zum Standardrepertoire neurorehabilitativer Interventionen. Je nach Dauer der SMD können dabei unterschiedliche Ziele verfolgt werden. Für die Kombinationsbehandlung mit der NMES nach der Injektionsbehandlung liegen mittlerweile ausreichend Daten vor, die einen Einsatz der ES zur Therapie der SMD im klinischen Alltag rechtfertigen.

Sowohl die Detonisierung der spastischen Muskeln als auch die willkürlich intendierte Elektrostimulation der meist paretisch-atrophen Antagonisten aus einem proximalen Muskel im Rahmen von rudimentären Handlungen (z. B. Langen nach etwas) sollten bei der Behandlung berücksichtigt werden. Bei der Anwendung der FES sollten neben der Veränderung der SMD die Kontrolle von Willkürbewegungen, die Ausdauer und die Handlungsfähigkeit sorgfältig erfasst werden.

Literatur

Ashford S, Turner-Stokes LF, Allison R, Duke L, Moore P, Bavikatte G et al (2018) Spasticity in adults: management using botulinum toxin. National guidelines. Second Edition. London: Royal College of Physicians

Awad LN, Reisman DS, Pohlig RT, Binder-Macleod SA (2016) Reducing the cost of transport and increasing walking distance after stroke: a randomized controlled trial on fast locomotor training combined with functional electrical stimulation. Neurorehabil Neural Repair 30(7):661–670. https://doi.org/10.1177/1545968315619696

Barsi GI, Popovic DB, Tarkka IM, Sinkjær T, Grey MJ (2008) Cortical excitability changes following grasping exercise augmented with electrical stimulation. Exp Brain Res 191(1):57

Berger M, Freimueller M, Fhedoroff K (2019) Evaluating the comprehensibility of the Arm-Hand-Activity-Scale (AHAS-German version) as part of establishing psychometric quality criteria. Paper presented at the 5th European Congress of Neurorehabilitation (ECNR), Budapest

Brunnstrom S (1966) Motor testing procedures in hemiplegia: based on sequential recovery stages. Phys Ther 46(4):357–375. https://doi.org/10.1093/ptj/46.4.357

Crow JL, Kwakkel G, Bussmann JB, Goos JA, Harmeling-van der Wel BC (2014) Are the hierarchical properties of the Fugl-Meyer assessment scale the same in acute stroke and chronic stroke? Phys Ther 94(7):977–986. https://doi.org/10.2522/ptj.20130170

Dohle C, Kleiser R, Seitz RJ, Freund H-J (2004) Body scheme gates visual processing. J Neurophysiol 91:2376–2379. https://doi.org/10.1152/jn.00929.2003

Dohle C et al (2009) Mirror therapy promotes recovery from severe hemiparesis: a randomized controlled trial. Neurorehabil Neural Repair 23(3):209–217

Dressler D, Bhidayasiri R, Bohlega S, Chana P, Chien HF, Chung TM et al (2018) Defining spasticity: a new approach considering current movement disorders terminology and botulinum toxin therapy. J Neurol 265(4):856–862. https://doi.org/10.1007/s00415-018-8759-1

Fheodoroff K, Ashford S, Jacinto J, Maisonobe P, Balcaitiene J, Turner-Stokes L (2015) Factors influencing goal attainment in patients with post-stroke upper limb spasticity following treatment with botulinum toxin A in real-life clinical practice: sub-analyses from the Upper Limb International Spasticity (ULIS)-II Study. Toxins 7(4):1192–1205. https://doi.org/10.3390/toxins7041192

Fheodoroff K, Scheschonka A, Ramusch S, Wissel J (2019) Mapping of 1,633 goals from the tower study reveals a higher proportion of activity and participation-related goals in spasticity patients. Paper presented at the International Congress of Parkinson's Disease and Movement Disorders, Nice, 22–26 Sept 2019

Field M, Splevins A, Picaut P, van der Schans M, Langenberg J, Noort D et al (2018) AbobotulinumtoxinA (Dysport((R))), onabotulinumtoxinA (Botox((R))), and incobotulinumtoxinA (Xeomin((R))) neurotoxin content and potential implications for duration of response in patients. Toxins (Basel) 10(12):535. https://doi.org/10.3390/toxins10120535

Frasson E, Priori A, Ruzzante B, Didone G, Bertolasi L (2005) Nerve stimulation boosts botulinum toxin action in spasticity. Mov Disord 20(5):624–629. https://doi.org/10.1002/mds.20395

Fugl-Meyer AR, Jaasko L, Leyman I, Olsson S, Steglind S (1975) The post-stroke hemiplegic patient. 1. A method for evaluation of physical performance. Scand J Rehabil Med 7(1):13–31. https://www.ncbi.nlm.nih.gov/pubmed/1135616

Gracies J (2005a) Pathophysiology of spastic paresis. I: paresis and soft tissue changes. Muscle Nerve 31(5):535–551. https://doi.org/10.1002/mus.20284

Gracies J (2005b) Pathophysiology of spastic paresis. II: emergence of muscle overactivity. Muscle Nerve 31(5):552–571. https://doi.org/10.1002/mus.20285

Grigoriu AI, Dinomais M, Remy-Neris O, Brochard S (2015) Impact of injection-guiding techniques on the effectiveness of botulinum toxin for the treatment of focal spasticity and dystonia: a systematic review. Arch Phys Med Rehabil 96(11):2067–78 e1. https://doi.org/10.1016/j.apmr.2015.05.002

Hara Y, Obayashi S, Tsujiuchi K, Muraoka Y (2013) The effects of electromyography-controlled functional electrical stimulation on upper extremity function and cortical perfusion in stroke patients. Clin Neurophysiol 124(10):2008–2015

Hesse S, Jahnke MT, Luecke D, Mauritz KH (1995) Short-term electrical stimulation enhances the effectiveness of botulinum toxin in the treatment of lower limb spasticity in hemiparetic patients. Neurosci Lett 201(1):37–40. https://doi.org/10.1016/0304-3940(94)12124-9

Hesse S, Reiter F, Konrad M, Jahnke MT (1998) Botulinum toxin type A and short-term electrical stimulation in the treatment of upper limb flexor spasticity after stroke: a randomized, double-blind, placebo-controlled trial. Clin Rehabil 12(5):381–388. https://doi.org/10.1191/026921598668275996

Holden MK, Gill KM, Magliozzi MR, Nathan J, Piehl-Baker L (1984) Clinical gait assessment in the neurologically impaired. Reliability and meaningfulness. Phys Ther 64(1):35–40. https://doi.org/10.1093/ptj/64.1.35

Holden MK, Gill KM, Magliozzi MR (1986) Gait assessment for neurologically impaired patients. Standards for outcome assessment. Phys Ther 66(10):1530–1539. https://doi.org/10.1093/ptj/66.10.1530

Intiso D, Santamato A, Di Rienzo F (2017) Effect of electrical stimulation as an adjunct to botulinum toxin type A in the treatment of adult spasticity: a systematic review. Disabil Rehabil 39(21):2123–2133. https://doi.org/10.1080/09638288.2016.1219398

Ji S-G, Cha H-G, Kim M-K, Lee C-R (2014) The effect of mirror therapy integrating functional electrical stimulation on the gait of stroke patients. J Phys Ther Sci 26(4):497–499

Johnson CA, Burridge JH, Strike PW, Wood DE, Swain ID (2004) The effect of combined use of botulinum toxin type A and functional electric stimulation in the treatment of spastic drop foot after stroke: a preliminary investigation. Arch Phys Med Rehabil 85(6):902–909. https://doi.org/10.1016/j.apmr.2003.08.081

de Jong LD, Hoonhorst MH, Stuive I, Dijkstra PU (2011) Arm motor control as predictor for hypertonia after stroke: a prospective cohort study. Arch Phys Med Rehabil 92(9):1411–1417. https://doi.org/10.1016/j.apmr.2011.03.026

Kim H, Lee G, Song C (2014) Effect of functional electrical stimulation with mirror therapy on upper extremity motor function in poststroke patients. J Stroke Cerebrovasc Dis 23(4):655–661

Lee D, Lee G (2019) Effect of afferent electrical stimulation with mirror therapy on motor function, balance, and gait in chronic stroke survivors: a randomized controlled trial. Eur J Phys Rehabil Med [Internet]. [zitiert 18. Februar 2020];55(4). https://www.minervamedica.it/index2.php?show=R33Y2019N04A0442

Lin K, Huang P, Chen Y, Wu C, Huang W (2014) Combining afferent stimulation and mirror therapy for rehabilitating motor function, motor control, ambulation, and daily functions after stroke. Neurorehabil Neural Repair 28(2):153–162

Mathieson S, Parsons J, Kaplan M, Parsons M (2018) Combining functional electrical stimulation and mirror therapy for upper limb motor recovery following stroke: a randomised trial. Eur J Physiother 20(4):244–249

McKenzie MJ, Yu S, Macko RF, McLenithan JC, Hafer-Macko CE (2008) Human genome comparison of paretic and nonparetic vastus lateralis muscle in patients with hemiparetic stroke. J Rehabil Res Dev 45(2):273–281. https://doi.org/10.1682/JRRD.2007.02.0036

Mehrholz J, Wagner K, Rutte K, Meissner D, Pohl M (2007) Predictive validity and responsiveness of the functional ambulation category in hemiparetic patients after stroke. Arch Phys Med Rehabil 88(10):1314–1319. https://doi.org/10.1016/j.apmr.2007.06.764

Mills PB, Finlayson H, Sudol M, O'Connor R (2016) Systematic review of adjunct therapies to improve outcomes following botulinum toxin injection for treatment of limb spasticity. Clin Rehabil 30(6):537–548. https://doi.org/10.1177/0269215515593783

Nagapattinam, S., Vinod Babu. K, Sai Kumar. N, and Ayyappan. V. R. (2015). Effect of task specific mirror therapy with functional electrical stimulation on upper limb function for subacute hemiplegia. International Journal of Physiotherapy, 2(5), 840-849. https://doi.org/10.15621/ijphy/2015/v2i5/78243

Nijland RH, van Wegen EE, Harmeling-van der Wel BC, Kwakkel G (2010) Presence of finger extension and shoulder abduction within 72 hours after stroke predicts functional recovery: early prediction of functional outcome after stroke: the EPOS cohort study. Stroke 41(4):745–750. https://doi.org/10.1161/strokeaha.109.572065

Pereira S, Mehta S, McIntyre A, Lobo L, Teasell RW (2012) Functional electrical stimulation for improving gait in persons with chronic stroke. Top Stroke Rehabil 19(6):491–498. https://doi.org/10.1310/tsr1906-491

Platz T (2018) Therapie des spastischen Syndroms, S2k-Leitlinie. Deutsche Gesellschaft für Neurologie. www.dgn.org/leitlinien. Zugegriffen am 14.03.2020

Rossetto O, Pirazzini M, Montecucco C (2014) Botulinum neurotoxins: genetic, structural and mechanistic insights. Nat Rev Microbiol 12(8):535–549. https://doi.org/10.1038/nrmicro3295

Schick T, Schlake H-P, Kallusky J, Hohlfeld G, Steinmetz M, Tripp F, Pinter M, Dohle C (2017) Synergy effects of combined multichannel EMG-triggered electrical stimulation and mirror therapy in subacute stroke patients with severe or very severe arm/hand paresis. Restor Neurol Neurosci 35(3):319–332

Thieme H, Morkisch N, Mehrholz J, Pohl M, Behrens J, Borgetto B et al (2018) Mirror therapy for improving motor function after stroke. Cochrane Stroke Group, Herausgeber. Cochrane Database Syst Rev [Internet]. [zitiert 21. August 2018] http://doi.wiley.com/10.1002/14651858.CD008449.pub3

Veerbeek JM, Van Wegen EE, Harmeling-Van der Wel BC, Kwakkel G (2011) Is accurate prediction of gait in nonambulatory stroke patients possible within 72 hours poststroke? The EPOS study. Neurorehabil Neural Repair 25(3):268–274. https://doi.org/10.1177/1545968310384271

Weber DJ, Skidmore ER, Niyonkuru C, Chang CL, Huber LM, Munin MC (2010) Cyclic functional electrical stimulation does not enhance gains in hand grasp function when used as an adjunct to onabotulinumtoxinA and task practice therapy: a single-blind, randomized controlled pilot study. Arch Phys Med Rehabil 91(5):679–686. https://doi.org/10.1016/j.apmr.2010.01.010

Wissel J, Manack A, Brainin M (2013) Toward an epidemiology of poststroke spasticity. Neurology 80(3 Suppl 2):S13–S19. https://doi.org/10.1212/WNL.0b013e3182762448

Wissel J, Fheodoroff K, Hoonhorst M, Müngersdorf M, Gallien P, Meier N et al (2020) Effectiveness of abobotulinumtoxinA in post-stroke upper limb spasticity in relation to timing of treatment (clinical trial). Front Neurol 11:104. https://doi.org/10.3389/fneur.2020.00104

Woodbury ML, Velozo CA, Richards LG, Duncan PW (2013) Rasch analysis staging methodology to classify upper extremity movement impairment after stroke. Arch Phys Med Rehabil 94(8):1527–1533. https://doi.org/10.1016/j.apmr.2013.03.007

Xu Q, Guo F, Salem HMA, Chen H, Huang X (2017) Effects of mirror therapy combined with neuromuscular electrical stimulation on motor recovery of lower limbs and walking ability of patients with stroke: a randomized controlled study. Clin Rehabil 31(12):1583–1591

Yun G, Chun M, Park J, Kim B (2011) The synergic effects of mirror therapy and neuromuscular electrical stimulation for hand function in stroke patients. Ann Rehabil Med 35(3):316–321

Zhonghua L et al (2020) Synergistic effect of combined mirror therapy on upper extremity in patients with stroke: a systematic review and meta-analysis. [Online] Available at: https://doi.org/10.3389/fneur.2020.00155

Funktionelle Elektrostimulation in der Heimtherapie

Birgit Tevnan

Inhaltsverzeichnis

12.1 **Einführung** 201
    12.1.1 Relevanz von Eigentraining als Heimtherapie in der Neurorehabilitation (Evidenz) 202
    12.1.2 Evidenz von FES in der Heimtherapie und zu erwartender Nutzen 203
12.2 **Anforderungsprofile** 203
    12.2.1 Anforderungsprofil eines Medizinprodukts oder Elektrostimulationsgeräts 203
    12.2.2 Anforderungsprofil an den Therapeuten 204
    12.2.3 Anforderungsprofil des Patienten 204
    12.2.4 Anforderungsprofil der Betreuungsperson 205
12.3 **Gestaltung eines Heimübungsprogramms** 205
12.4 **Beobachtungen in der Praxis** 205
    12.4.1 Potenzielle Hindernisse 206
    12.4.2 Selbstmanagement und Eigeninitiative 206
    12.4.3 Allgemeine Empfehlungen für die praktische Anwendung 207
12.5 **Heimtherapie Patientenbeispiel** 207

Literatur 212

12.1 Einführung

Die neurologische Rehabilitation ist eine komplexe und zeitaufwendige Herausforderung. Weit über die Akutphase hinaus bedarf es einer kompetenten Betreuung und Therapie. Im Optimalfall findet sie in einem interdisziplinären Setting mit Fokus auf die maximale Handlungsfähigkeit des Patienten statt.

Die Anwendung der Funktionellen Elektrostimulation (FES) in der Heimtherapie stellt eine Erweiterung der Handlungsfelder für Therapeuten dar. Moderne und bedienerfreundliche Elektrostimulationsgeräte unterstützen durch ihren einfachen Einsatz die Therapie im häuslichen Umfeld. Vor allem in der Neurorehabilitation stehen die Erhöhung der Trainingsfrequenz sowie eine hohe Selbstwirksamkeitserwartung im Fokus. Das Ermöglichen von evidenzbasiertem Eigentraining in Form der FES verfolgt dieses Ziel.

B. Tevnan (✉)
Kepler Universitätsklinikum Neuromed Campus
Linz, Österreich
e-mail: therapie@tevnan.io

Für den Transfer der FES in die Heimtherapie und ins Eigentraining können bestimmte Förderfaktoren und Hindernisse definiert werden. Therapeuten können hierbei eine wichtige Verstärkerrolle übernehmen.

Derzeitige Erkenntnisse in der Neurologie sprechen auch in der chronischen Phase für eine Therapie durch Therapeuten im häuslichen Umfeld (Nelles 2018; Coupar et al. 2012). Diese Option der Heimtherapie in Kombination mit technischen Entwicklungen erlaubt es, komplexe Anwendungen und Behandlungstechniken auch außerhalb des stationären Settings durchzuführen. Viele therapeutische Kompetenzen ermöglichen ein breites Angebot über den klinischen Alltag hinaus. Eine gute Ausbildung und fortlaufende Schulungen sind dafür Voraussetzung.

Die FES weist ein enormes Potenzial der Anwendung in der Heimtherapie auf. Integriert in ein umfassendes Therapiekonzept kann die FES in der Heimtherapie ein wichtiges Anwendungsgebiet in der Neurorehabilitation sein. Speziell bei der Anwendung von neuen Methoden und Technologien in der Praxis stellen sich immer wieder Hindernisse oder Schwierigkeiten dar. Ziel dieses Kapitels soll sein, vermeintliche Hindernisse zu klären, Potenziale aufzuzeigen und neue Anwendungsfelder zu stärken.

12.1.1 Relevanz von Eigentraining als Heimtherapie in der Neurorehabilitation (Evidenz)

Durch die Komplexität der Folgen von erworbenen Hirnschäden beträgt die Behandlungsdauer oft Monate bis Jahre. Langzeitschäden und demzufolge Langzeittherapien begleiten viele Patienten im Alltag.

Heimübungsprogramme, Hausbesuche und Therapie im häuslichen Umfeld weisen hier einen positiven Einfluss auf den Therapiefortschritt nach Schädigungen des zentralen und peripheren Nervensystems auf.

Leitlinien wie zum Beispiel die der Deutschen Gesellschaft für Neurologie (DGN) sprechen Empfehlungen für Therapiedauer und -intensität aus. Bei chronischem Verlauf von sensomotorischen Störungen vor allem bei bestehenden Defiziten und vorhandenem Verbesserungspotenzial befürwortet die DGN ein Fortführen der Therapien. Intensive Intervalltherapie in Blöcken mit geplanten Therapiepausen ist nur eine Möglichkeit der Therapie im chronischen Verlauf (Nelles 2018; Hsieh et al. 2018).

Nach der stationären Rehabilitationsphase reduziert sich die ambulante Therapie sehr häufig auf Ergo- sowie Physiotherapie einmal pro Woche.

Daraus ergibt sich eine drastische Reduktion der aktiven Therapien. Jedoch werden auch bei chronischem Verlauf (> 6 Monate) Interventionen von bis zu 3 Stunden täglich empfohlen (Schneider et al. 2016).

Diese Intensität in der Heimtherapie kann durch die reine therapeutenunterstütze Zeit nicht abgedeckt werden. Für signifikante Verbesserungen insbesondere hinsichtlich sensomotorischer Defizite sind sowohl eine hohe Therapiefrequenz als auch viele Wiederholungen nötig. Dies kann im häuslichen Umfeld nur durch Eigentraining gewährleistet werden (Schneider et al. 2016).

Ein Heimübungsprogramm, das den Programmen im stationären Setting ähnlich ist, kann bei richtiger Durchführung auch im häuslichen Umfeld das gleiche Ergebnis bringen. Vorzüge einer solchen Therapie wären ein geringerer finanzieller Aufwand, die Versorgungsmöglichkeit zu Hause sowie eine Integrationsmöglichkeit in das familiäre Umfeld (Winstein et al. 2016).

Bei mittelgradig bis schwer betroffenen Patienten mit erworbener Hirnschädigung stellt ein durch Betreuungspersonen begleitetes Übungsprogramm eine zusätzliche Option dar. Die Verbesserung oder der Erhalt motorischer Funktionen kann durch derartige Maßnahmen unterstützt werden. In vielen Fällen können sich ein geringerer Leidensdruck bei Angehörigen sowie eine höhere Selbstwirksamkeitserwartung bei den Patienten zeigen. Gemeinsam an der Formulierung von Zielen zu arbeiten kann sowohl die Lebensqualität des Patienten wie auch die der Betreuungsperson positiv beeinflussen (Vloothuis et al. 2016; Korpershoek et al. 2011).

12.1.2 Evidenz von FES in der Heimtherapie und zu erwartender Nutzen

Der Einsatz der FES nach erworbener Hirnschädigung wird in klinischen Studien empfohlen. Doch inwieweit lässt sich diese Evidenz auf die Heimtherapie übertragen?

Bereits 2005 beschrieben Wissenschaftler die Wirkungskraft der FES in der Heimtherapie. Sie betonten vor allem das Potenzial der FES zur Vorbereitung des aktiven Trainings und anderer aktiver Therapiemethoden (Gabr et al. 2005).

In einem systematischen Review (Da-Silva et al. 2018) wird schlussgefolgert, dass Eigentraining die Armfunktion nach Schlaganfall verbessern kann und sich durch Nutzung der FES hierbei Vorteile für die Patienten ergeben können.

Eine tägliche Anwendung der FES nach zentralen neurologischen Störungen der oberen Extremität ist vor allem im Bereich von Handgelenk- und Fingerextension sowie Schulterflexion effektiv. Als zielführende Faktoren für eine erfolgreiche therapeutische Anwendung werden getriggerte Stimulationen sowie sensorisches Feedback genannt. Einfache Stimulationsanwendung mittels Selbstklebeelektroden und handlichen Elektrostimulationsgeräten können eine Therapie im häuslichen Setting ermöglichen. Eine tägliche FES-Therapie setzt jedoch eine selbstständige Durchführung unabhängig vom Therapeuten voraus (Hara et al. 2008).

Kombiniert mit einem aufgabenorientierten Training, können gerade die distale Arm- und Handfunktion gezielt gefördert werden. Sowohl in der akuten wie auch in der chronischen Phase bietet die FES in der Therapie Potenzial (Alona et al. 2003).

Im EU-RISE-Projekt wurden FES-Anlagetechniken als mögliche Heimtherapie nach Schädigung des „Lower Motor Neuron" (LMN) erarbeitet. In Studien zeigten sich die Relevanz und das Potenzial, Atrophien gezielt entgegenzuwirken. Vermeidung von Dekubitus aufgrund vermehrter Polsterfunktion des M. quadriceps femoris und der ischiokruralen Muskulatur werden hier als eine der signifikanten Ergebnisse genannt. Eine Langzeittherapie im häuslichen Umfeld mittels FES stellt so eine begründete Option für die Behandlung von denervierter Muskulatur dar (Kap. 8) (Kern et al. 2010, 2018).

12.2 Anforderungsprofile

12.2.1 Anforderungsprofil eines Medizinprodukts oder Elektrostimulationsgeräts

Unabhängig von der Evidenz und dem Nutzen ist der tatsächliche Einsatz von technischen Medizinprodukten stark mit deren „usability" oder Benutzerfreundlichkeit verknüpft. Speziell für die Entwicklung von medizinisch-technischen Produkten wurde eine europaweite Norm für die Gebrauchstauglichkeit veranlasst (IEC62366-1) (Fischer et al. 2015).

Die Therapiezeit bei chronischen Erkrankungen wie Schlaganfall ist sehr kostbar und oft limitiert. Aufgrund dieser Tatsache sollten Therapeuten genau abwägen, ob sich der Aufwand einer Anwendung für den zu erwartenden Nutzen lohnt.

Im Allgemeinen zeichnen sich folgende konkrete Einsatzfaktoren für technische Geräte ab:

- einfacher Einsatz,
- geringer Schulungsaufwand,
- geringe Kosten.

Dieser Anspruch trifft auch auf Medizinprodukte zu. Ihr Einsatz soll möglichst einfach und intuitiv sein. Die Praxis zeigt, dass kleine Hindernisse oft nur bei maximalem Ergebnis toleriert werden. Kommt direkt bei einer Anwendung ein Problem auf, so neigt eine Vielzahl der Therapeuten dazu, die Art der Intervention zu ändern. Schließlich sollte Therapiezeit auch tatsächlich für die Therapie genutzt werden.

Im Fall von Elektrostimulationsgeräten können weitere technische Anforderungen ergänzt werden:

Maximale Sicherheit ist die Basis für jede Anwendung. Im Weiteren können spezifische Anforderungen wie einfache Verstellbarkeit sowie leichtes Adaptieren von Stromstärke und Amplitude für maximalen Effekt genannt werden (Willand und de Bruin 2008).

Neben diesen Kriterien stellt sich aber auch die Frage nach der Verfügbarkeit und den Kosten. Da viele Kostenträger die Mietkosten für bestimmte Zeiträume übernehmen, stehen Elektrostimulationsgeräte auch als Leihgeräte zur Verfügung.

Der derzeitige Markt bietet verschiedenste Produkte im europäischen Raum, die sich jedoch im Hinblick auf ihre Möglichkeiten und Einsatzgebiete erheblich unterscheiden. Das zu verwendende Produkt sollte sich nach den Bedürfnissen des Patienten richten.

Miete und Erwerb: Vertriebswege für Elektrostimulationsgeräte sind sehr unterschiedlich. Zubehör wie Selbstklebeelektroden werden zumeist mitgeliefert und können nachbestellt werden. Verschiedene Hersteller bieten zudem auch Mietgeräte oder Mietkaufoptionen an.

▶ Eine intensive Recherche zu Produkten bezüglich ihrer therapeutischen Möglichkeiten und Qualität zahlt sich für Therapeuten und Patienten aus. Bei Verbrauchsgütern wie Selbstklebeelektroden gibt es starke Qualitätsunterschiede. Günstig ist hier nicht immer die beste Wahl.

12.2.2 Anforderungsprofil an den Therapeuten

Die freie Wahl des Therapiemittels gestattet Therapeuten eine gewisse gestalterische Freiheit im Rahmen der therapeutischen Intervention. Mit ausreichenden Schulungen und evidenzbasierter Praxis kann die Therapie somit wirksam gestaltet werden.

Technische Neuerungen und aktuelle Forschungsergebnisse in die Therapie zu implementieren, ist im oft hektischen Arbeitsalltag des Therapeuten eine Herausforderung. Ein gewisses Maß an Eigeninteresse und Motivation ist hier gefordert, wird jedoch sehr häufig durch Therapieerfolge belohnt.

In der Literatur werden wiederholt verwendbare Schulungsunterlagen in Form von Videos oder Mappen für eine Schulung empfohlen (Ferguson et al. 2016). Immer mehr Hersteller von Medizinprodukten bieten unter anderem interne und externe Schulungsseminare, Betreuung vor Ort sowie Webinare an.

Die tatsächliche Therapie- und Geräteschulung am Patienten sollte im Optimalfall vom betreuenden Therapeuten durchgeführt werden. Dadurch lassen sich Unsicherheiten am schnellsten klären und die fehlerhafte Anlage vermeiden.

Produktkenntnisse im Anschluss an eine Geräteeinweisung nach dem Medizinproduktegesetz und die Fähigkeit zur qualifizierten Durchführung einer Patientenschulung sind hierbei Voraussetzungen.

▶ Qualifizierte Firmen bieten bedarfsspezifische Schulungen für Fachpersonal zum Teil kostenlos an.

12.2.3 Anforderungsprofil des Patienten

Bei zentralen neurologischen Schädigungsbildern wie zum Beispiel der Zustand nach Schlaganfall oder Schädel-Hirn-Trauma kann es neben motorischen Defiziten auch kognitiven Einschränkungen geben.

Räumlich-konstruktive Defizite oder Aufmerksamkeitsstörungen können den selbstständigen Einsatz von Elektrostimulationsgeräten in der Heimtherapie erschweren.

Ein unterstützendes soziales Umfeld, Eigeninteresse des Patienten sowie eine Schritt-für-Schritt-Anleitung reichen oft aus, um eine Heimtherapie dennoch zu ermöglichen (Abb. 12.2).

Ein bei modernen Elektrostimulationsgeräten einstellbarer „gesperrter" *Patientenmodus* ermöglicht die vereinfachte und sichere Handhabung. Durch eine Vorauswahl kann der Patient dann nur aus den für ihn tatsächlich notwendigen Programmen auswählen.

Im *Therapeutenmodus* können weiterhin Programme angepasst und freigeschaltet werden.

Durch verschiedene Schulungsmethoden und wiederholt verwendbares Schulungsmaterial wie Anleitungen zu Anlagetechniken und Videoaufnahmen kann die selbstständige Anwendung gefördert werden (King et al. 2015).

Bei nur ein- bis zweimal pro Woche therapeutisch begleiteter Therapie sollte die Heimtherapie gewissenhaft vom Patienten, wenn nötig auch mit seiner Betreuungsperson durchgeführt werden. Eigenmotivation kann hierbei eine essenzielle Anforderung an den Patienten und ausschlaggebend für den tatsächlichen Einsatz des Gerätes sein.

Die konsequente tägliche Eigentherapie nach therapeutischen Vorgaben kann auch Jahre nach einem Geschehen noch relevante Verbesserungen hervorrufen (Bustamante et al. 2016).

▶ Die für die erste Schulung vorhandene Zeit ist sehr wichtig. Es zeigt sich, dass der Patient dabei nicht überfordert werden sollte. Weitere oder komplexere Elektrodenanlagen und Programme können nach einer Eingewöhnungsphase häufig effektiver vermittelt werden.

12.2.4 Anforderungsprofil der Betreuungsperson

Ein Therapeuten-Patienten-Team wird im Optimalfall durch Familienmitglieder oder Pflegepersonen ergänzt. Für den effizienten Einsatz der FES in der Heimtherapie sollte diese bereits in die Planungsphase integriert werden. Insbesondere bei komplexeren Anlagen an der oberen Extremität ist die helfende Hand einer Betreuungsperson in vielen Fällen sinnvoll.

Die Einführung und die Durchführung einer Heimtherapie und eines Trainingsplanes können deshalb im direkten Zusammenhang mit der zeitlichen Verfügbarkeit und dem Vertrauen der Betreuungspersonen stehen. Dieses gemeinsame Arbeiten kann die Selbstwirksamkeitserwartung aller mitwirkenden Personen fördern (Winstein et al. 2016).

Die positive Einstellung aller Beteiligten zum Elektrostimulationsgerät und seiner Funktion kann essenziell für den Einsatz sein. Motivation und Antrieb des Patienten können gemeinsam mit dem Therapeuten unmittelbar unterstützt und gefördert werden.

Eine allgemeine Unsicherheit oder Überforderung der Angehörigen durch fehlende Schulung oder Aufklärung kann hingegen dem Einsatz zu Hause im Weg stehen.

12.3 Gestaltung eines Heimübungsprogramms

Ein Heimübungsprogramm (HÜP) soll dem Patienten als Unterstützung beim Eigentraining dienen. Bei maximal 2–3 Stunden motorischer Therapie pro Woche obliegt es dem Patienten, die Zeit zwischen den Therapieeinheiten gezielt und mit möglichst aktivem Training zu ergänzen.

Die Zusammenstellung eines HÜP ist häufig eine herausfordernde Aufgabe für den Therapeuten. Inaktivität von Personen nach einem Schlaganfall sowie das zum Teil erheblich eingeschränkte Durchhaltevermögen bei der Durchführung von Heimübungsprogrammen können Hindernisse in der Heimanwendung sein. Im Optimalfall wird ein HÜP gemeinsam mit dem Patienten und seinen Angehörigen in der Therapie erarbeitet. Inhalte sollen sinnvoll und im besten Fall an vorab vereinbarte Patientenziele gekoppelt sein (Miller et al. 2017; Rand et al. 2009).

Zur Förderung von aktiven HÜP sind verschiedene Faktoren bekannt. Durch den gezielten Einsatz der in Tab. 12.1 beschriebenen Förderfaktoren kann die tatsächliche Durchführung des HÜP positiv beeinflusst werden.

12.4 Beobachtungen in der Praxis

FES in der Heimtherapie stellt eine sinnvolle und machbare Ergänzung zur konventionellen Therapie in der Neurorehabilitation dar. Die gute Akzeptanz von FES in der Heimtherapie ist vor allem bei frühem Kontakt zu beobachten. Ein Einsatz der FES bereits im stationären Setting könnte hierbei ein relevanter Förderfaktor sein. Der Patient lernt die Anwendung der FES bereits

Tab. 12.1 Evidenzbasierte Förderfaktoren für den Einsatz von Heimübungsprogrammen

Förderfaktoren für Heimübungsprogramme	Literatur
Integration der Betreuungspersonen in Heimübungsprogramme als positive Verstärker von Eigenmotivation und Selbstmanagement	Warner et al. 2015, Korpershoek et al. 2011
Logbücher und Behandlungspläne als Eigenkontrolle für Patienten und als Visualisierung der erbrachten Leistung	Oussedik et al. 2019, Oussedik et al 2017
Wohlbefinden und psychologischer Gewinn als Motivator	Poltawski et al. 2015
Herausfordernder jedoch angepasster Schweregrad der Übungen als Motivator	Poltawski et al. 2015
Förderung von Eigenmanagement durch Einbindung des Patienten in die Zielsetzung, Planung des Heimübungsprogramms und Wahl der Interventionen.	Parke et al. 2015

in der Therapie kennen und kann die Wirkungsweise und das Potenzial frühzeitig erkennen. Dies vereinfacht den Transfer in den Alltag des Patienten. Als große Herausforderung zeigt sich das Durchhaltevermögen des neurologischen Patienten in der Heimtherapie. Das Herausfinden geeigneter Fördermaßnahmen kann den Patienten langfristig unterstützen (Miller et al. 2017).

12.4.1 Potenzielle Hindernisse

In der Praxis zeigen sich immer wiederkehrende Muster und Stolpersteine. Einige sind bekannt und können beschrieben werden. Stolpersteine und Hindernisse in der Therapie können herausfordernd sein. Man sollte dem Patienten deshalb ein gewisses Lern- und Wachstumspotenzial in einem sicheren Umfeld ermöglichen.

- **Fatigue:** Schnelles Ermüden und lange Erholungsphasen. Bis zu 70 % aller Patienten nach einem Schlaganfall leben mit diesem Symptom. Fehlende Kraft und Müdigkeit können das selbstständige Training sowie die Lebensqualität stark einschränken. Das Erlernen von Eigenwahrnehmung und Pausenmanagement kann hier hilfreich sein (Nadarajah und Goh 2015).
- **Depression:** Rund ein Drittel aller Patienten nach einem Schlaganfall sind von einer Depression betroffen. Depressionen haben einen direkten Einfluss auf das Ergebnis und die Beteiligung an der Rehabilitation (Jyotirekha und Rajanikant 2018).
- **Fehlendes Aufgabenverständnis:** Neben potenziellen kognitiven Defiziten kann auch das simple „Nichtverstehen" eine Limitation für die Durchführung sein. Erklärungen und klares Definieren der Sinnhaftigkeit können bereits viele Missverständnisse lösen. Kennt man das „Wie" und „Warum", so ist auch das Durchhaltevermögen und tägliche Üben leichter.

12.4.2 Selbstmanagement und Eigeninitiative

Das Übernehmen sowohl von Eigenverantwortung im Allgemeinen als auch von Alltagsaufgaben stellt für viele zentral-neurologisch geschädigte Patienten eine Schwierigkeit dar (Parke et al. 2015). Diese Herausforderung in Form der Durchführung von Heimtherapie zu meistern, fördert die Selbstwirksamkeitserwartung und Eigenmotivation (Warner et al. 2015). Als neue

Rollenoption kann die Eigeninitiative durch schrittweises Übernehmen von Eigenverantwortung bei der Anlage gefördert werden. Patienten mit geringen motorischen Möglichkeiten beschreiben die FES mit EMG-Triggerung zudem als Möglichkeit zum frühen aktiven Training.

▶ Jedem Patienten sollte ermöglicht werden, selbstständig, ohne Therapeut außerhalb der Therapiezeiten zur eigenen Genesung beizutragen. Erfahrene Patienten sind oft neben Therapeuten die „Experten" für geeignete Anlagetechniken und Parametereinstellungen.

12.4.3 Allgemeine Empfehlungen für die praktische Anwendung

Es lassen sich einige Förderfaktoren der FES in der Heimtherapie zusammenfassen. Diese zu stärken kann relevant für die Anwendung im HÜP sein.

- **Engagierte** Angehörige und Therapeuten können ein **unterstützendes Umfeld** sein. Auch fördernde Umgebungsfaktoren wie „häusliches Umfeld" und Hilfsmittelversorgung können im Prozess unterstützend wirken.
- **Motivation** ist ein Hauptmotor für die Durchführung von Heimtherapie. Kurzfristig kann externe Motivation zwar unterstützend sein, für langfristiges Durchhaltevermögen muss die Motivation jedoch vom Patienten selbständig aufgebracht werden.
- **Offenheit gegenüber Neuem:** Technische Medizinprodukte mit Elektrodenkabeln und Stromapplikation sind für viele Patienten Neuland. Kurzes Erklären und Ausprobieren weckt jedoch oft die Neugier. Gerade im chronischen Verlauf kann ein neuer Therapieansatz auch neue Motivation bedeuten.
- **Recherche zur FES im Allgemeinen und zu verfügbaren und geeigneten Medizinprodukten:** Sowohl bei Stimulationsgeräten als auch bei den Elektroden sind verschiedene Produkte am Markt. Finanzielle Unterstützung durch die Krankenkasse kann hier ein relevanter Faktor sein.
- **Schulungen, Webinare und Austausch** werden von qualitativ hochwertig arbeitenden Herstellern oder auch in deren Vertrieb angeboten. Innovative Hersteller bieten Zertifizierungskurse an. Laufender Informationsfluss und Austausch bietet neue Ideen und stetige Fortbildung.

12.5 Heimtherapie Patientenbeispiel

Anhand eines Patientenbeispiels werden in diesem Abschnitt praktische Anwendungsmöglichkeiten und Förderfaktoren aufgezeigt. Personenbezogene Informationen wurden verändert, um eine Wiedererkennung des Patienten auszuschließen.

Anamnese
Herr B. ist 67 Jahre alt. Vor 10 Monaten erlitt er einen Mediainfarkt links. Initiale Hauptsymptomatik war eine hypotone Hemiparese rechts sowie eine expressive Aphasie.

Vor seiner Erkrankung war Herr B. ein aktives Mitglied der Gesellschaft. Seit Kurzem in Pension, genoss er die gemeinsame Zeit mit seiner Frau und seinen Kindern. Durch seinen privaten und beruflichen Bezug zu technischen Geräten und Computern startete er kurz nach seiner Pensionierung einen Verein für Hobbytechniker in seiner Heimatgemeinde. Er lebt gemeinsam mit seiner Frau in einer Wohnung im ersten Stock, die bereits vor dem Geschehen altersgerecht eingerichtet und ausgestattet wurde.

Nach 12-wöchiger Versorgung im Akutkrankenhaus sowie 4-wöchiger neurologischer Rehabilitation konnte Herr B. in sein häusliches Umfeld entlassen werden. Beim Erstkontakt zeigte sich folgendes Bild:

Die initiale Hemiparese rechts verbesserte sich durch Funktionszuwachs vor allem an der unteren Extremität bei verminderter Selektivität. Globale Aktivierung distal an der oberen Extremität war bereits in den ersten Wochen nach dem Geschehen beobachtbar. Bei einer proximal hypotonen oberen Extremität mit Subluxation im rechten glenohumeralen Gelenk (GHG) sowie allgemein beginnender Tonuserhöhung der Flexoren distal waren Schiebebewegungen im nahen Greifraum nach Vorbereitung das höchste Aktivitätsniveau. Ein sinnvoller Alltagsgebrauch der oberen rechten Extremität war laut Herrn B. nicht möglich. Gehfähigkeit für kurze Strecken mit Gehstock links sowie Treppensteigen in die eigene Wohnung unter Supervision waren das höchste Aktivitätsniveau der unteren Extremität direkt nach der Rehabilitation. Minimale Defizite der höheren kognitiven Funktionen sowie die expressive Aphasie erholten sich beinahe vollständig. Mit einem Barthel-Index von 80 Punkten benötigte Herr B. geringe Unterstützung bei Körperpflege, Ankleiden sowie Vorbereitung von Mahlzeiten. Geringe Belastbarkeit sowie vermehrter Bedarf an Ruhepausen veränderten den Tagesablauf des Paares.

Herr B. organisierte direkt nach der stationären Rehabilitation Physiotherapie und Ergotherapie in Form von wöchentlichen Hausbesuchen. Bereits im Akutkrankenhaus sammelte Herr B. Erfahrungen mit EMG-getriggerter FES zur Behandlung der oberen Extremität. Nach dem Aufenthalt im neurologischen Rehabilitationszentrum initiierte Herr B. einen Antrag für eine 12-Wochen-Leihe eines EMG-getriggerten Mehrkanal-Elektrostimulationsgeräts. Nach der anschließenden therapeutischen Kontaktaufnahme konnte der tatsächliche Bedarf gemeinsam erhoben werden.

Bei der Eingangsbefundung vor dem Start der Intervention wurden im Fugl-Meyer-Assessment (obere Extremität) 23/66 Punkte, beim Motricity Index 60/100 (obere Extremität) sowie 48/100 (untere Extremität), 87/100 im Trunk Control Test und 14/14 bei der Berg-Balance-Skala (7-item BBS-3P) erreicht. In der modifizierten Ashworth-Skala (mAS) wurden Handgelenk- und Fingerflexoren mit mAS 2 und der M. triceps mit mAS 1 beurteilt. Die Sensibilitätstestung zeigte eine verminderte Oberflächensensibilität sowie Propriozeption bei verminderter Lokalisation von Reizen und Bewegungsrichtungen der oberen Extremität. Als zusätzliche Limitation beschreibt Herr B. Schulterschmerzen und Schmerzen im Bereich des Deltoideus rechts von bis zu 5/10 auf der visuellen Analogskala (VAS), fallweise auch in Ruhe.

Kraftgrade (KG) nach Medical Research Council (MRC) der oberen Extremität in funktionellen Gruppen:

- *GHG:* Abduktion (ABD) KG 2+/5, Adduktion (ADD) KG 2/5, Flexion KG −3/5, Extension KG 2/5,
- *Ellbogen:* Extension KG 2/5, Flexion −3/5,
- *Handgelenk:* Extension KG 1/5, Flexion KG −2/5,
- *Finger:* Extension KG −2/5, Flexion KG −3/5 bei stark verminderter Selektivität.

Zielsetzung

Als Hauptziel formulierte Herr B. den alltagsrelevanten Einsatz der rechten oberen Extremität.

Folgende alltagsrelevante Nahziele konnten gemeinsam mit Herrn B. abgestimmt werden:

- Schmerzreduktion bei Aktivität und in Ruhe auf VAS 2/10,
- Integration der rechten oberen Extremität in den Alltag durch selbstständige Positionierung des Arms im Sichtfeld,
- Förderung der Sensibilität und Tonusregulation der Flexorenkette der rechten oberen Extremität durch Wahrnehmungsförderung,
- Förderung von Funktionszuwachs sowie Kräftigung der oberen Extremität,
- Erarbeitung einer Haltehand in Form von Fixierung von Objekten durch Einbezug der rechten Hand.

Schulung

Nach dem Ausschluss von Kontraindikationen und der Genehmigung der Kostenübernahme durch die Krankenkasse wurde die Intervention ca. 7 Monate nach dem Schlaganfall gestartet. Am ersten Tag des Mietzeitraums wurde Herr B. anhand empfohlener Assessments getestet (Winstein et al. 2016).

Wie im Vorfeld vereinbart, nahm neben Herrn B. seine Gattin an der Geräteschulung teil. Als Schulungsprogramme wurden eine zyklische FES in Dorsalextension und Fingerextension sowie jeweils EMG-getriggerte Handgelenk- und Fingerextension gewählt.

Zur Festigung der Inhalte der Schulung wurden mehrere Strategien eingesetzt:

- Fotodokumentation und Mitschrift durch die Gattin in eigenen Worten,
- Schritt-für-Schritt-Anleitung jedes Programms mit Fotos der Anlagen (Abb. 12.2.),
- Logbuch zur Dokumentation der tatsächlichen Anwendungen durch den Patienten.

Durchführung
Über die Anwendungsdauer von 12 Wochen zeigte sich Herr B. sehr motiviert. 5- bis 7-mal wöchentlich wurde die FES mit den verschiedenen Anlagetechniken angewendet.

Vier Wochen nach der Schulung konnten zu den bestehenden beiden Programmen weitere eingespielt werden, die im weiteren Verlauf in den Parametereinstellungen angepasst wurden. Neben aktiven Programmen mit EMG-Triggerung wurden zyklische Programme sowie sensibel-afferente Stimulationen mit einem leitfähigen Handschuh („Mesh-Glove") zur Förderung von Wahrnehmung und Sensibilität eingesetzt (Abb. 12.1).

▶ Durch Anlegen der Elektrode volar oder dorsal am Unterarm in Kombination mit dem „Mesh-Glove" kann zusätzlich zum Funktionstraining sensibel stimuliert werden.

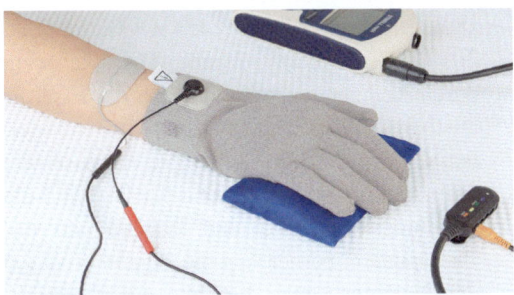

Abb. 12.1 „Mesh-Glove" – sensibel-afferente Stimulationen mit einem leitfähigen Handschuh zur Förderung der Wahrnehmung

Wie in Kap. 9 beschrieben, bietet sich der Einsatz sensibel-afferenter elektrischer Stimulation im distalen Bereich der oberen und unteren Extremität speziell bei Defiziten der sensorischen Wahrnehmung an. Verminderte Sensibilität sowie reduzierte kortikale Repräsentation können in Kombination mit dem „Mesh-Glove" nachweislich gefördert werden.

Herr B. bevorzugte vorwiegend folgende Anwendungen:

- EMG-getriggerte FES von M. triceps und M. deltoideus in Kombination mit Armfunktionstraining mit einer Walze in der geschlossenen Kette,
- EMG-getriggerte FES bei Handgelenk- sowie Fingerextension mit Bewegungsbeobachtung,
- sensibel-afferente elektrische Stimulation mit einem „Mesh-Glove".

Als relevanter Faktor zeigten sich aufgrund des gesteigerten Tonus der Handgelenk- und Fingerflexoren ein langsames Ansteigen und Abfallen der Stromstärke bei jeder Stimulation als sinnvoll. Durch Anstiegs- sowie Abfallzeiten von mehr als 3 Sekunden konnte eine durch die Stimulation ausgelöste Tonuserhöhung vermieden werden. Dadurch wurde der vor allem zu Beginn der Übungen gesteigerte Flexorentonus positiv beeinflusst. Bei einer Behandlungsdauer von 15–20 Minuten konnte eine Tonusreduktion von Handgelenk- und Fingerflexoren unmittelbar nach der Behandlung von mAS 2 auf mAS 1 gemessen werden. Dies war durch eine symptombezogene funktionelle Parametereinstellung möglich (Kap. 6).

Ergänzend zur Heimanwendung konnte die FES in der wöchentlichen Therapie für komplexere Anlagen verwendet werden. Im Verlauf zeigte sich, dass die anfängliche Unterstützung der Gattin bereits nach der ersten Schulungsphase auf reines „Zureichen" reduziert werden konnte. Nach Rücksprache wurde die Heimtherapie als „seine persönliche Trainingszeit" betitelt.

Evaluierung
Nach der regelmäßigen wöchentlichen Ergo- und Physiotherapie sowie der begleitenden FES zeigten sich folgende Veränderungen:

Bei der Zwischenbefundung nach 12 Wochen konnten 28/66 Punkte im Fugl-Meyer-Assessment, beim Motricity Index 71/100 (obere Extremität) sowie 70/100 (untere Extremität) und 100/100 Punkte im Trunk Control Test erreicht werden.

Handgelenk- und Fingerflexoren sowie der M. triceps wurden mit mAS 1 beurteilt. Als subjektive Verbesserung beschreibt Herr B. eine vermehrte Kontrolle über die Grundspannung der Hand. Vor allem sei dies bei vermindertem Visus, wie zum Beispiel beim Anziehen eines Handschuhs, auffallend.

Auch in der Sensibilitätstestung zeigten sich Fortschritte im Bereich der distalen Lokalisation von Reizen, bei der Differenzierung von spitzen und stumpfen Reizen sowie beim Unterscheiden von Temperaturdifferenzen. Diese Verbesserung wird von Herrn B. in Form von reduzierter Verletzungsgefahr durch wahrgenommene Reize bemerkt. Auch die Propriozeption der rechten oberen Extremität verbesserte sich sichtlich. Gelenkstellungen in Schulter und Ellbogen konnten gesichert wahrgenommen werden. Gelenkstellungen in Hand- und Fingergelenken konnten zu 3/4 richtig bestimmt werden.

Kraftgrade (KG; nach MRC) der oberen Extremität in funktionellen Gruppen:

- *GHG:* ABD KG 2+/5, ADD KG 2/5, Flexion KG −3/5, Extension KG 2+/5,
- *Ellbogen:* Extension KG 3+/5, Flexion 3/5,
- *Handgelenk:* Extension KG −3/5, Flexion KG 3/5,
- *Finger:* Extension KG −3/5, Flexion KG −4/5 bei beginnender Selektivität.

Die für Herrn B. auffälligste Verbesserung im Bereich Kraft und Willkürbewegungen ist die vollständige aktive Extension des Ellbogens sowie die deutlich gesteigerte Fähigkeit des Umschaltens von Agonisten und Antagonisten. Dies spiegelt sich vor allem in der deutlich verbesserten selektiven Ansteuerung wider.

Bei der gemeinsamen Evaluierung der vereinbarten Ziele wurde der Schulterschmerz als nicht mehr auffällig beurteilt. Herr B. beschreibt seine rechte Hand als zugehöriges Körperteil und platziert sie spontan und aktiv im Sichtfeld. Ein erster funktioneller Einsatz der rechten Hand, zum Beispiel beim Fixieren von Objekten, wird beschrieben. Zudem gibt Herr B. ein Gefühl von Kontrolle über die Hand an, vor allem die distal gezielt herbeigeführte aktive Entspannung und Tonusregulation.

Das Schulungsprotokoll wurde von Herrn B. und seiner Gattin gut angenommen und durch Notizen ergänzt. Gemeinsam konnten beide während der 12-wöchigen Leihphase eine Routine bei den Anlagetechniken und Punkten entwickeln. Als hilfreich wurden Kurzvideos, das Wiederholen der Anlagepunkte in der Therapie sowie die Möglichkeit der Rücksprache in der begleitenden Therapie betont.

Aufgrund der guten funktionellen Verbesserungen sowie der guten Akzeptanz des Elektrostimulationsgerätes wurde gemeinsam mit Herrn B. und seiner Gattin eine Verlängerung des Mietzeitraumes eingeleitet.

Fazit

Die FES in der Heimtherapie bietet die Möglichkeit zu evidenzbasiertem Training zu Hause. Aufgrund des Transfers in das häusliche Setting kann aktives Training frühzeitig außerhalb der begleiteten Therapiezeiten angeboten werden. Als motivierendes Training mittels direktem Feedback des Therapieeffekts kann das Durchhaltevermögen im Eigentraining gefördert werden. Durch die Übernahme der Verantwortung für die therapeutische Durchführung können zusätzlich Selbstwirksamkeitserwartung und Eigenverantwortung gefördert werden (Oussedik et al. 2019). Die vorübergehende Therapieoption durch Leihgeräte ermöglicht es, die FES als leistbares Zusatzangebot zur konventionellen Ergo- und Physiotherapie einzusetzen. Grundvoraussetzung für den Einsatz sind die Schulungskompetenz und Erfahrungen des Therapeuten. Ferner sind die Eigenmotivation des Patienten sowie die Unterstützungsfunktion der Betreuungspersonen entscheidend (Abb. 12.2).

ANLEITUNG ELEKTROSTIMULATION FÜR ZU HAUSE
Funktionelle Elektrostimulation –
Programm „Handgelenk & Finger strecken"

Programmwahl:

Hand aktiv (gespeichert)

Benötigtes Material:

5 Klebeelektroden, 3 Elektrodenkabel (orange, gelb, weiß), Hauptkabel, Handtuchrolle

Ausgangsposition:

Sitzend, mit Blickkontakt zur Hand, diese soll bequem liegen ohne zu verrutschen. Handgelenk leicht gebeugt.

Ablauf:

- Gerät einschalten
- Programm „Hand aktiv" (gespeichert) auswählen
- EMG-Trigger Schwelle einstellen
- „Entspannen und Anspannen", jeweils bestätigen
- „Starten" und Stromstärke (mA) Kanal 1 (orange) und Kanal 2 (gelb) individuell einstellen
- mit "Entertaste" (unter Drehrad) Programm starten

Elektrodenposition:

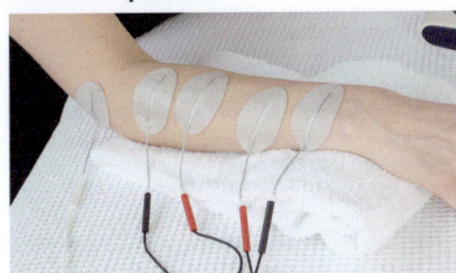

hintere Elektroden:
Richtung Ellbogen (Kanal 1)
Elektrode im hinteren Drittel auf den Muskelbauch quer kleben

vordere Elektroden:
Richtung Hand (Kanal 2)
handgelenksnahe quer kleinfingerseitig kleben

Elektrode 5 mit weißem Kabel:
am Ellbogen befestigen

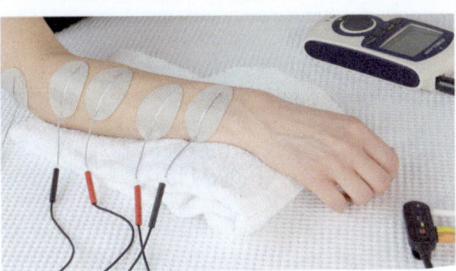

ca. 18 mA:
Das Handgelenk soll sich heben
(hintere Elektroden)

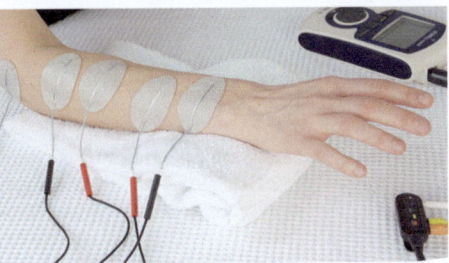

ca. 24 mA:
Die Finger sollen sich strecken
(vordere Elektroden)

Der Bewegungsablauf wird durch
das Anheben des rechten Handgelenks gestartet

Abb. 12.2 Anleitung – beispielhafte personalisierte Patientenanleitung zur Unterstützung der richtigen Anwendung als wiederverwendbares Schulungsmaterial

Literatur

Alona G, Sunnerhagen KS, Geurts ACH, Ohry A (2003) A home-based, self-administered stimulation program to improve selected hand functions of chronic stroke. NeuroRehabilitation 18(3):215–225

Bustamante A, García-Berrocoso T, Rodriguez N, Llombart V, Ribó M, Molina C, Montaner J (2016) Ischemic stroke outcome: a review of the influence of post-stroke complications within the different scenarios of stroke care. Eur J Intern Med 29:9–21

Coupar, F., Pollock, A., Legg, L. A., Sackley, C., & van Vliet, P (2012). Home-based therapy programmes for upper limb functional recovery following stroke. Cochrane Database of Systematic Reviews, (5), 1465–1858.

Da-Silva RH, Moore SA, Price CI (2018) Self-directed therapy programmes for arm rehabilitation after stroke: a systematic review. Clin Rehabil 32(8):1022–1036

Ferguson M, Brandreth M, Brassington W, Leighton P, Wharrad H (2016) A randomized controlled trial to evaluate the benefits of a multimedia educational program for first-time hearing aid users. Ear Hear 37(2):123–136

Fischer H, Endmann A, Reitz T, Gruchmann T (2015) Der Usability Engineering Prozess für Medizinprodukte nach IEC, Berlin, De Gruyter S 172–183

Gabr U, Levine P, Page SJ (2005) Home-based electromyography-triggered stimulation in chronic stroke. Clin Rehabil 19(7):737–745

Hara Y, Ogawa S, Tsujiuchi K, Muraoka Y (2008) A home-based rehabilitation program for the hemiplegic upper extremity by power-assisted functional electrical stimulation. Disabil Rehabil 30(4):296–304

Hsieh Y-W, Chang K-C, Hung J-W, Wu C-Y, Fu M-H, Chen C-C (2018) Effects of home-based versus clinic-based rehabilitation combining mirror therapy and task-specific training for patients with stroke: a randomized crossover trial. Arch Phys Med Rehabil 99(12):2399–2407

Jyotirekha D, Rajanikant GK (2018) Post stroke depression: the sequelae of cerebral stroke. Neurosci Biobehav Rev 90:104–114

Kern H, Carraro U, Adami N, Biral D, Hofer C, Forstner C, …, Zampieri S (2010) Home-based functional electrical stimulation rescues permanently denervated muscles in paraplegic patients with complete lower motor neuron lesion. Neurorehabil Neural Repair 24(8):709–721

Kern H, Gargiulo P, Pond A, Albertin G, Marcante A, Carraro U (2018) To reverse atrophy of human muscles in complete SCI lower motor neuron denervation by home-based functional electrical stimulation. In: Advances in experimental medicine and biology, Bd 1088. Springer, New York LLC, S 585–591

King TL, Kho EKY, Tiong YH, Julaihi SNB (2015) Comparison of effectiveness and time-efficiency between multimedia and conventional counselling on metered-dose inhaler technique education. Singap Med J 56(2):103–108

Korpershoek C, van der Bijl J, Hafsteinsdóttir TB (2011) Self-efficacy and its influence on recovery of patients with stroke: a systematic review. J Adv Nurs 67(9):1876–1894

Miller KK, Porter RE, DeBaun-Sprague E, Van Puymbroeck M, Schmid AA (2017) Exercise after stroke: patient adherence and beliefs after discharge from rehabilitation. Top Stroke Rehabil 24(2):142–148

Nadarajah M, Goh H-T (2015) Post-stroke fatigue: a review on prevalence, correlates, measurement, and management. Top Stroke Rehabil 22(3):208–220

Nelles G (2018) Rehabilitation von sensomotorischen Störungen. In: Diener, Putzki, Berlit, Deuschl, Elger, Gold, …, Weller (Hrsg) Leitlinien für Diagnostik und Therapie in der Neurologie, S 1–45. https://doi.org/10.1055/b-0034-18891

Oussedik E, Foy CG, Masicampo EJ, Kammrath LK, Anderson RE, Feldman SR (2017) Accountability: a missing construct in models of adherence behavior and in clinical practice. Patient Prefer Adherence 11:1285–1294

Oussedik E, Cline A, Su JJ, Masicampo E, Kammrath LK, Ip E, Feldman SR (2019) Accountability in patient adherence. Patient Prefer Adherence 13:1511–1517

Parke HL, Epiphaniou E, Pearce G, Taylor SJC, Sheikh A, Griffiths CJ, …, Pinnock H (2015) Self-management support interventions for stroke survivors: a systematic meta-review. PLoS ONE 10(7):1–23

Poltawski L, Boddy K, Forster A, Goodwin VA, Pavey AC, Dean S (2015) Motivators for uptake and maintenance of exercise: perceptions of long-term stroke survivors and implications for design of exercise programmes. Disabil Rehabil 37(9):795–801

Rand D, Eng JJ, Tang P-F, Jeng J-S, Hung C (2009) How active are people with stroke? Stroke 40(1):163–168

Schneider EJ, Lannin NA, Ada L, Schmidt J (2016) Increasing the amount of usual rehabilitation improves activity after stroke: a systematic review. J Physiother 62(4):182–187

Vloothuis JD, Mulder M, Veerbeek JM, Konijnenbelt M, Visser-Meily JM, Ket JC, …, van Wegen EE (2016) Caregiver-mediated exercises for improving outcomes after stroke. Cochrane Database Syst Rev. https://doi.org/10.1002/14651858.CD011058.pub2

Warner G, Packer T, Villeneuve M, Audulv A, Versnel J (2015) A systematic review of the effectiveness of stroke self-management programs for improving function and participation outcomes: self-management programs for stroke survivors. Disabil Rehabil 37(23):2141–2163

Willand MP, de Bruin H (2008) Design and testing of an instrumentation system to reduce stimulus pulse amplitude requirements during FES. In: 2008 30th annual international conference of the IEEE engineering in medicine and biology society, (February), S 2764–2767. https://doi.org/10.1109/IEMBS.2008.4649775

Winstein CJ, Stein J, Arena R, Bates B, Cherney LR, Cramer SC, …, Zorowitz RD (2016) Guidelines for adult stroke rehabilitation and recovery. Stroke 47(6):e98–e169

Evidenz zur Funktionellen Elektrostimulation

Thomas Schick

Inhaltsverzeichnis

13.1　FES in der Schlaganfallrehabilitation auf Struktur- und Funktionsebene 214
13.2　FES in der Schlaganfallrehabilitation auf Aktivitätsebene 215
13.3　FES nach Schlaganfall in der Heimtherapie 216
13.4　FES zur Behandlung der multiplen Sklerose (MS) 216
13.5　FES im Bereich der Neuropädiatrie 218
13.6　FES bei Tetraplegie nach zervikaler Querschnittläsion 218
13.7　FES bei Schädigung des Lower Motor Neuron Syndrom (LMNS) 219
　　　Literatur 220

Dieses Kapitel bietet eine Zusammenfassung und Auswahl interessanter und relevanter wissenschaftlicher Beweisführung (Evidenz) zur FES. Studien, Reviews und aktuelle Leitlinien zur FES werden aufgearbeitet und nachvollziehbar dargestellt. Dieses Buchkapitel erhebt jedoch nicht den Anspruch auf Vollständigkeit, sondern bietet einen Einblick in wissenschaftliche Forschungsschwerpunkte zu diesem Themenbereich. Zu diesen gehören Arbeiten, die die Folgen des Schlaganfalls, der multiplen Sklerose, der infantilen Cerebralparese (ICP), aber auch die Tetraplegie nach Querschnittläsion behandeln. Des Weiteren wird die FES-Therapie bei Schädigung des peripheren Nervensystems (genauer des 2. Motoneurons), die auch als Lower-Motor-Neuron-Syndrom (LMNS) bezeichnet wird, beschrieben.

Bei einer systematischen Suche nach Literatur zur FES, inklusive der EMG-FES, wird man mit einer sehr großen Anzahl von Studien mit unterschiedlichsten Fragestellungen konfrontiert. Diese beschreiben den Einsatz der FES bei verschiedensten Krankheitsbildern in den unterschiedlichsten Anwendungsformen. Zur Vereinfachung und zur Verbesserung der Übersichtlichkeit beim Lesen dieses Buchkapitels wird in der Folge ausschließlich der Begriff der FES verwendet, auch wenn die Autoren der Primärliteratur zum Teil den Begriff der Neuromuskulären Elektrostimulation (NMES) verwenden oder auch nur von Elektrostimulation (ES) schreiben.

T. Schick (✉)
MED-EL, BU STIWELL Neurorehabilitation
Innsbruck, Österreich
e-mail: schick@neuro-reha.info

13.1 FES in der Schlaganfallrehabilitation auf Struktur- und Funktionsebene

Aufgrund von einer Vielzahl von qualitativ hochwertigen randomisierten, kontrollierten Studien (RCT) zur FES finden sich zahlreiche systematische Reviews mit Metaanalysen zu wissenschaftlichen Fragestellungen im Besonderen zur Schlaganfallrehabilitation. In vielen Studien werden die Probanden überwiegend auf Struktur- und Funktionsebene untersucht und entsprechende Assessments verwendet.

Im Jahr 2019 wurde eine Metaanalyse zur Schlaganfallnachbehandlung (Monte-Silva et al. 2019) mit dem Schwerpunkt der Wiederherstellung von Handgelenk- und Handbewegungen publiziert. Die Autoren kamen zu dem Schluss, dass EMG-FES bei chronischen Schlaganfallpatienten effektiv ist und robuste Kurzzeiteffekte zur Verbesserung der Funktion der obere Extremität zeitigt. Die Autoren inkludierten hierbei 26 Studien mit insgesamt 782 untersuchten Patienten, 50 % der Studien wiesen eine hohe Qualität auf.

Ein Jahr zuvor wurde aufgrund der über einen 10-Jahres-Zeitraum betrachteten veröffentlichten Literatur und eines eingeschlossenen europäischen Konsensusprozesses in einem systematischen Review (Küçükdeveci et al. 2018) der Einsatz der FES bei Schlaganfallpatienten zur Verbesserung der Kraft und Funktion der oberen Extremität empfohlen.

Die American Heart Association (AHA) und American Stroke Association (ASA) publizierten eine Leitlinie für Akteure im Gesundheitssystem zur Schlaganfallrehabilitation für Erwachsene (Winstein et al. 2016): Ein Einsatz der FES sei sinnvoll für Patienten mit minimaler Willkürbewegung oder Schultersubluxation. Auch der Einsatz der FES zur kurzfristigen Verbesserung der Spastizität sei angemessen. In der Begründung wird auf das höchste Evidenzniveau „A" der Klasse IIa und IIb verwiesen.

Zur Verbesserung der Funktion und der motorischen Beeinträchtigungen der Handgelenk- und Unterarmmuskulatur sollte die FES in der Rehabilitation nach Schlaganfall in der frühen und chronischen Phase aufgrund des bestehenden hohen Evidenzniveaus „A" in Betracht gezogen werden. Zu diesem Ergebnis kam eine kanadische Forschergruppe (Hebert et al. 2016) in ihrer Praxisempfehlung zur Schlaganfallrehabilitation (Tab. 13.1).

Ein in der Schlaganfallrehabilitation häufig zu beobachtendes Problem ist die Schultergelenksubluxation. Ein Ergebnis des systematischen Reviews und Metaanalyse (Vafadar et al. 2015) zu dieser Fragestellung zeigte, dass bei den Interventionsgruppen, bei denen die FES frühzeitig nach einem Schlaganfall angewandt wurde, in Bezug auf eine Reduktion der Schultergelenksubluxation ein signifikanter Unterschied vorzufinden war. Die Autoren schlussfolgerten, dass die FES in der Frühphase nach einem Schlaganfall einer Schultergelenksubluxation vorbeugen oder diese reduzieren kann.

Die Beantwortung der Frage, ob die FES bei Spastizität nach einem Schlaganfall in der Rehabilitation sinnvoll eingesetzt werden sollte, war Bestandteil eines systematischen Reviews und einer Metaanalyse (Stein et al. 2015). Die Autoren inkludierten 29 RCT mit 940 Schlaganfallpatienten und beschrieben in ihrer Schlussfolgerung, dass FES auch in Kombination mit anderen Behandlungsmodalitäten als Behandlungsoption zur Verbesserung der Spastizität sowie zur Vergrößerung des Bewegungsausmaßes nach Schlaganfall erwogen werden sollte.

Die Effektivität der Kombination von FES mit Botulinum-Toxin A (BoNT-A) (Abschn. 11.3) war schon 1998 Fragestellung einer doppelblinden, placebokontrollierten klinischen Studie (Hesse et al. 1998). Die Autoren überprüften den Muskeltonus anhand der Ashworth-Skalierung vor, sowie 2, 6, und 12 Wochen nach Injektion von BoNT-A. Zusätzlich erhielt die Interventionsgruppe 3 Tage jeweils 30 Minuten elektrische Stimulation des betroffenen Muskels. Die Autoren kamen zu dem Ergebnis, dass der Effekt der BoNT-A-Injektion durch die elektrische Stimulation signifikant gesteigert werden konnte.

Einen modernen Therapieansatz der Kombination von BoNT-A mit EMG-FES und aufgabenorientierter Therapie bei Schlaganfallpatienten mit Spastizität der oberen Extremität wählte eine japa-

Tab. 13.1 Leitlinien zur FES nach Schlaganfall im Rahmen der Schlaganfallrehabilitation und deren Empfehlungen (in englischer Sprache)

Methode	Autor	Jahr	Titel	Empfehlung
Leitlinie	Kucukdeveci et al.	2018	Evidence-based position paper on Physical and Rehabilitation Medicine professional practice for persons with stroke	"It is recommended that electrical stimulation to wrist, forearm and shoulder muscles be considered to improve strength and improve upper limb function."
Leitlinie	Winstein et al.	2016	Guidelines for Adult Stroke Rehabilitation and Recovery	"NMES is reasonable to consider for individuals with minimal volitional movement within the first few months after stroke or for individuals with shoulder subluxation."
Leitlinie	Hebert et al.	2016	Stroke rehabilitation practice guideline	"FES targeted at the wrist and forearm muscles should be considered to reduce motor impairment and improve function"

nische Forschergruppe (Tsuchiya et al. 2016). Hier lag der Fokus nicht auf der Stimulation der spastischen Muskulatur, sondern auf der Möglichkeit, nach der BoNT-A-Injektion zielgerichtete Funktionen der Hand durchzuführen. Der anhand der Ashworth-Skalierung gemessene Muskeltonus, die mit dem Box-and-Block-Test gemessene Greiffunktion sowie die Griffkraft verbesserten sich 10 Tage nach BoNT-A-Injektion signifikant. Die Autoren schlossen daraus, dass aufgabenorientiertes Training mit EMG-FES nach Botulinum-Toxin-Injektion die Spastizität effektiv reduziert und die Funktion der oberen Extremität nach Schlaganfall verbessert.

Auch wurde die EMG-getriggerte Mehrkanal-Elektrostimulation (EMG-MES) kombiniert mit dem etablierten Therapiekonzept der Spiegeltherapie (ST) (Abschn. 11.2) untersucht. In einem multizentrischen RCT (Schick et al. 2017) wurde der schweregradabhängige Einsatz der bilateralen EMG-MES in Kombination mit ST bei postakuten Schlaganfallpatienten untersucht. Gegenüber der Vergleichsgruppe ohne Spiegeltherapie profitierten die hochgradig betroffenen Patienten in den Interventionsgruppe motorisch signifikant, gemessen mit dem Fugl-Meyer-Assessment.

13.2 FES in der Schlaganfallrehabilitation auf Aktivitätsebene

Im vorangegangenen Abschnitt lag der Schwerpunkt der wissenschaftlichen Literatur auf Struktur- und Funktionsdefiziten nach Schlaganfall. Die folgenden Arbeiten haben ihre Zielsetzung auf der Aktivitätsebene.

Kann die FES effektiv positive Veränderungen der Aktivitäten des täglichen Lebens (ADL) bewirken? Dieser Fragestellung ging eine Forschergruppe (Eraifej et al. 2017) nach. Sie fanden 20 Studien, von denen in 3 Studien 2 Monate nach

Schlaganfall Effekte der FES auf ADL dokumentierten. In der Schlussfolgerung betonten die Autoren, dass die FES ein vielversprechender Bestandteil der zukünftigen Schlaganfallrehabilitation darstellt. In diesem Review wurden signifikante Effekte der FES welche sich positiv auf die ADL innerhalb von 2 Monaten nach einem Schlaganfall auswirken gefunden.

Ein systematischer Review und eine Metaanalyse (Howlett et al. 2015) schloss 19 Studien mit Effekten auf die Aktivitätsebene ein. Sie verglichen die FES-Therapiegruppe mit den Kontrollgruppen, die entweder mit einer Placebostimulation, gar keinem Training oder mit alleinigem Training der oberen Extremitäten nach Schlaganfall behandelt wurden. Die Autoren kamen zu dem Schluss, dass die FES zu einer moderaten Verbesserung der Aktivitäten gegenüber keiner Intervention oder Training allein führt.

Eine Verbesserung der Arm-Hand-Aktivitäten mittels der FES wurde bereits in einem früheren Review mit Metaanalyse (Veerbeck et al. 2014) beschrieben. 25 RCT zur EMG-FES wurden inkludiert, in denen die Interventionen zu signifikanten, homogenen positiven Effekten auf die Handaktivitäten des paretischen Arms, aber auch auf die motorischen Funktionen führten.

13.3 FES nach Schlaganfall in der Heimtherapie

Neben dem klinischen Einsatz der FES in der stationären und ambulanten Rehabilitation ist ein weiterer wichtiger Bereich die Heimtherapie mit geeigneten Elektrostimulationsgeräten. Gerade in der Schlaganfallrehabilitation kann durch die FES die aktive Rehabilitation zu Hause effektiv gestaltet werden, und bereits erzielte motorische Funktionen stabilisiert oder weiter verbessert werden.

Eine Forschergruppe untersuchte in einer randomisierten, kontrollierten Studie die Fragestellung, ob die EMG-FES bei chronischen Schlaganfallpatienten effektiv zu Hause eingesetzt werden kann (Gabr et al. 2005). Die 12 Schlaganfallpatienten durchliefen ein 8 Wochen andauerndes Heimtherapieprogramm mit EMG-FES, gefolgt von 8 Wochen Heimtherapieprogramm ohne EMG-FES im sogenannten Cross-over-Design. Somit haben beide Gruppen jeweils eine 8 Wochen dauernde EMG-FES-Phase absolviert. Die Autoren kamen zu dem Ergebnis, dass die Probanden nach dem jeweiligen 8-Wochen-EMG-FES-Heimtherapieprogramm zwar nur eine mäßige Reduktion der Schädigung, gemessen mit dem Fugl-Meyer-Assessment, aufwiesen, aber eine deutliche Zunahme der aktiven Handgelenkextension über 20 Grad.

Andere Wissenschafter konnten diese Ergebnisse in einem weiteren RCT (Hara et al. 2008) bestätigen. Sie ließen 20 chronische Schlaganfallpatienten der Versuchsgruppe, bei denen das Ereignis über 1 Jahr zurücklag, zu Hause insgesamt 30, 60-minütige EMG-FES-Sitzungen durchlaufen und verglichen die Ergebnisse über einen Zeitraum von 5 Monaten. Die Patienten der EMG-FES-Gruppe zeigten gegenüber der Kontrollgruppe signifikante Verbesserungen im aktiven Bewegungsausmaß, in der modifizierten Ashworth-Skalierung sowie in Handfunktionstests und konnten ihre Hand in Aktivitäten des täglichen Lebens nach 5 Monaten wieder vollständig einbeziehen.

In einem systematischen Review (Da-Silva et al. 2018) wurden Eigentherapieprogramme nach Schlaganfall analysiert. Die Effekte der einzelnen Verfahren und der Zeitpunkt der Interventionen unterschieden sich. Von Verfahren der elektrischen Stimulation konnten Schlaganfallpatienten profitieren (Tab. 13.2).

> **Fazit**
> Die FES wird in der Schlaganfallrehabilitation bei Patienten mit Struktur-, Funktions- und Aktivitätsdefiziten erfolgreich in Früh- und chronischer Phase eingesetzt. Sie sollte auch für die Heimtherapie erwogen werden.

13.4 FES zur Behandlung der multiplen Sklerose (MS)

In einer retrospektiven Kohortenstudie hat eine US-amerikanische Forschergruppe (Hammond et al. 2015) die Effekte des FES-unterstützten Radfahrens in der aktivitätsbasierten Rehabilitation bei MS-Patienten mit unterschiedlichen Verlaufsformen untersucht. Insbesondere die Patien-

Tab. 13.2 Überblick der systematischen Reviews und Metaanalysen zur FES nach einem Schlaganfall mit dem Originaltitel und der Schlussfolgerung der wissenschaftlichen Arbeiten

Methode	Autor	Jahr	Titel	Ziel	RCT	n=	Conclusion
Systematischer Review und Meta-Analyse	Monte-Silva et al.	2019	Electromyogram-Related Neuromuscular Electrical Stimulation for Restoring Wrist and Hand Movement in Poststroke Hemiplegia	Funktions- und Struktur Ebene EMG-gertriggerte FES	26	782	"EMG-NMES is effective in the short term in improving UL impairment in individuals with chronic stroke."
Systematischer Review	Da Silva et al.	2018	Self-directed therapy programmes for arm rehabilitation after stroke	Struktur- und Funktions Ebene Heimtherapie	11	94	"Self-directed interventions can enhance arm recovery after stroke, but the effect varies according to the approach used and timing. There were benefits identified from self-directed …electrical stimulation
Systematischer Review und Meta-Analyse	Eraifej et al.	2017	Effectiveness of upper limb functional electrical stimulation after stroke for the improvement of activities of daily living and motor function	Aktivitäts-ebene FES	20	67	"FES is a promising therapy which could play a part in future stroke rehabilitation. This review found a statistically significant benefit from FES applied within 2 months of stroke on the primary outcome of ADL."
Systematischer Review und Meta-Analyse	Howlett et al.	2015	Functional electrical stimulation improves activity after stroke	Aktivitäts-ebene FES	18	485	"FES appears to moderately improve activity compared with both no intervention and training alone. These findings suggest that FES should be used in stroke rehabilitation to improve the ability to perform activities."
Systematischer Review und Meta-Analyse	Vafadar et al.	2015	Effectiveness of functional electrical stimulation in improving clinical outcomes in the upper arm following stroke	Struktur- und Funktions Ebene Schulter-subluxation	10	213	"FES can be used to prevent or reduce shoulder subluxation early after stroke."
Systematischer Review und Meta-Analyse	Stein et al.	2015	Effects of Electrical Stimulation in Spastic Muscles After Stroke	Struktur- und Funktions Ebene Spastik	29	940	"NMES combined with other intervention modalities can be considered as a treatment option that provides improvements in spasticity and range of motion in patients after stroke."
Systematischer Review und Meta-Analyse	Veerbeek et al.	2014	What Is the Evidence for Physical Therapy Poststroke?	Struktur- und Funktions Ebene und Aktivitäts-ebene	25	492	„Wrist and finger extensors. The meta-analyses resulted in significant homogeneous positive Summary Effect Sizes for motor function of the paretic arm (synergy) and arm-hand activities. A significant heterogeneous positive SES was found for active range of motion"

ten mit primär chronisch-progredienter MS konnten durch die FES signifikante Verbesserungen in den motorischen Tests verzeichnen. Die Autoren folgerten, dass die FES als Bestandteil der aktivitätsbasierten Rehabilitation verschiedene neurologische Funktionen erhalten oder verbessern kann.

In einem systematischen Review zu den Effekten der FES zur Fußheberschwäche bei MS-Erkrankten (Miller Renfrew et al. 2019) konnten acht Studien zu dieser Fragestellung eingeschlossen werden. Sieben Studien demonstrierten signifikante positive Effekte auf die gesundheitsbezogene Lebensqualität. Die Autoren folgerten, dass der Review erste Evidenz zur Verfügung stellt, dass die FES positive Effekte auf die Lebensqualität der MS-Betroffenen hat.

> **Fazit**
>
> Die Evidenz spricht für den erfolgreichen Einsatz der FES bei MS-Betroffenen. Die FES kann die Motorik und die Lebensqualität günstig beeinflussen.

13.5 FES im Bereich der Neuropädiatrie

Ist die FES bei Kindern mit unterschiedlichsten neurologischen Defiziten anwendbar und sinnvoll? Die folgenden 3 Reviews haben diese Fragestellungen untersucht.

Eine Gruppe von Wissenschaftler (Chiu und Ada 2014) untersuchte die Effekte der FES auf die Aktivitätsfähigkeit bei Kindern mit infantiler Cerbralparese (ICP). Von den 5 eingeschlossenen RCT's berichteten 3 statistisch signifikante Gruppenunterschiede zugunsten der FES im Vergleich zu den Gruppen ohne FES. Die Autoren schlussfolgerten, dass die vorhandene Evidenz dafür spricht, dass die Anwendung der FES bei Kindern einen stärkeren Effekt zeigt als keine FES und mit den Effekten eines Aktivitätstrainings vergleichbar sei.

Differenzierte Aussagen treffen die US-amerikanischen Autoren eines systematischen Reviews (Bosques et al. 2016) mit 37 inkludierten Studien. Sie fanden heraus, dass die meisten Studien Kinder mit ICP einschlossen. FES hat positive Effekte auf das passive Bewegungsausmaß (PROM), die Funktionen der oberen Extremitäten, die Sitzstabilität, Gehgeschwindigkeit und die Fußheberfunktion beim Gehen. Ebenso konnte die Knochendichte positiv unter der FES in Kombination mit Ergometrie beeinflusst werden. Ferner kann die FES positiv zum Management des Blasen- und Verdauungstrakts eingesetzt werden. In der Schlussfolgerung wurde beschrieben, dass die FES sicher ist und gut von Kindern mit verschiedenen Beeinträchtigungen toleriert wird. Die Autoren schlagen ferner vor, diese Therapie vermehrt in der Pädiatrie anzuwenden.

Der Frage nach den Effekten der FES zur Unterstützung der Fußheberfunktion in der Schwungbeinphase beim Gehen ging eine Forschergruppe (Mooney und Rose 2019) nach. Die Autoren fanden heraus, dass es eine starke Evidenz für eine verbesserte Fußheberfunktion in der Schwung- und der initialen Kontaktphase beim Gehen gibt. Die FES führte zur Erhöhung der Gehgeschwindigkeit und zu einer vergrößerter Schrittlänge.

Eine wichtige Fragestellung in der Kindertherapie ist die des Mindestalters der zu behandelnden Kinder. Die meisten Studien inkludierten Kinder ab dem 4. Lebensjahr.

Eine Fallstudie (Musselman et al. 2018) beschreibt den sicheren und sinnvollen Einsatz der FES zur Verbesserung der oberen Extremität bei einem 2-jährigen Kind mit Hemiplegie.

> **Fazit**
>
> FES ist für die Behandlung neurologisch bedingter motorischer Defizite bereits im frühen Kindesalter gut geeignet, sicher und wird von den Kindern gut toleriert.

13.6 FES bei Tetraplegie nach zervikaler Querschnittläsion

In der Vergangenheit gab es eine deutliche Zunahme des Forschungsinteresses zur FES im Bereich der Querschnittläsionen. Im Jahr 2020 ist eine deutschsprachige S2e-Leitlinie zur Rehabilitation der oberen Extremitäten bei Tetraplegie (https://www.

awmf.org/uploads/tx_szleitlinien/179-013l_S2e_Verbesserung-der-Funktionsfaehigkeit-der-oberen-Extremitaeten-bei-zervikaler-Querschnittlaehmung_2020-10.pdf) veröffentlicht worden. Ziel ist die verbesserte Behandlungsqualität der Betroffenen. Aufgrund der guten Studienlage hat die FES Konsensus basiert einen hohen Stellenwert zugesprochen bekommen.

Die Bedeutung der FES als prä- und postoperative Behandlung bei Sehnenrekonstruktionen an Arm oder Hand bei Tetraplegikern nach einer zervikalen Querschnittläsion wurde bereits erfolgreich demonstriert (Bersch und Friden 2016).

Wie wichtig die Wahl der richtigen Therapiemaßnahme und nicht ausschließlich die Intensität bei inkompletter Tetraplegie (C3–C7) ist, hat eine kanadische Forschergruppe (Kapadia et al. 2014) in einer interessanten retrospektiven Analyse herausgefunden. Die Probanden erhielten entweder Ergotherapie mit einem Gesamtumfang von 45 Stunden (Gruppe 1), von 80 Stunden (Gruppe 2) bzw. insgesamt 80 Stunden FES für die Handfunktion zusätzlich zur Ergotherapie (Interventionsgruppe). Die besten und signifikantesten funktionellen Ergebnisse zeigten sich in der Interventionsgruppe mit kombinierter FES und Ergotherapie, gemessen anhand des Functional Independence Measure (FIM) und des Spinal Cord Independence Measure (SCIM).

In einem vorangegangenen RCT (Kapadia et al. 2011) zeigten die Patienten, die regelmäßig intensive FES für die Handfunktion erhielten, bei der Entlassung aus der Rehabilitation bessere funktionelle Ergebnisse. Dies hatte auch in der Langzeitbetrachtung Bestand.

> **Fazit**
> FES kann die Funktion der oberen Extremität nach inkomplettem zervikalem Querschnittsyndrom verbessern.

13.7 FES bei Lower Motor Neuron Syndrom (LMNS)

Die Behandlung der Folgen einer Schädigung eines peripheren Nervs oder des LMN ist seit einigen Jahren Thema intensiver wissenschaftlicher Forschung. So lässt sich anhand der aktuellen Literatur und der Erfahrung stark annehmen, dass der gezielte Einsatz der FES nicht nur Muskulatur in ihrer Struktur und Umfang erhält, sondern auch die Nervenregeneration unterstützt.

So schrieben Wissenschaftler (Gordon und English 2016), dass FES und Übungstherapie vielversprechende Behandlungen für periphere Nervenläsionen darstellen und großes Potenzial für die Umsetzung in die klinische Praxis haben. Sie bemerkten zusätzlich, dass die FES die Nervenregeneration nach verzögerter Nervenreparatur beim Menschen und in Tierversuchen mit Ratten fördert.

In einer spannenden Übersichtsarbeit (Willand et al. 2016) schließen die Autoren aufgrund der vorliegenden Literatur darauf, dass eine niederfrequente ES unmittelbar nach operativen Eingriffen effektiv die axonale Regeneration fördern kann. Mit der elektrischen Stimulation sind vielversprechende Beweise der Maximierung von funktioneller Wiederherstellung bei verschiedenen Arten von Verletzungen peripherer Nerven erbracht worden.

In einem umfangreichen EU-geförderten Forschungsprojekt (RISE-Projekt), das sich mit dem Thema LMNS beschäftigte (Kern et al. 2010, 2018), wurden chronisch denervierte Patienten nach Querschnittläsion untersucht. Mittels intensiver heimbasierter FES-Therapie mit langen Impulsen und hoher Intensität wurden die unteren Extremitäten 2 Jahre lang stimuliert und unter unterschiedlichsten Aspekten untersucht. Von den 25 inkludierten Patienten stimulierten 20 über die geforderten 2 Jahre mit einer Intensität von 5 Behandlungen pro Woche. Es wurden unter anderem eine signifikante Zunahme der Querschnittfläche des M. quadriceps um 35 % und eine Zunahme des Durchmessers der Muskelfasern des M. quadriceps um 75 % festgestellt. Ferner konnte der denervationsbedingten Hautatrophie entgegengewirkt und eine Zunahme der Epidermis verzeichnet werden. Neben kosmetischen Effekten durch den Rückgang der Muskelatrophie sind die sogenannten Kisseneffekte der Oberschenkelmuskulatur zur Vermeidung von Druckulzerationen bei mehrstündigem Sitzen hervorzuheben.

Zusammenfassend lässt sich aufgrund der vorliegenden Studienlage im Bereich der Behandlung von denervierter Muskulatur bei LMNS der Einsatz der FES auch in der Heimtherapie unter fachkundiger medizinisch-therapeutischer Begleitung mit geeigneten Elektrostimulationsgeräten rechtfertigen.

> **Fazit**
> Es liegt Evidenz vor, dass die FES bei peripherer Nervenschädigung mit Denervation sowohl die Nervenregeneration unterstützt als auch der Muskelatrophie entgegenwirkt.

Literatur

Bersch I, Friden J (2016) Role of functional electrical stimulation in tetraplegia hand surgery. Arch Phys Med Rehabil 97(6 Suppl):154–159

Bosques G, Martin R, McGee L, Sadowsky C (2016) Does therapeutic electrical stimulation improve function in children with disabilities? A comprehensive literature review. J Pediatr Rehabil Med 9(2):83–99

Chiu H, Ada L (2014) Effect of functional electrical stimulation on activity in children with cerebral palsy: a systematic review. Pediatr Phys Ther 26(3):283–288

Da-Silva R, Moore S, Price C (2018) Self-directed therapy programmes for arm rehabilitation after stroke: a systematic review. Clin Rehabil 32(8):1022–1036

Eraifej J et al (2017) Effectiveness of upper limb functional electrical stimulation after stroke for the improvement of activities of daily living and motor function: a systematic review and meta-analysis. Syst Rev 6(1):40

Gabr U, Levine P, Page S (2005) Home-based electromyography-triggered stimulation in chronic stroke, RCT. Clin Rehabil 19(7):737–745

Gordon T, English A (2016) Strategies to promote peripheral nerve regeneration: electrical stimulation and/or exercise. Eur J Neurosci 43(3):336–350

Hammond E, Recio A, Sadowsky C, Becker D (2015) Functional electrical stimulation as a component of activity-based restorative therapy may preserve function in persons with multiple sclerosis. J Spinal Cord Med 38(1):68–75

Hara Y, Ogawa S, Tsujiuchi K, Muraoka Y (2008) A home-based rehabilitation program for the hemiplegic upper extremity by power-assisted functional electrical stimulation. Disabil Rehabil 30(4):296–304

Hebert D et al (2016) Canadian stroke best practice recommendations: Stroke rehabilitation practice guidelines, update 2015. Int J Stroke 11(4):459–484

Hesse S, Reiter F, Konrad M, Jahnke M (1998) Botulinum toxin type A and short-term electrical stimulation in the treatment of upper limb flexor spasticity after stroke: a randomized, double-blind, placebo-controlled trial. Clin Rehabil 12(5):381–388

Howlett O, Lannin N, Ada L, McKinstry C (2015) Functional electrical stimulation improves activity after stroke: a systematic review with meta-analysis. Arch Phys Med Rehabil 96(5):934–943

Kapadia N et al. (2011) Functional electrical stimulation therapy for grasping in traumatic incomplete spinal cord injury: randomized control trial. Artif Organs 35(3):212–216

Kapadia N, Bagher S, Popovic M (2014) Influence of different rehabilitation therapy models on patient outcomes: hand function therapy in individuals with incomplete SCI. J Spinal Cord Med 37(6):734–743

Kern H et al (2010) Home-based functional electrical stimulation rescues permanently denervated muscles in paraplegic patients with complete lower motor neuron lesion. Neurorehabil Neural Repair 24(8):709–721

Kern H et al (2018) To reverse atrophy of human muscles in complete SCI lower motor neuron denervation by home-based functional electrical stimulation. Adv Exp Med Biol 1088:585–591

Küçükdeveci A et al (2018) Evidence-based position paper on Physical and Rehabilitation Medicine professional practice for persons with stroke. The European PRM position (UEMS PRM Section). Eur J Phys Rehabil Med 54(6):957–970

Miller Renfrew L, Lord A, Warren J, Hunter R (2019) Evaluating the effect of functional electrical stimulation used for foot drop on aspects of health-related quality of life in people with multiple sclerosis: a systematic review. Int J MS Care 21(4):173–182

Monte-Silva K et al (2019) Electromyogram-related neuromuscular electrical stimulation for restoring wrist and hand movement in poststroke hemiplegia: a systematic review and meta-analysis. Neurorehabil Neural Repair 33(2):96–111

Mooney J, Rose J (2019) A scoping review of neuromuscular electrical stimulation to improve gait in cerebral palsy: the arc of progress and future strategies. Front Neurol 10:887

Musselman K et al (2018) The feasibility of functional electrical stimulation toImprove upper extremity function in a two-year-old child with perinatal stroke: a case report. Phys Occup Ther Pediatr 38(1):97–112

Schick T et al (2017) Synergy effects of combined multichannel EMG-triggered electrical stimulation and mirror therapy in subacute stroke patients with severe or very severe arm/hand paresis. Restor Neurol Neurosci 3:319–332

Stein C et al (2015) Effects of electrical stimulation in spastic muscles after stroke: systematic review and meta-analysis of randomized controlled trials. Stroke 46(8):2197–2205

Tsuchiya M, Morita A, Hara Y (2016) Effect of dual therapy with botulinum toxin A injection and electromyography-controlled functional electrical stimulation on active function in the spastic paretic hand. J Nippon Med Sch 83(1):15–23

Vafadar A, Côté J, Archambault P (2015) Effectiveness of functional electrical stimulation in improving clinical outcomes in the upper arm following stroke: a systematic review and meta-analysis. Biomed Res Int 729768:1–14

Veerbeck J et al (2014) What is the evidence for physical therapy poststroke? A systematic review and meta-analysis. PLoS One 9(2):1–33

Willand M, Nguyen M, Borschel G, Gordon T (2016) Electrical stimulation to promote peripheral nerve regeneration. Neurorehabil Neural Repair 30(5):490–496

Winstein C et al (2016) Guidelines for adult stroke rehabilitation and recovery: a guideline for healthcare professionals from the American Heart Association/American Stroke Association. Stroke 47(6):e98–e169

Absolute und relative Kontraindikationen

14

Winfried Mayr

Inhaltsverzeichnis

14.1	**Einführung**	223
14.2	**Hautreaktionen**	224
14.3	**Passive Implantate**	226
14.4	**Aktive Implantate**	226
14.5	**Fazit**	227
Literatur		227

14.1 Einführung

Die Funktionelle Elektrostimulation (FES) über auf der Hautoberfläche platzierte Elektroden beruht auf technisch relativ einfachen Werkzeugen, die erst mit entsprechendem Wissen um die klinischen und physiologischen Wirkungsmechanismen zu einer wichtigen und leistungsfähigen Therapieoption mit vielen Anwendungsfeldern werden.

Da im elektrolytischen Leiter, den der Organismus darstellt, ein elektrisches Impulsfeld aufgebaut wird und weil dafür ein elektrischer Stromfluss über die Übergangsfläche von der Elektrode zur Haut notwendig ist, sind verschiedene technische Vorkehrungen notwendig, um potenzielle irreversible elektrochemische Prozesse im Gewebe und dadurch mögliche Zellschädigungen sicher zu verhindern. Dazu gibt es eine Reihe von gesundheitsbezogenen Bedingungen, deren Zutreffen darüber mitentscheidet, ob die FES in der geplanten Form sicher angewendet werden kann, ob sie in abgewandelter Form infrage kommt oder gänzlich auszuschließen ist (Physiotherapy Canada 2010). Zu dieser Ersteinschätzung kommen zeitabhängige Aspekte hinzu, die über einen längeren Zeitraum mit wiederholten Anwendungen zu beachten sind. Es können sich einerseits die gesundheitlichen Rahmenbedingungen ändern, andererseits kann sich auch ein negativer Einfluss oder eine Schädigung durch die Behandlung selbst entwickeln, auch wenn damit, entsprechende Sorgfalt vorausgesetzt, nur sehr selten zu rechnen ist.

W. Mayr (✉)
Medizinische Universität Wien, Wien, Österreich
e-mail: winfried.mayr@meduniwien.ac.at

Da die angebotene Geräte- und Elektrodentechnik sehr vielfältig ist, sind allgemeingültige Aussagen zum Thema Kontraindikationen nicht realistisch möglich. Auch wenn von den Herstellern üblicherweise Listen mit Kontraindikationen, die im Zulassungsverfahren kritisch geprüft wurden, mitgeliefert werden, kann durch die Einhaltung dieser Vorgaben nur ein Teil der tatsächlichen Risiken abgedeckt werden. Auch Parameter und Anwendungsprotokolle spielen in der Risikobewertung eine große Rolle.

Beispielsweise kann eine afferente Stimulation mit einer Intensität im Bereich der sensorischen Schwelle auch dann sicher angewendet werden, wenn im Gewebe in geringem Abstand unterhalb der Elektrodenkontakte ein Metallimplantat liegt. Neuromuskuläre oder Muskelstimulation würden in derselben Konfiguration jedoch mit hoher Wahrscheinlichkeit Implantatkorrosion und Gewebeschäden verursachen. Bedenken hinsichtlich aktiver Implantate, Unverträglichkeiten von Kontaktmaterialien etc. gelten aber gleichgewichtet für alle drei Anwendungsfelder. Die Realität ist vielfältiger als jede noch so sorgfältig erstellte Liste, und es liegt in der Verantwortung von Ärzten und Therapeuten, weitere individuelle Risikofaktoren zu identifizieren, zu bewerten, Empfehlungen zu geben und die weiteren Entwicklungen aufmerksam zu begleiten.

Auch muss zwischen Abklärungen vor der ersten und späteren Anwendungen unterschieden werden. Letztere können sich im Verlauf der Behandlung durch beobachtete nachträgliche Auffälligkeiten ergeben. Es ist daher immer notwendig, diese Fragen bei wiederkehrenden Konsultationen anzusprechen, aber auch die Patienten anzuweisen, die Stimulationsanwendung bei von ihnen selbst beobachteten Auffälligkeiten oder bekannt gewordenen gesundheitsrelevanten Änderungen auszusetzen und akut rückzufragen.

Als allgemeine Regel wird empfohlen, bei Patienten mit manifesten körperlichen oder psychischen Grunderkrankungen Rücksprache mit den betreuenden Fachärzten zu halten. Besonders kritische Beispiele sind erhöhtes Thrombose- oder Blutungsrisiko, Epilepsie oder eine bestehende Schwangerschaft (Tab. 14.1). Dazu sind auch die Empfehlungen der Hersteller ernst zu nehmen, die in der Anwendungsdokumentation von Medizinprodukten zur Risikoabklärung und zu validierten Empfehlungen verpflichtet sind. Auch für diese Bedingungen gilt, dass sie bereits für die ersten Anwendung zutreffend sein können. Sie können aber auch erst später im Verlauf längerer Behandlungsserien akut werden.

14.2 Hautreaktionen

Von Herstellern muss verpflichtend sichergestellt werden, dass für an der Haut aufliegende Kontaktflächen und Kontaktmedien nur validierte Biomaterialien zum Einsatz kommen. Die applizierten Impulsströme müssen gleichstromfrei und ladungsbalanciert eingeleitet werden. Lokale Strommaxima bzw. material- und flächenspezifische Ladungsinjektionslimits dürfen keinesfalls überschritten werden. Ist diese Voraussetzung gegeben, sind am unverletzten Organismus keine Probleme zu erwarten, obgleich bei einem kleinen Teil der Patienten individuell ein behutsames Gewöhnen der Haut an Elektrodenmaterialien, Kontaktmedien und den Stromfluss notwendig sein kann. Sehr vereinzelt muss auch mit individuellen allergischen Reaktionen gerechnet werden. Daher ist die Hautbeschaffenheit nach einer ersten und allen folgenden Anwendungen im Auge zu behalten. Kurz anhaltende Rötungen deuten auf eine Durchblutungssteigerung im Hautareal hin und sind unbedenklich, solange sie zeitnah nach der Behandlung abklingen und bei wiederholten Anwendungen immer schwächer werden. Weitergehende oder länger anhaltende Hautveränderungen müssen zu einem Aussetzen der Anwendung führen und medizinisch abgeklärt werden. Diesbezüglich ist für die eigenverantwortliche Heimanwendung zu instruieren.

Offene Hautdefekte sind für initiale oder weitere Anwendungen tabu, unabhängig davon ob sie im Rahmen der Stimulationsanwendung entstanden sind oder nicht. Andernfalls besteht die Gefahr, die Wundheilung zu beeinträchtigen

14 Absolute und relative Kontraindikationen

Tab. 14.1 Umgang mit den wichtigsten Kontraindikationen der Anwendung der FES. Die initiale Abfrage der Grundbedingungen und deren anwendungsbegleitende Beobachtung muss im Sinne der Patientensicherheit als Selbstverständlichkeit angesehen werden.

Abklärung vor und während Anwendungsserien	Maßnahme
Manifeste körperliche oder psychische Grunderkrankungen	Abstimmen mit betreuendem Facharzt
Schwangerschaft	Abstimmen mit betreuendem Facharzt
Zutreffende Kontraindikationen in der Herstellerdokumentation	Unbedingt berücksichtigen – im Zweifel nachfragen
Akute Auffälligkeit an der Hautoberfläche, die auf Hauterkrankungen oder Allergien hindeuten	Keine Anwendung bis Ursache und Risiko geklärt
Verletzungen oder Narben im Anwendungsbereich	Keine Anwendung bis Ursache und Risiko geklärt
Metallimplantate vorhanden	Genaue Art und Lage abklären. Prüfen, ob die Stimulationswirkung zumindest teilweise über eine Elektrodenlage ohne Feldinduktion in den Implantatbereich erzielbar ist. Ausnahme: Schwellwertige sensorische Stimulation ist grundsätzlich unkritisch.
Aktive Implantate vorhanden	Genaue Art und Lage abklären. Strikt an die Vorgaben des Implantatherstellers halten, evt. bei diesem rückfragen, keinerlei unkontrollierten Tests!

oder über die Elektrodenplatzierung eine Infektion zu setzen. Es gibt zwar spezielle Stimulationsverfahren für die Unterstützung der Wundheilung, diese erfordern jedoch spezielle Geräte und klar definierte Rahmenbedingungen. In der Regel ist die Wundheilung abzuwarten, bevor die Stimulationsbehandlung weitergeführt wird. Sollte die Stimulation die Verletzung verursacht haben, zum Beispiel durch einen Zwischenfall mit lokal überhöhter Stromdichte, sind unbedingt wirksame Maßnahmen zur Vermeidung von Wiederholungsfällen im weiteren Behandlungsverlauf zu treffen (Fary und Briffa 2011).

14.3 Passive Implantate

Besonders kritisch sind im Organismus vorhandene Implantate. Da die FES vielfach in der Rehabilitation von Bewegungsstörungen zur Anwendung kommt, werden häufig Osteosynthese- oder Gelenkimplantate aus der Erstversorgung im Spiel sein. Vielfach hat man aber auch mit Implantaten aus länger zurückliegenden Operationen zu rechnen, deren Vorhandensein bei den Trägern möglicherweise schon in Vergessenheit geraten ist bzw. deren genaue Beschaffenheit und Lage sich nicht mehr einfach klären lassen. Derartige „passive Metallimplantate" können problematisch sein, da sie im Vergleich zum umliegenden Gewebe den elektrischen Strom wesentlich besser leiten und bei der Applikation eines externen Stimulationsstroms diesen als „Weg des geringsten Widerstands" auf sich konzentrieren. Damit entstehen an den Stirnflächen des Metallteils elektrodenartige Kontaktflächen, die als Anode und Kathode wirken und mit dem anliegenden elektrolytischen Gewebe in elektrochemische Wechselwirkung treten können. Dabei kann es zur Korrosion an Metalloberflächen, zu elektrochemischer Gewebeschädigung und gewebeschädigendem Eintrag metallischer Korrosionsprodukte kommen.

Leider wird diese Tatsache oft von Herstellern unterschätzt, deren Hinweise zur diesbezüglichen Unbedenklichkeit kritisch zu sehen sind. Die Auswirkungen sind unter Umständen so gering, dass sie erst nach einer längeren wiederholten Anwendung nachhaltig schädigen. Ein unmittelbares, akutes Gefahrenpotenzial besteht jedoch bei der Anwendung von langen Pulsen zur Muskelstimulation. Unbedenklich sind hingegen Anwendungen mit geringer Intensität im Bereich der sensorischen Reizschwelle wie beispielsweise bei der Spastikmodifikation. In solchen Fällen ist die Stromstärke so gering, dass gerade einmal die Hautsensoren erreicht werden. Sie nimmt im darunterliegenden Gewebe mit dem Quadrat der Entfernung ab, sodass etwas tiefer eingebettete Metallimplantate nicht mehr durchströmt werden.

Daher ist vor allem bei Patienten mit offensichtlichen traumatischen Verletzungen, aber auch bei Patienten mit möglicherweise länger zurückliegenden Verletzungen das Vorhandensein von Metallimplantaten und gegebenenfalls ihre Art und genaue Lage abzufragen. Sind solche Fremdkörper identifiziert, ist dafür Sorge zu tragen, dass sie nicht im Einwirkungsgebiet der stimulierenden elektrischen Felder zu liegen kommen. Häufig lässt sich das durch eine kreative Gestaltung der Elektrodenkonfiguration sicherstellen, andernfalls muss die Anwendung aus Sicherheitsgründen unterbleiben, solange das Implantat nicht chirurgisch entfernt wurde.

Aus analogen Gründen ist auch zu beachten, dass Tattoos, die meist metallische Farbpartikel enthalten, und Metallpiercings ebenfalls unter Einwirkung des Stimulationsstroms in elektrochemische Wechselwirkung mit dem anliegenden biologischen Gewebe treten können mit Folgen bis hin zu Gewebeschäden durch Elektrokorrosion. Daher sind Elektrodenanordnungen so zu gestalten, dass ein Stromfluss durch tätowierte Hautareale verlässlich ausgeschlossen wird und Piercings nötigenfalls für die Behandlung entfernt werden oder zumindest außerhalb des Einflussbereichs der Stimulation bleiben.

14.4 Aktive Implantate

Ein sehr komplexes Thema liegt vor, wenn aktive Implantate wie Schrittmacher und Kardioverter, Stimulatoren zur Schmerzbehandlung und Neuromodulation oder Medikamentenpumpen vorhanden sind. Da diese Implantate üblicherweise in eine Metallkapsel eingeschweißt sind, können die oben für im Gewebe eingebettete Metallteile ausgeführten Probleme mit induzierter Elektrokorrosion eintreten. Zusätzlich kann es zu Fehlfunktionen und Schäden an der in solchen Implantaten enthaltenen Elektronik kommen. Tests mit aktuellen Herzschrittmachermodellen haben tendenziell gezeigt, dass die mögliche Schädigung der Elektronik durch Überspannung an den Elektroden weniger zu befürchten ist. Moderne Implantate haben leistungsfähige Schutzschaltungen integriert. Daher sind eher Funktionsstörungen durch Fehlinterpretationen von für die Funktionssteuerung gemessenen Biosignalen, am häufigsten EKG-Signalen, zu erwarten. In der Regel sind Herzschrittmacher so gut gesichert, dass sie nicht auf Eingangssignale reagieren, die wesentlich größer als das zu erwartende Biosignal sind, zum Beispiel wenn in der Nähe der Messelektroden stimuliert wird und durch die überhöhte Amplitude ein Stimulusartefakt entsteht. Die immer wieder geäußerte Annahme, mit anatomisch möglichst weit voneinander entfernt liegenden Elektroden könne sicher stimuliert werden, ist leider nicht haltbar, da gerade die über die Entfernung abgeschwächten Artefakte im Amplitudenbereich des EKG liegen und fehlinterpretiert werden können. Literatur ist grundsätzlich verfügbar, jedoch ohne Anspruch auf Allgemeingültigkeit. Aufgrund der Vielfalt an Schrittmachertypen, -betriebsarten und Generationenfolge einerseits und der Vielfalt in der Patientenphysiognomie, an Implantatlagen und Indikationsstellungen andererseits können nur bestimmte experimentelle oder klinische Bedingungen betrachtet und beschrieben werden. Nur für genau diese Bedingungen sind die getroffenen Aussagen gültig, eine Übertragung auf andere Bedingungen ist, wenn überhaupt, nur mit größter Vorsicht zulässig (Egger et al. 2019; Crevenna et al. 2003).

Besonders fatal kann sich das bei Kardioverter-Implantaten, also lebenserhaltenden implantierten Defibrillatoren, auswirken, wenn unnötigerweise ein Defibrillationsschock ausgelöst wird. In aller Regel untersagen die Implantathersteller eine Elektrotherapie – zumindest bei eingeschalteten Implantaten oder aber generell. Auch ist es grundsätzlich schwierig bis unmöglich, die Wirkung von Therapieanordnungen an einer individuellen Anatomie und bei einer individueller Implantatlage verallgemeinernd zu beurteilen. Jedenfalls ist äußerste Vorsicht angebracht, falls aus wichtigen Gründen trotzdem Elektrostimulationsanwendungen notwendig erscheinen. Ohne vorherige Rücksprache mit den Herstellern und deren Freigabe sollte keine Stimulation unternommen werden (Badger et al. 2017; Kamiya et al. 2016). Siehe auch Tab. 14.1.

14.5 Fazit

Zusammenfassend betrachtet, ist der weitaus überwiegende Teil der Anwendungen sicher und effektiv umzusetzen. Trotzdem sollten mögliche Risikobedingungen mit der nötigen Sorgfalt vorab und begleitend abgefragt und erforderliche Maßnahmen ergriffen werden. Die wichtigste und effektivste Vorkehrung ist der informierte Patient, die Vertrauensbasis einer eigenverantwortlichen Anwendung und im Fall von beunruhigenden Beobachtungen die niederschwellige kurzfristige Konsultationsmöglichkeit mit der Betreuungsperson.

Literatur

Badger J, Taylor P, Swain I (2017) The safety of electrical stimulation in patients with pacemakers and implantable cardioverter defibrillators: a systematic review. J Rehabil Assist Technol Eng. https://doi.org/10.1177/2055668317745498

Crevenna R, Mayr W, Keilani M, Pleiner J, Nuhr M, Quittan M, Pacher R, Fialka-Moser V, Wolzt M (2003) Safety of a combined strength and endurance training using neuromuscular electrical stimulation of thigh muscles in patients with heart failure and bipolar sensing cardiac pacemakers. Wien Klin Wochenschr 115(19–20):710–714. PubMed PMID: 14650946

Egger F, Hofer C, Hammerle FP, Löfler S, Nürnberg M, Fiedler L, Kriz R, Kern H, Huber K (2019) Influence of electrical stimulation therapy on permanent pacemaker function. Wien Klin Wochenschr 131(13–14):313–320. https://doi.org/10.1007/s00508-019-1494-5. Epub 2019 Apr 25. PubMed PMID: 31025164

ELECTROPHYSICAL AGENTS – contraindications and precautions: an evidence-based approach to clinical decision making in physical therapy (2010) Physiother Can 62(5):1–80. https://doi.org/10.3138/ptc.62.5. Epub 2011 Jan 5. PMID: 21886384; PMCID: PMC3031347

Fary RE, Briffa NK (2011) Monophasic electrical stimulation produces high rates of adverse skin reactions in healthy subjects. Physiother Theory Pract 27(3):246–251. https://doi.org/10.3109/09593985.2010.487926

Kamiya K, Satoh A, Niwano S, Tanaka S, Miida K, Hamazaki N, Maekawa E, Matsuzawa R, Nozaki K, Masuda T, Ako J (2016) Safety of neuromuscular electrical stimulation in patients implanted with cardioverter defibrillators. J Electrocardiol 49(1):99–101. https://doi.org/10.1016/j.jelectrocard.2015.11.006. ISSN 0022-0736

Erratum zu: Funktionelle Elektrostimulation in der Neurorehabilitation

T. Schick

Erratum zu: (Hrsg.), Funktionelle Elektrostimulation in der Neurorehabilitation
https://doi.org/10.1007/978-3-662-61705-2

Beitrag von Thomas Schick: Funktionelle Elektrostimulation bei Störungen der Motorik aufgrund von Schädigung des Zentralen Nervensystems https://doi.org/10.1007/978-3-662-61705-2_6

Die DOIs der Abbildungen 6.3 (Seite 76), 6.4 (Seite 77), 6.5 (Seite 79) und 6.6 (Seite 80) wurden verlagsseitig falsch verlinkt und daher korrigiert.

Die aktualisierte Versionen des Kapitels ist verfügbar unter
https://doi.org/10.1007/978-3-662-61705-2_6

© Springer-Verlag GmbH Deutschland, ein Teil von Springer Nature 2021
T. Schick (Hrsg.), *Funktionelle Elektrostimulation in der Neurorehabilitation*,
https://doi.org/10.1007/978-3-662-61705-2_15

Stichwortverzeichnis

A
Abfallzeit 72
Adaption
    Parameter 71
Äquivalenz
    motorische 11
afferente Input 22
Akkomodation 43
Alltagsbeeinträchtigungen 167
Alltagsnähe der Therapie 13
Anstiegszeit 72
antidrome Stimulation 22
ASIA Impairment Scale (AIS) 125
assoziative Phase 12
Ataxie 70
aufgabenorientiertes Training 63
Aufgabenstellung
    problemlösungsorientierte 64
Aufmerksamkeit 13
Austausch 207
autonome Phase 12

B
Barriere 52, 54
Bedeutsamkeit des Ziels 50
Beeinträchtigung
    Skalierung des Schweregrades 54
Befunderhebung 54
Beschleunigungssensor 106
Bewegungsrepräsentation
    zentrale 183
Bewegungsstörung
    spastische 69
bilaterale Aktivierung des somatosensorischen Kortex 23
Bindegewebe 124
biphasische Pulse 36
Bottom-up-Modell 54

C
Chemodenervation 191
cNMES 4
CST 25

D
Demaskierung 10
Denervation
    Degenerationsprozesse 118
Diffusions-Tensor-Bildgebung (DTI) 25
Dokumentation 54
    gemeinschaftliche 55
Durchblutung
    kortikale 24

E
Eigenmotivation 206
Eigentraining 202
Eigenverantwortung 206
Einzelkontraktionen 119
Einzelstimuli 41
Elektrode 128
Elektrodenanordnung
    monopolare vs. bipolare 36
Elektrodenhandschuh 151
Elektrodensocken 151
Elektromyostimulation (EMS) 4
Elektrostimulation (ES)
    als diagnostisches Instrument 120
    Begrifflichkeit 3
Elektrostimulationsgerät
    Anforderung für Heimtherapie 203
EMG-Biofeedback 172
EMG-FES 4
EMG-getriggerte Mehrkanal-Eelektrostimulation
    (EMG-MES) 4, 5, 215

EMG-getriggerte Stimulation 4
EMG-MES 4, 5
EMG-NMES 4
EMS 4
enriched environment 14
Erreichbarkeit des Ziels 51
Evidenz
    FES 213
extrapyramidale System 60

F
Fallfuß 106
Fazialisäste 164
Fazialisparese 163
    anatomische Grundlagen 164
    Behandlungsmöglichkeiten mit der FES 168
    EMG-Biofeedback bei inkompletter peripherer FP 172
    FES-Anwendungsbeispiel 178
    FES bei vollständig denervierter FP 175
    FES bei zentraler FP 176
    FES nach operativ reanimierter bzw. versorgter FP 176
    Folgen im Gewebe 167
    geeignete Stimulationselektroden 171
    Indikationen bzw. Kontraindikationen der FES 169
    inkomplette vs. komplette 165
    Ursachen und Pathologie 165
Feedback 51
    positives 14
Feldstärke und Feldverteilung 39
FES 1
    auf Aktivitätsebene 215
    auf Struktur- und Funktionsebene 214
    Auswirkungen auf den Kortex 23
    Auswirkungen auf den kortikospinalen Trakt 25
    Auswirkungen auf periphere Nerven 28
    Auswirkungen auf Rückenmarkebene 25, 26
    Behandlung der multiplen Sklerose 216
    bei Schädigung des Lower Motor Neuron (LMNS) 219
    bei Schultergelenksubluxation 214
    bei Spastizität 214
    EMG-getriggerte 4
    Evidenz 213
    Geschichte 5
    im Bereich der Neuropädiatrie 218
    nach operativ reanimierter bzw. versorgter FP 176
    nach Schlaganfall in der Heimtherapie 216
    vollständig denervierte FP 175
    zentrale FP 176
Fettgewebe 124
Förderfaktor 52, 54
Frakturen, häufigste bei Querschnittgelähmten 125
Frequenz 40, 71
Frührehabilitation 114
Fugl-Meyer-Assessment (FMA) 63
Funktionelle Elektrostimulation (FES) 1
    EMG-getriggerte(EMG-FES) 4
    Geschichte 5
funktionelle Mobilität 106
Funktionsfähigkeit und Behinderung 52

Fusionsfrequenz 41
Fußkontaktschalter 106

G
Gangbild
    Harmonisierung 107
Gehfähigkeit 105
Gel, salzfreies 128
Geräteeinweisung nach Medizinproduktegesetz 204
Geschichte der FES 5
Gewebewiderstand 37
Gleichstromfreiheit 35

H
handlungsfördernde Umgebung 14
Handlungsorientierung der Therapie 13
Hautirritation 129
Hautreaktionen 224
Heimtherapie 201
    Nutzen 203
    Patientenbeispiel 207
Heimübungsprogramm 205
Hirnstimulation
    nichtinvasive (NIBS) 149
House-Brackmann-Skala (HBS) 166
Hypertrophietraining 123

I
ICF 52
Implantat
    aktives 226
    passives 226
Impulsauslösung
    patientenintendierte 64
Impulsbreite 71
Inhibition
    verminderte reziproke 69
Initiierung
    willentliche 24
Intensität 71
interareale Plastizität 11
Internationalen Klassifikation der Funktionsfähigkeit, Behinderung und Gesundheit (ICF) 52
intraareale Plastizität 11
ipsilaterale Strukturen
    Aktivierung 11

K
Klonus 69
Knochenmineraldichte 125
Körperfunktion
    Störung 52
kognitive Phase 12
Komplexität des Ziels 51
Kondensator zwischen Endstufe und Elektrodenanschluss 35

Stichwortverzeichnis

Kontextfaktoren 52
Kontraindikationen 224
Kontraktion
   tetanische 41
   tetanisierende 46
   zweite 72
Kontraktur
   kapsuläre 124
Kortex
   Auswirkungen der FES 23
kortikale Durchblutung 24
kortikale Umstrukturierung 11
kortikospinaler Trakt (CST)
   erhöhte Aktivierung 25

L
Ladungsbalance 36
Langzeitpotenzierung (LTP) 11
Langzeittherapie
   Heimbehandlung 203
learned non-use 13
Lebensqualität
   Verbesserung 113
Leistungsfähigkeit 52
   Einflussfaktoren 52
Leistungsgrenze
   Anpassung an 13
Leitlinien zur FES nach Schlaganfall 215
Lernen
   motorisches 9, 12
Lernphasen 12
Lernprozess
   FES-Therapie 15
   motorischer 12
LMNS 4
long-term depression (LTD) 150
long-term potentiation (LTP) 11, 150
Lower Motor Neuron (LMN) 60
   Schädigung (LMNS) 219
Lower-Motor-Neuron-Schädigung (LMNS) 4
Lower-Motor-Neuron-Syndrom (LMNS) 213
LTD 150
LTP 11, 150

M
Mehrkanal-Elektrostimulation (MES)
   EMG-getriggerte (EMG-MES) 4, 5, 215
Mesh-Glove 151
Mesh-Glove-Stimulation 152
Mesh-Sock 151
Mobilität
   funktionelle 106
Mobilitätsverbesserung 108
monophasische Pulse 36
Motivation 13, 207
motorische Äquivalenz 11
motorische Einheit 39
motorische Handlungen, zielgerichtete 157

motorischer Lernprozess
   Phasen 12
motorische Schwelle 39
motorisches Lernen 9, 12
   Prinzipien 13
Motor Relearning 9
multiple Sklerose 216
Muskelfaseratrophie 122
Muskelgewebe
   kontraktiles 124
Muskelstimulation
   als Sonderfall 42
   direkte 118
Muskulatur
   denervierte 42
   teilinnervierte 145

N
Neglekt 157
Nervenschädigung
   periphere 219
Nerventransfer 124
Nervus peronaeus
   häufige Stimulationsparameter 107
Nettobehandlungszeit 73
neuromodulatorische Effekte 152
Neuromuskuläre Elektrostimulation (NMES) 3
   EMG-getriggerte 4
   Schalter- bzw. Switch-getriggerte (sNMES) 4
   zyklische (cNMES) 4
Neuropädiatrie 218
Neuroplastizität 10, 150. . Siehe Auch . Siehe auch
   Plastizität
   schädigungsinduzierte 10
   trainingsinduzierte 10, 21
NIBS 149
NMES 3
   EMG-getriggerte 4
   Schalter- bzw. Switch-getriggerte (sNMES) 4
Non-Invasive Brain Stimulation (NIBS) 149

O
Orthese-Effekt 112

P
Parametereinstellungen 71
Parameterwahl 147
Parese 67
   sensorimotorische nach Schlaganfall 156
Partizipation 52, 53
Patientenbeispiel
   FES in der Heimtherapie 207
Pausenzeit 71
Periphere Elektrostimulation (PES) 4
personbezogene Faktoren 54
PES 4
Phase nach Schädigung

chronische 128
subakute 127
Plastizität 10. . *Siehe Auch* . *Siehe auch* Neuroplastizität
anatomisch-strukturelle vs. chemisch-funktionelle 10
hebbsche 22, 24
interareale vs. intraareale 11
intrinsische vs. extrinsische synaptische 150
Plateauzeit 71
Plegie 67
propriozeptives Feedback
erhöhtes 24
Pulsbreite 38
Punktelektrode 120

Q
Querschnittgelähmte
häufigste Frakturen 125

R
Rampenimpulse
biphasische 43
Rechteckimpuls
monophasischer vs. biphasischer 34
Reflexirradiation 69
Reinnervation
beschleunigte 28
Reizschwelle
sensorische vs. motorische 39
Rekruitment
inverses 40
Repetition 13, 22
Rückenmarkverletzung 146
Rückmeldung 14. . *Siehe Auch* . *Siehe auch* Feedback

S
SAES 4, 149
schädigungsinduzierte Neuroplastizität 10
Schalter- bzw. Switch-getriggerte Neuromuskuläre
Elektrostimulation (sNMES) 4
Schulungen 207
Schwammtasche 129
Selbstklebeelektrode 73, 129
Heimtherapie 204
Selbstmanagement 51
Selbstregulierung 51
Selbstwirksamkeit 51
Selbstwirksamkeitserwartung 205
sensorimotorische Therapie 156
Sensorisch-Afferente Elektrostimulation (SAES) 4, 149
sensorisch-afferente Stimulation 149
sensorische Reizschwelle 39
Shaping 13
Sicherheitselektrode 128
SMART-Ziele 50
somatosensorischer Kortex
bilaterale Aktivierung 23
spannungsgesteuerte Stimuli 37
Spastik 69

klinische Veränderung 26
spastische Bewegungsstörung 69
Spiegeltherapie 183
spill over 142
Sprouting 10
Stimulation
monopolare oder bipolare 36
Stimulationsintensität 39
Störungen der Körperfunktionen 52
Streckziel 50
stromgesteuerte Stimuli 37
Symptomausprägung 67
synaptische Plastizität
intrinsische vs. extrinsische 150

T
teilinnervierte Muskulatur 145
TENS 4
tetanische Kontraktion 41, 119
tetanisierende Kontraktionen 46
Tetraplegie
nach zervikaler Querschnittläsion 218
Top-down-Modell 54
Training
aufgabenorientiertes 63
trainingsinduzierte neuronale Plastizität 10, 21
Transkutane Elektrische Nervenstimulation (TENS) 4
Triggerschwelle 72

U
Umgebung
handlungsfördernde 14
UMNS 5
Umweltfaktoren 54
unterstützendes Umfeld 207
Upper Motor Neuron (UMN) 60
Upper-Motor-Neuron-Schädigung (UMNS) 5
Upper-Motor-Neuron-Syndrom (UMNS) 61
Komplexität der Auswirkungen 61
use it or lose it 11

V
Verstärkung
positive 14
visuelle Wahrnehmung der vergrößerten Bewegung 22

W
Webinare 207
Weitere Empfehlung für die Anwendung der FES 171
willentlichen Initiierung 24

Z
Ziele
Neurorehabilitation 49
Zielerfassung 54
zyklische Neuromuskuläre Elektrostimulation (cNMES) 4

If you have any concerns about our products,
you can contact us on
ProductSafety@springernature.com

In case Publisher is established outside the EU,
the EU authorized representative is:
**Springer Nature Customer Service Center GmbH
Europaplatz 3, 69115 Heidelberg, Germany**

Printed by Libri Plureos GmbH
in Hamburg, Germany